オヤスミストと眠れぬ吸血鬼《バンパイア》

最高の自分を引き出す 7つの睡眠術

石岡ショウエイ

コラム監修
作業療法士　菅原洋平

タメになる漫画
TAME COMICS

はじめに

眠る。

この、生まれた日からあたり前のように続けている行為は、

ちょっとしたきっかけであたり前のものではなくなり、思うように寝られなくなることがあります。

そうならないように、また、そうなったときのために、みなさんの睡眠を少しばかり見直してみませんか？

もちろん、睡眠術や眠り方といった言葉に興味を感じない方もいらっしゃると思います。

ですが、作家アンドレ・マルローが、「死を考えるのは死ぬためじゃない、生きるためだ」という言葉を

残したように、睡眠について考えることは、起きている時間について考えることも意味します。

それはあなたの人生をいま以上に充実させる可能性にあふれています。

本書には、漫画とコラムのページがありますが、読みたいものから読んでみてください。

やりたいことからやってみる。やれそうなことからやってみる。

これは、この本に書かれている提案がうまくいくコツでもあります。

いつもの眠りに、いつも以上の充実感がもたらされることを願いつつ、

それでは、おやすみまでのひとときをごいっしょに。

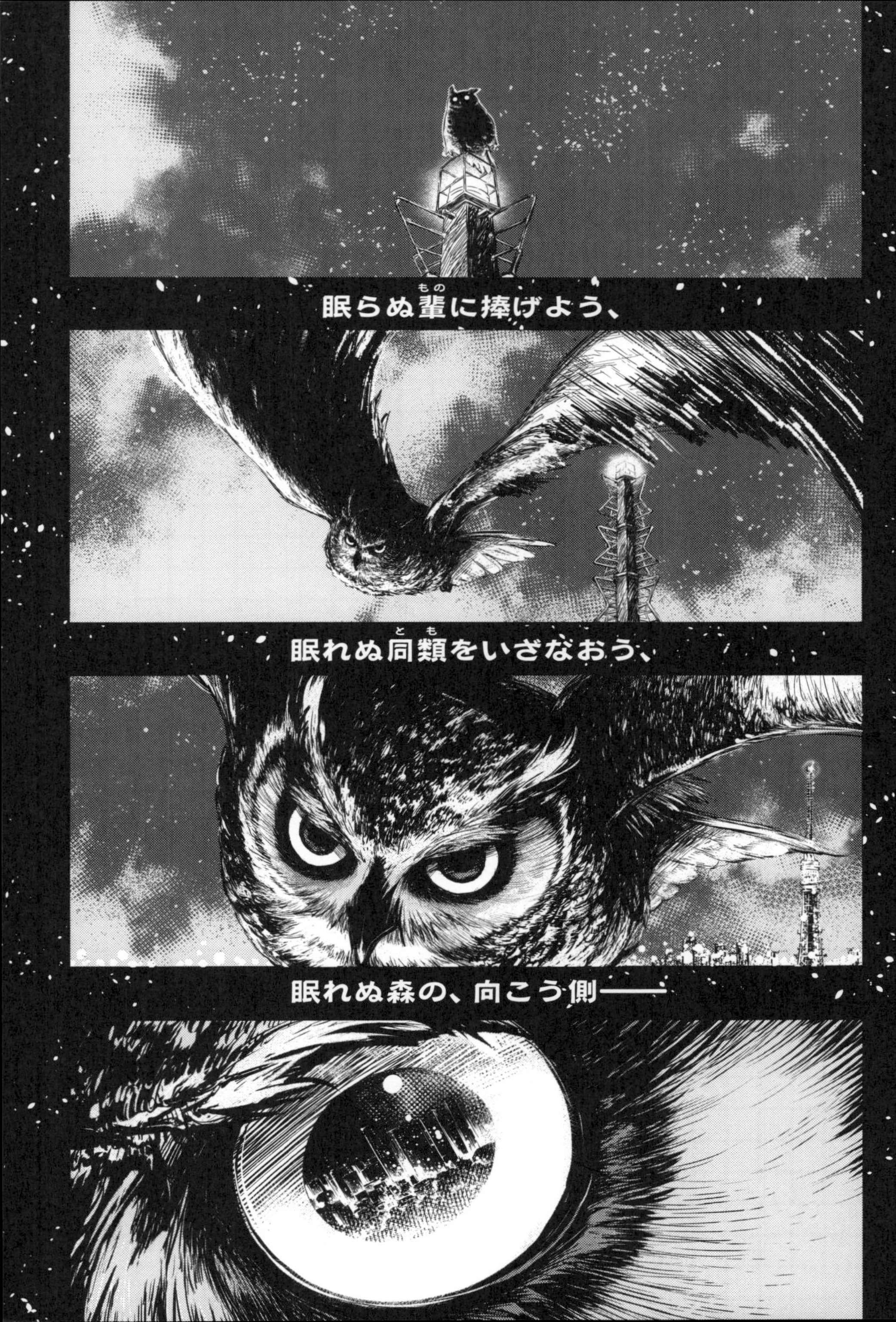
眠らぬ輩《もの》に捧げよう、
眠れぬ同類《とも》をいざなおう、
眠れぬ森の、向こう側——

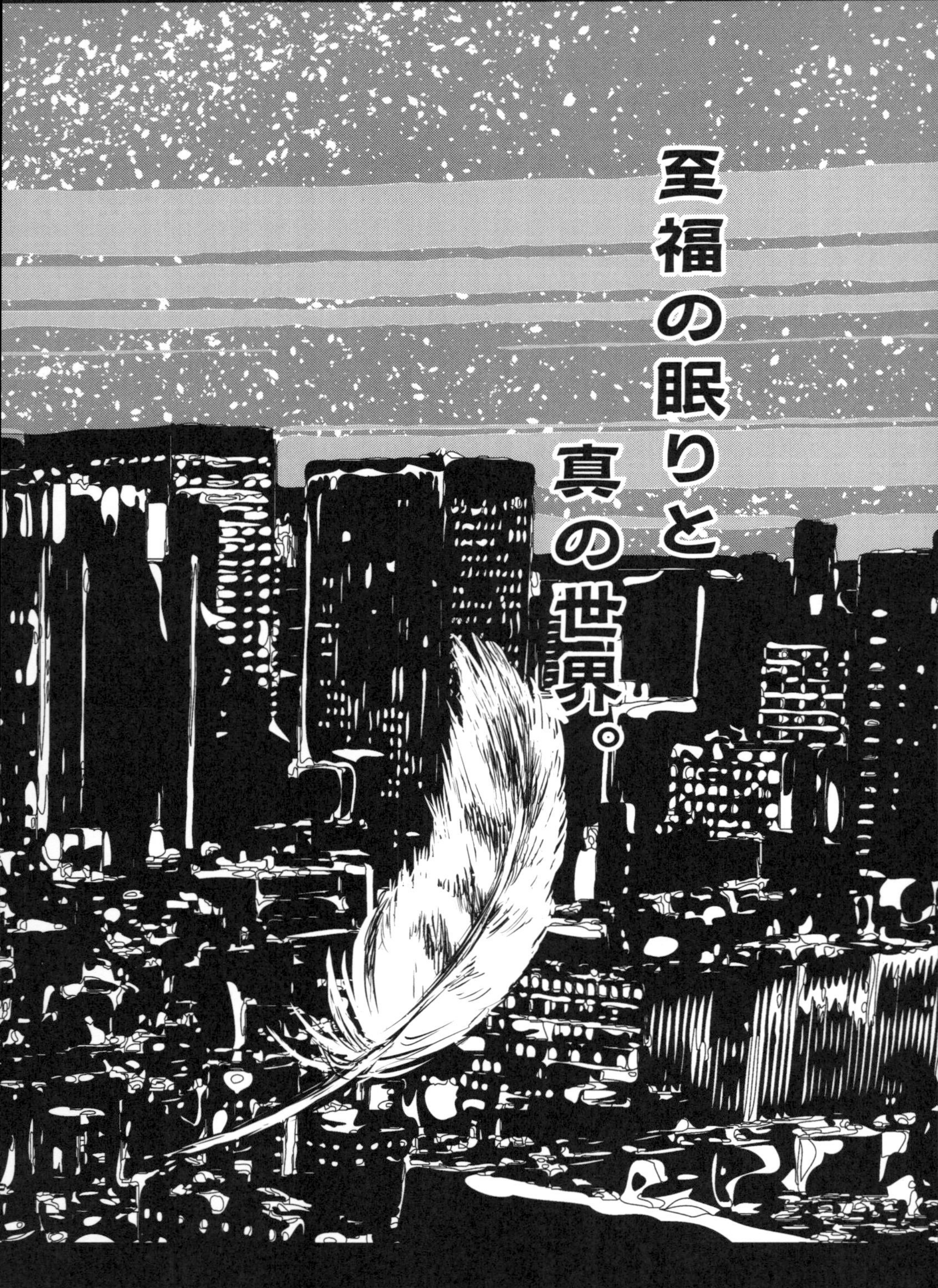
至福の眠りと真の世界。

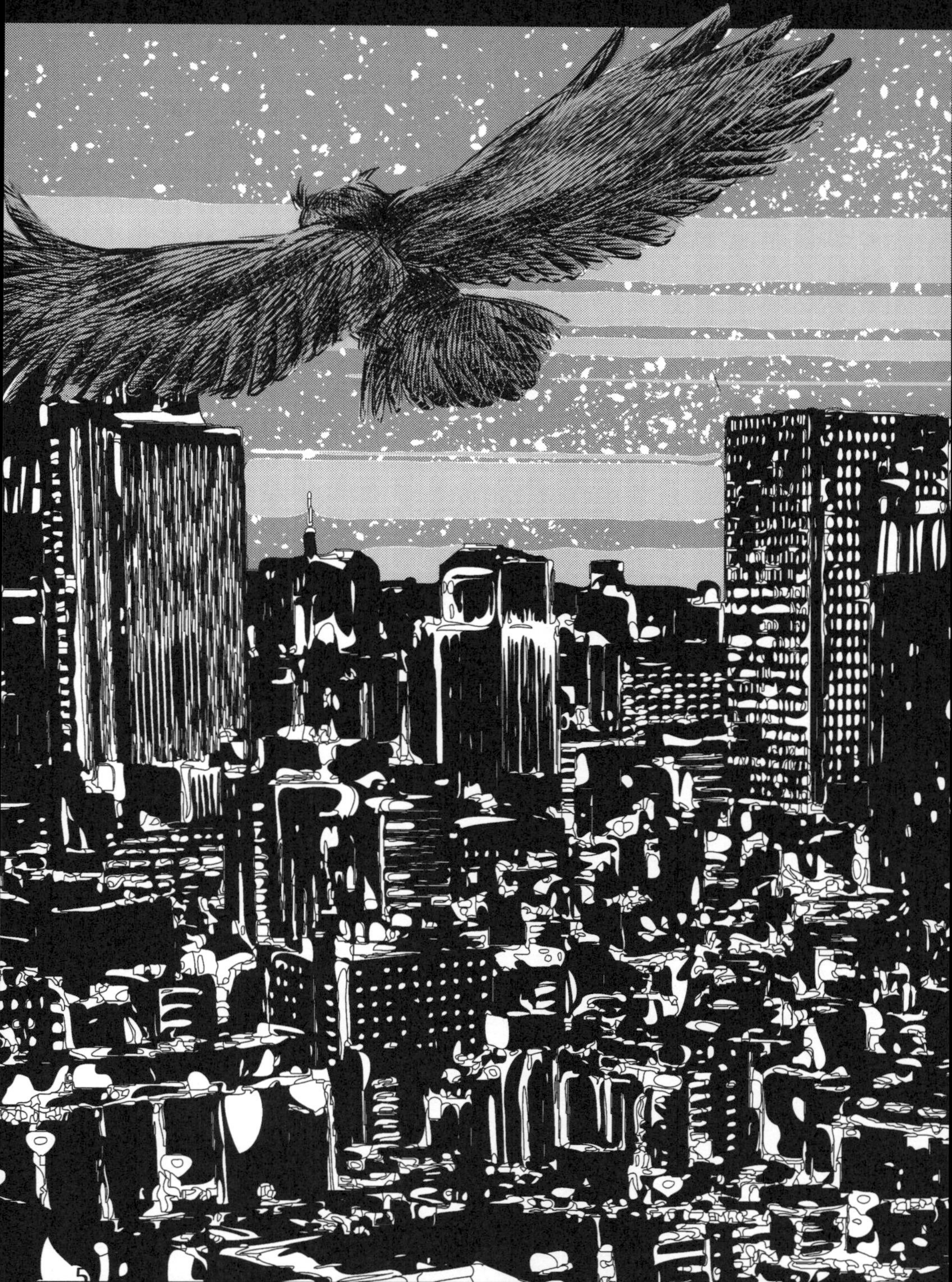

目次

オヤスミストと眠れぬ吸血鬼《バンパイア》

最高の自分を引き出す 7つの睡眠術

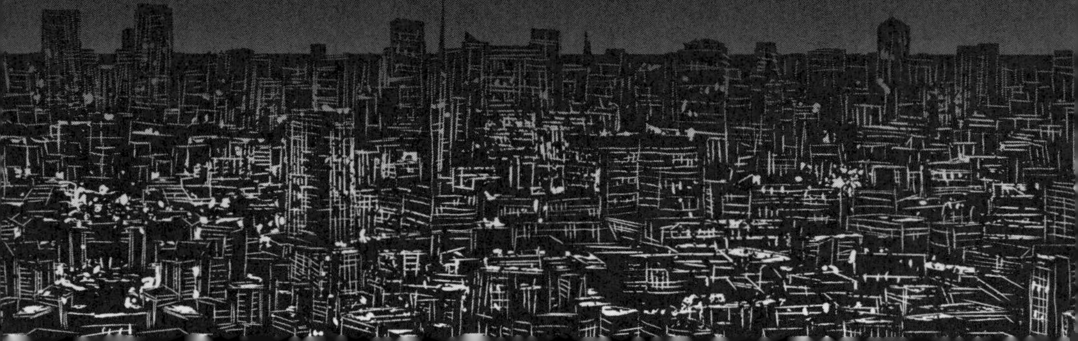

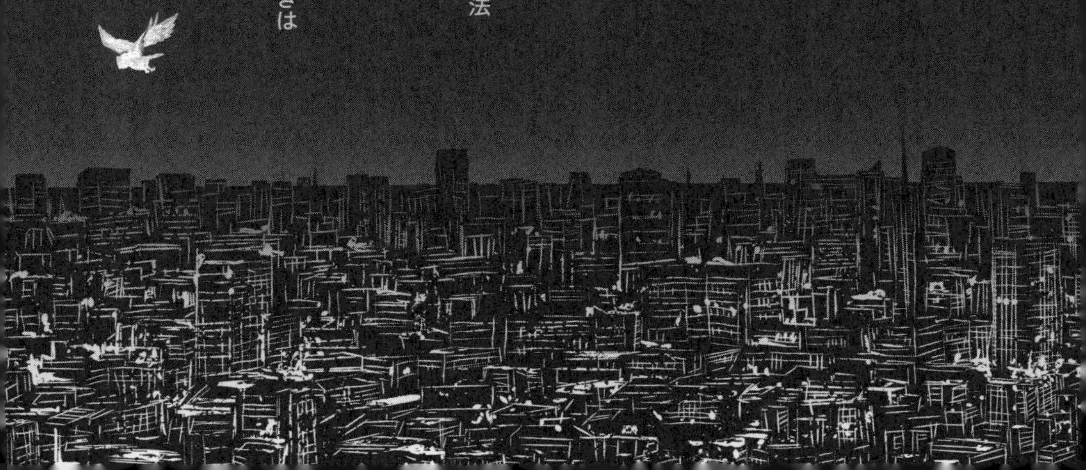

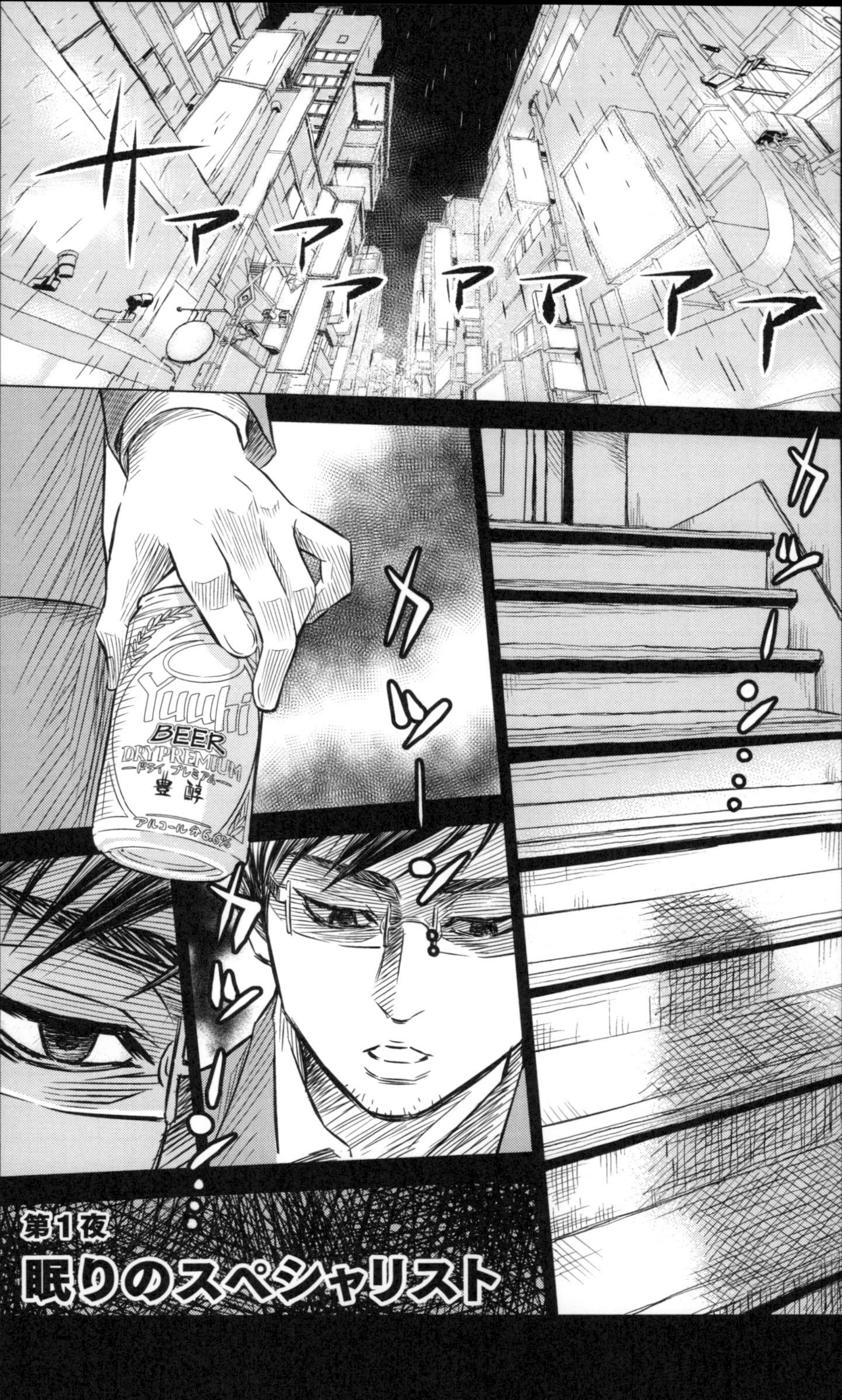
ザァアアアアアアア
カッ
Yuuhi
BEER
DRY PREMIUM
ドライ プレミアム
豊醇
アルコール分6.5%
カンー
カッ…
第1夜
眠りのスペシャリスト

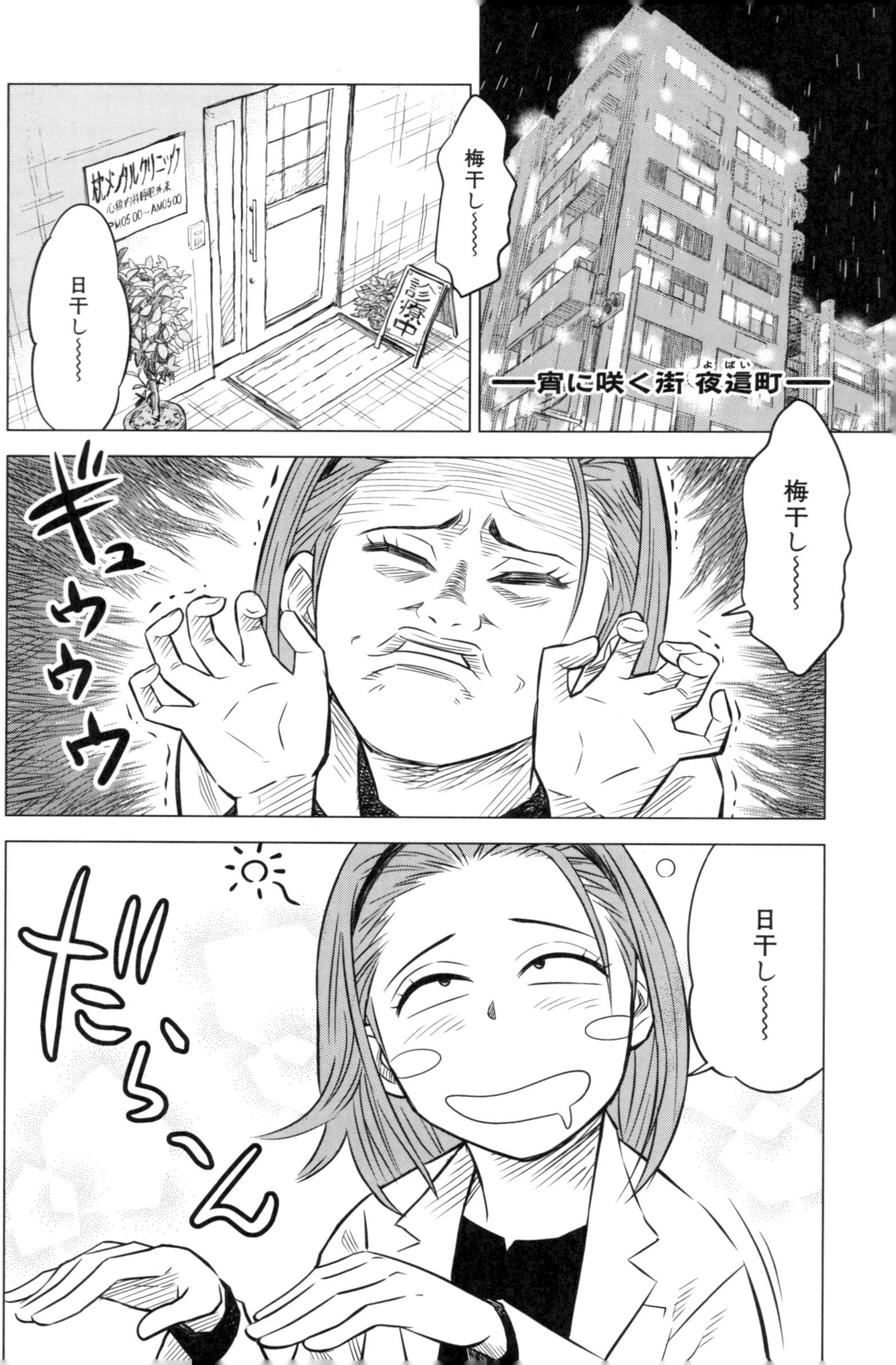
梅干し〜〜〜
—宵に咲く街 夜這町《よばい》—
枕メンタルクリニック
心療内科睡眠外来
PM05:00〜AM05:00
日干し〜〜〜
診療中
梅干し〜〜〜
ギュウウウウ
日干し〜〜〜
だら〜ん

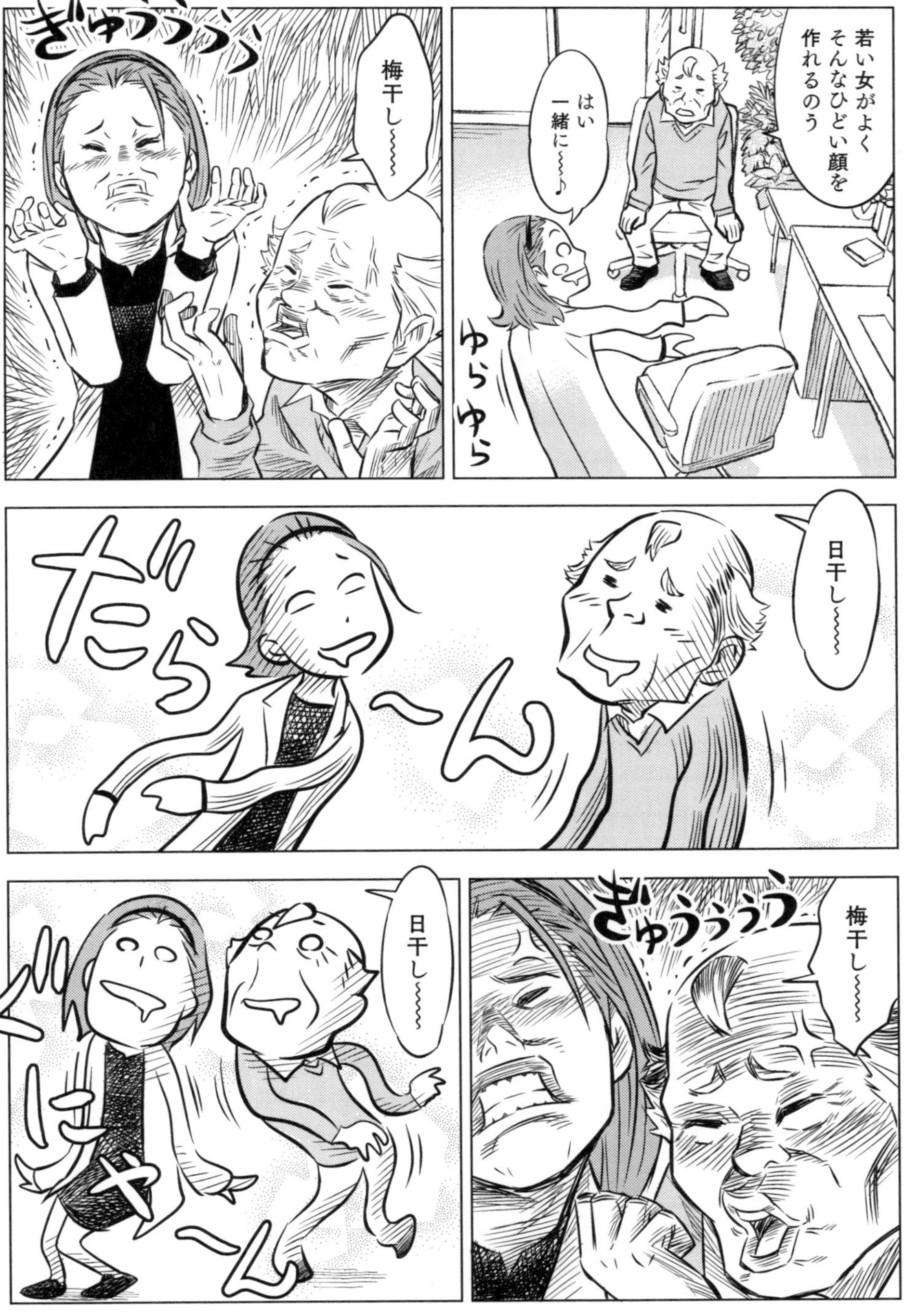

若い女がよく
そんなひどい顔を
作れるのう
はい
一緒に～～♪
ゆらゆら
ぎゅうううう
梅干し～～～
日干し～～～
だら～ん
ぎゅうううう
梅干し～～～
日干し～～～
ぐにゃ～ん

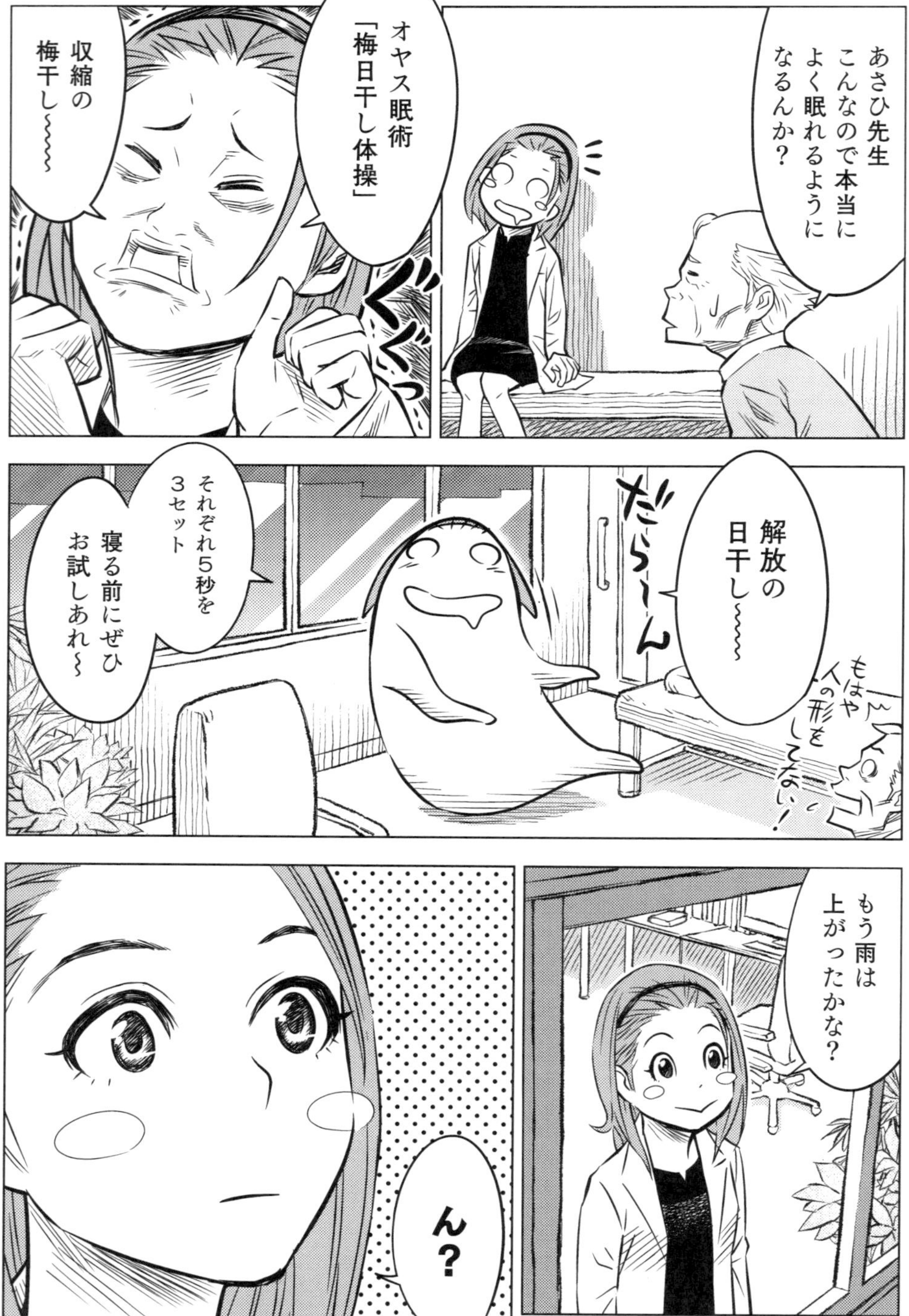

あさひ先生 こんなので本当によく眠れるようになるんか?
オヤス眠術「梅日干し体操」
収縮の梅干し〜〜〜
ぐぐぐっ
解放の日干し〜〜〜
だら〜ん
もはや人の形をしてない!
それぞれ5秒を3セット
寝る前にぜひお試しあれ〜
もう雨は上がったかな?
ん?

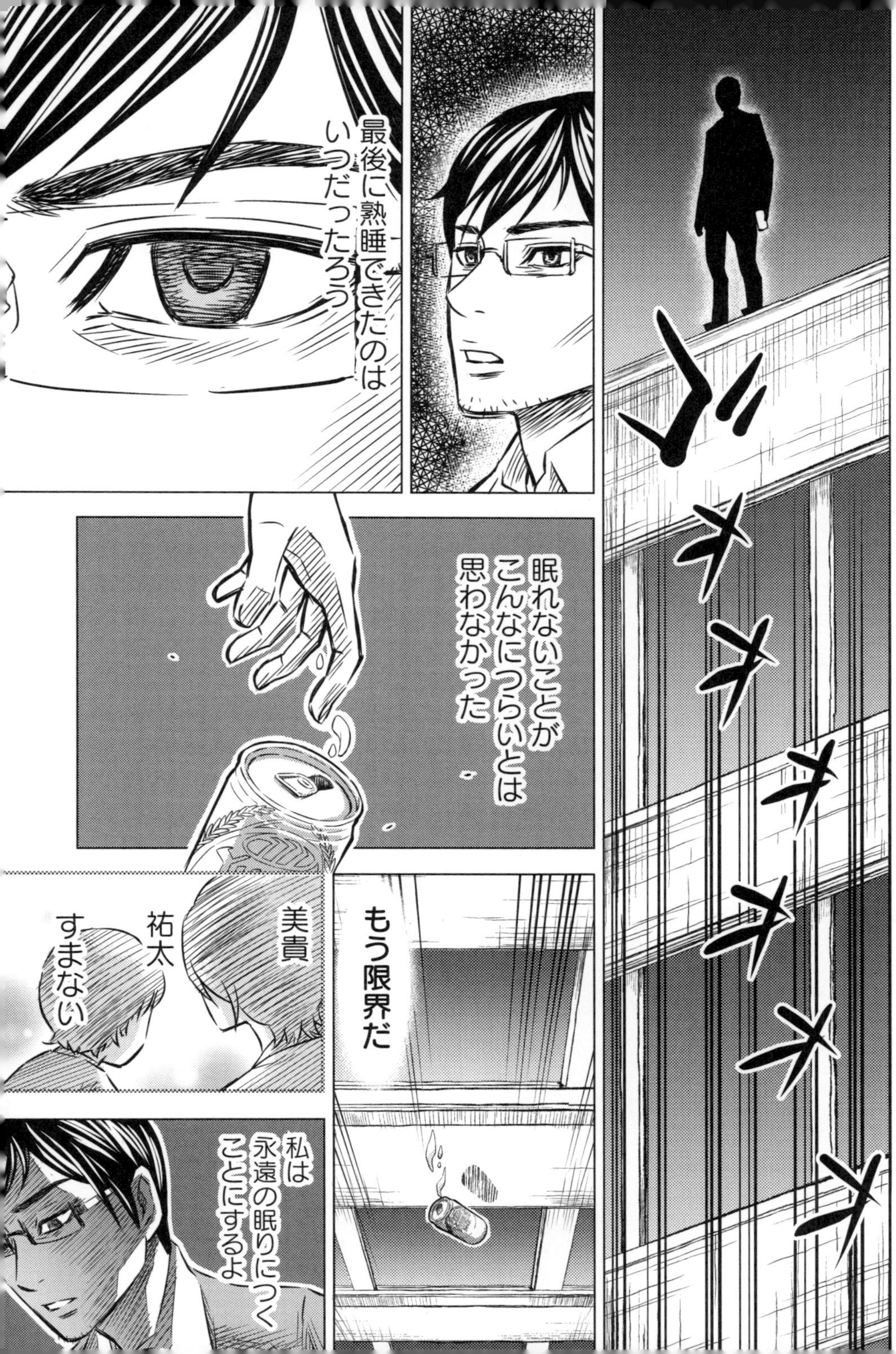
ゾオオオオオオ
最後に熟睡できたのは
いつだったろう
眠れないことが
こんなにつらいとは
思わなかった
もう限界だ
美貴
祐太
すまない
私は
永遠の眠りにつく
ことにするよ

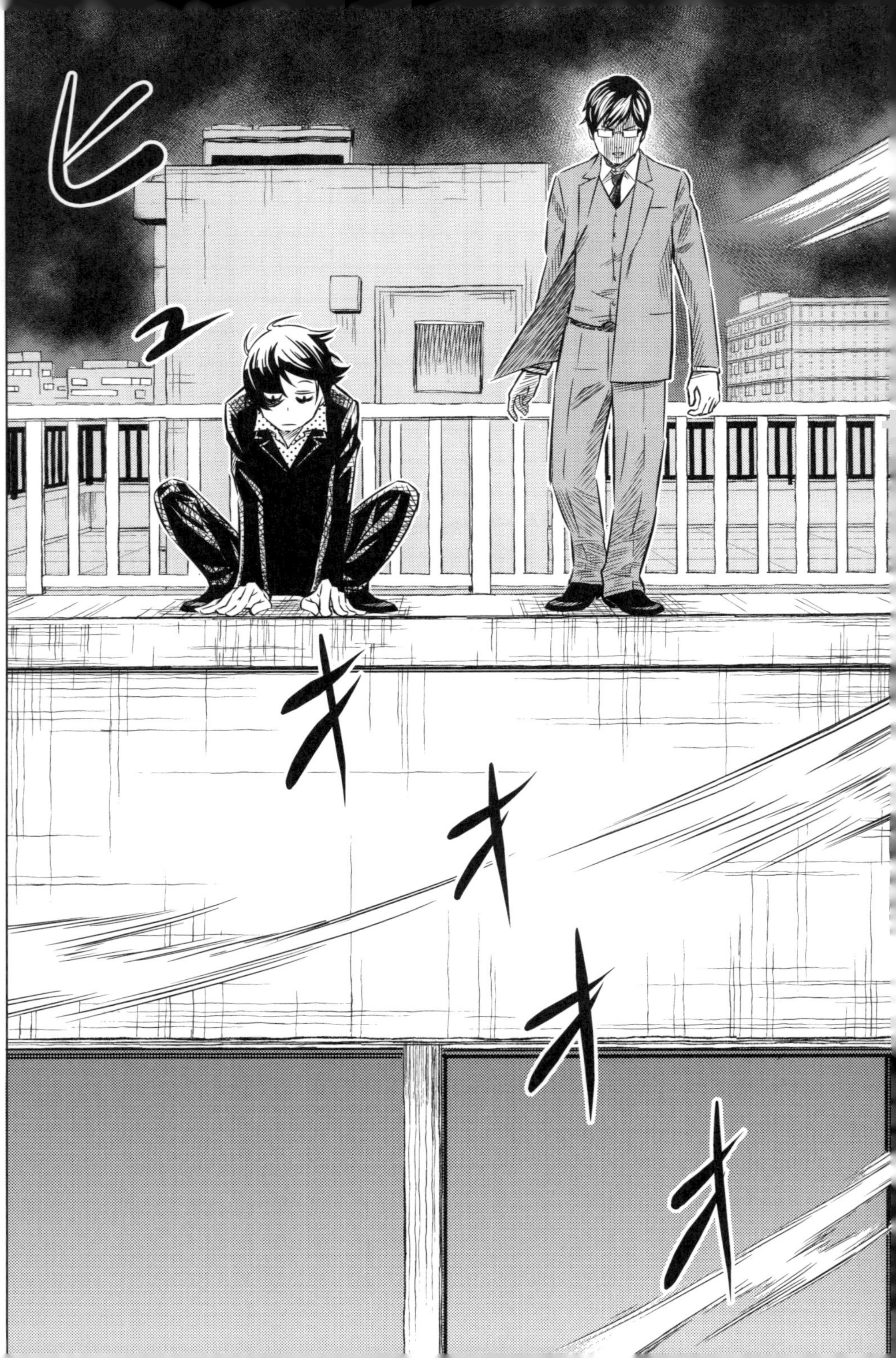
ヒュオオオオ

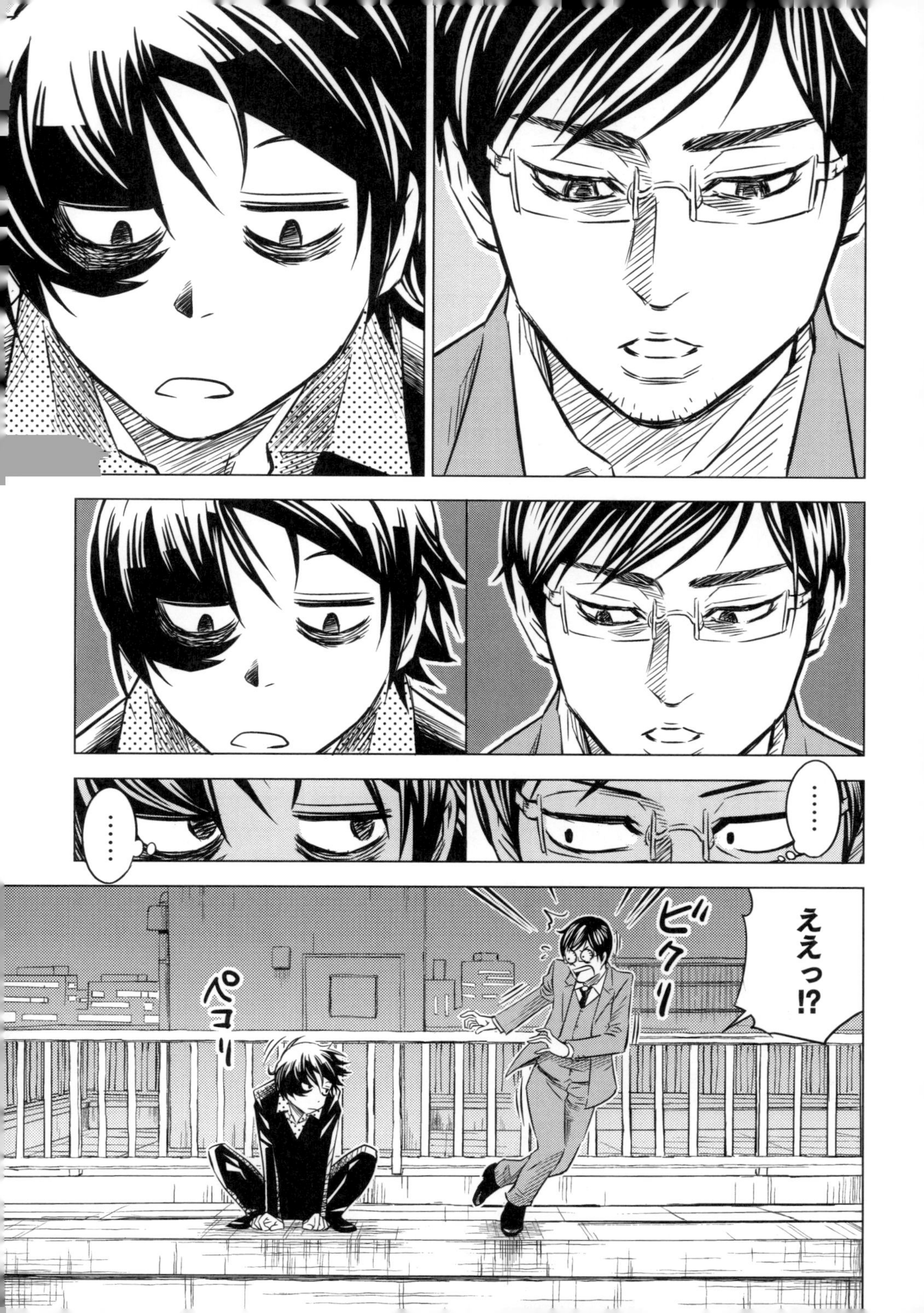
……
……
ええっ!?
ビクッ
ペコリ

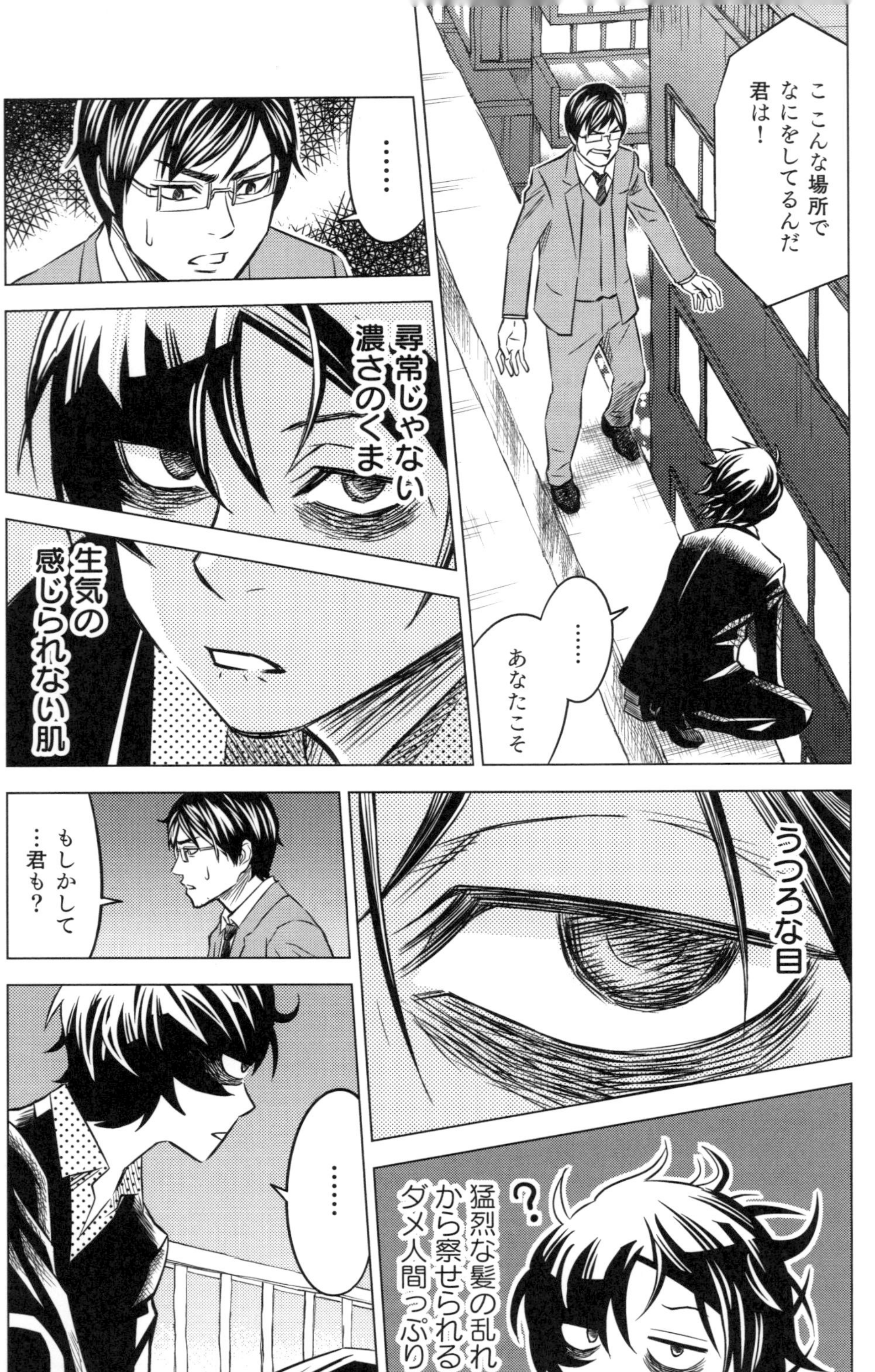
こ こんな場所で なにをしてるんだ 君は！
……
……あなたこそ
尋常じゃない 濃さのくま
生気の 感じられない肌
うつろな目
もしかして …君も？
?
猛烈な髪の乱れ から察せられる ダメ人間っぷり
……

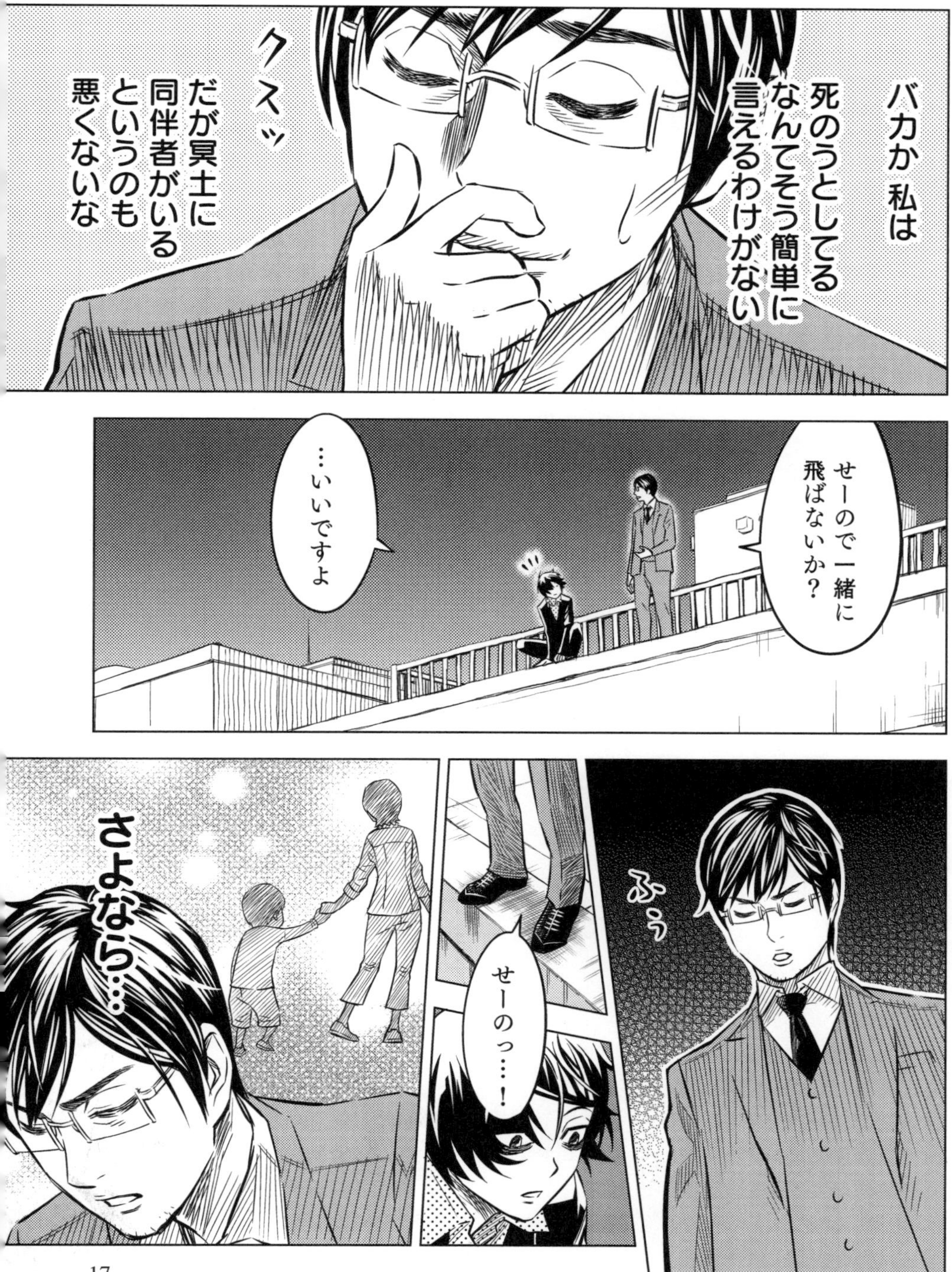
バカか 私は
死のうとしてる
なんてそう簡単に
言えるわけがない
クスッ
だが冥土に
同伴者がいる
というのも
悪くないいな
せーので一緒に
飛ばないか？
…いいですよ
ふぅ
せーのっ…！
さよなら…

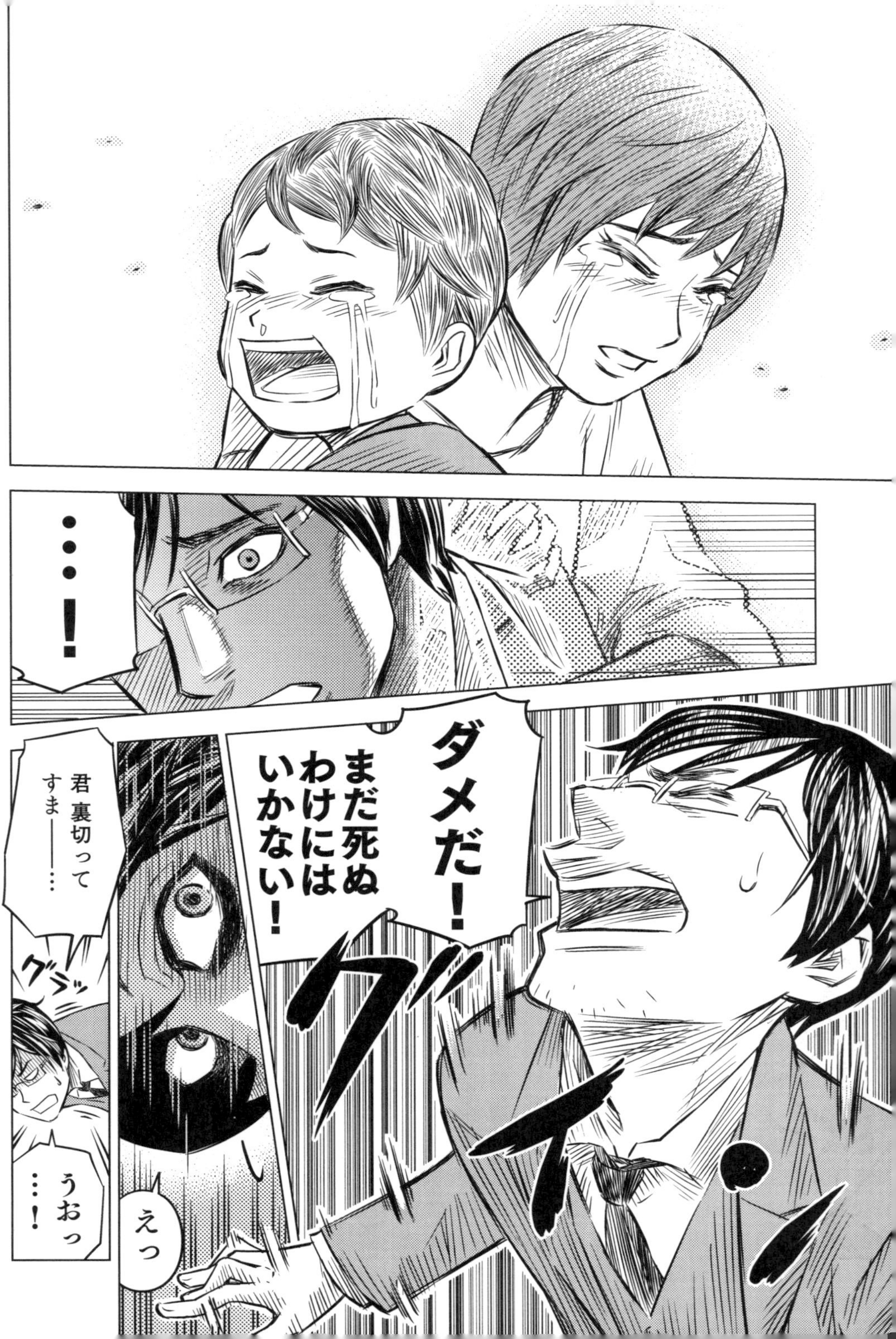
…!
ダメだ！まだ死ぬわけにはいかない！
君裏切ってすま――……
グイッ
グラッ
えっ
うおっ…！

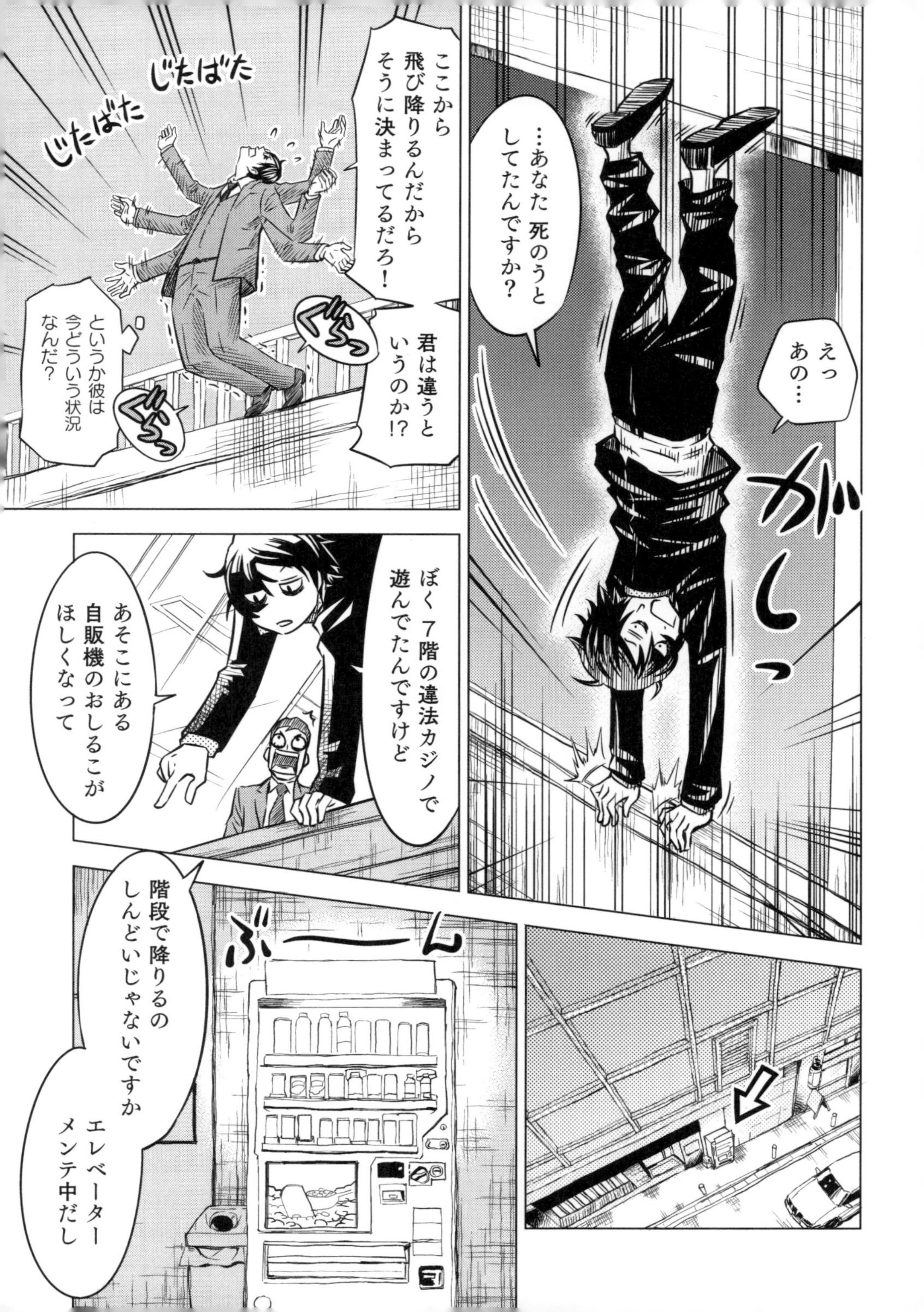
…あなた 死のうとしてたんですか?
えっ あの…
がしっ
ここから飛び降りるんだから そうに決まってるだろ!
君は違うというのか!?
じたばた じたばた
ぐらっ
ぐらっ
というか彼は今どういう状況なんだ?
ぼく7階の違法カジノで遊んでたんですけど
あそこにある自販機のおしるこがほしくなって
階段で降りるのしんどいじゃないですか
エレベーターメンテ中だし
ぶーーーん

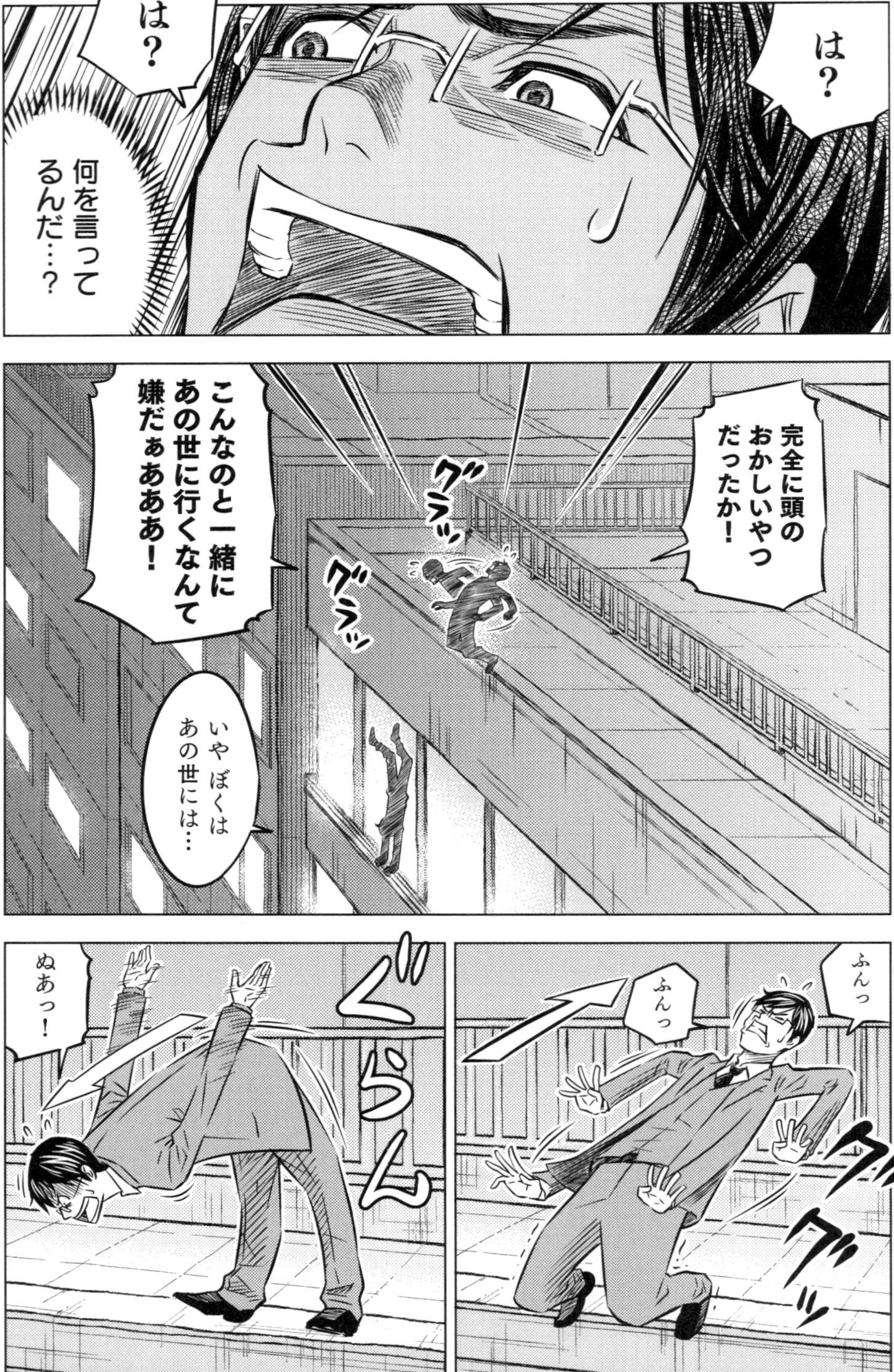
は？
は？
何を言ってるんだ…？
完全に頭のおかしいやつだったか！
グラッ
グラッ
こんなのと一緒にあの世に行くなんて嫌だぁあああ！
いやぼくはあの世には…
ふんっ
ふんっ
グッ
グッ
ぐらん
ぬあっ！

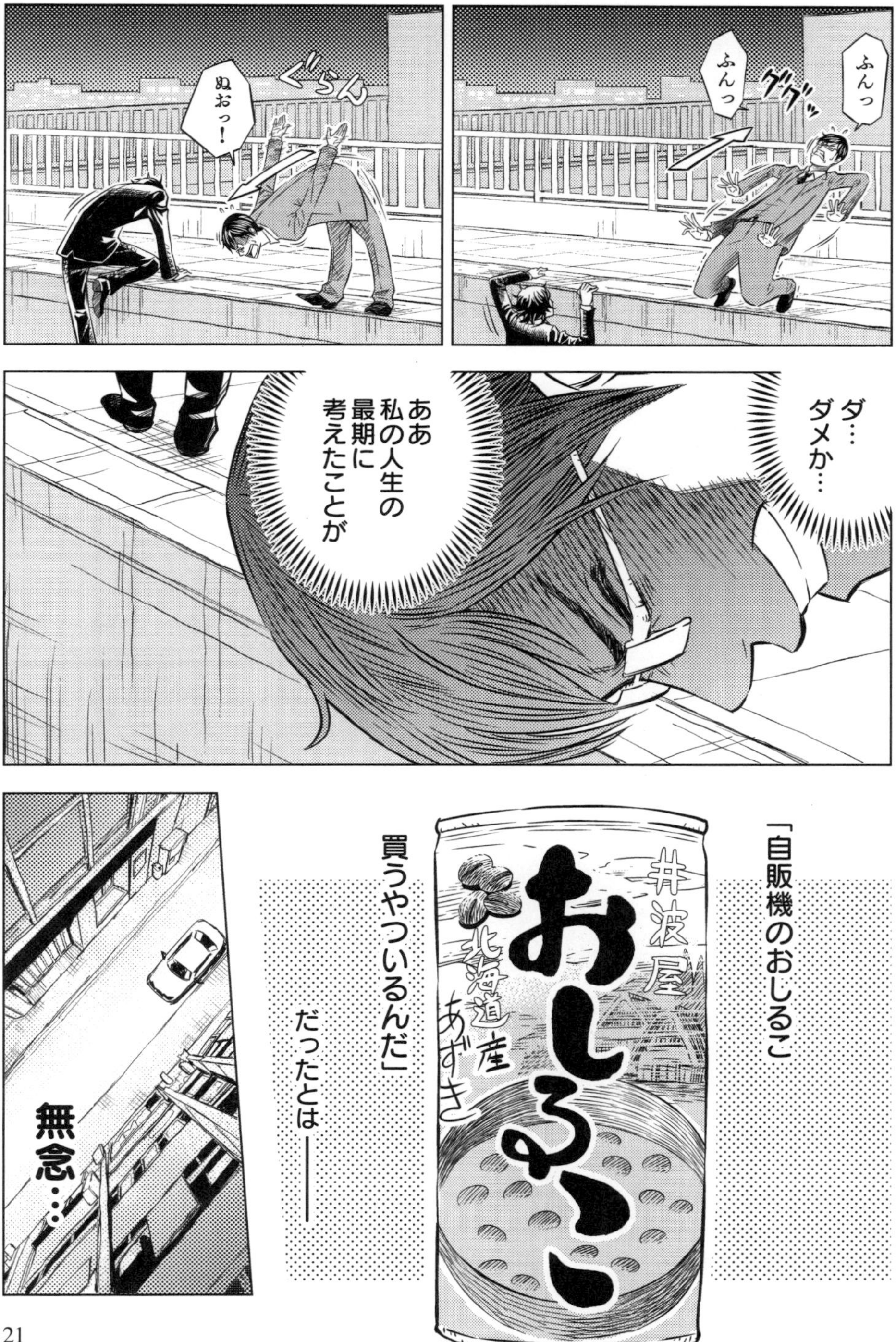

ふんっ
ふんっ
グググッ
ぐらん
ぬおっ！
ダ…
ダメか…
ああ
私の人生の
最期に
考えたことが
「自販機のおしるこ
買うやついるんだ」
だったとは――
井波屋
おしるこ
北海道産
あずき
無念…

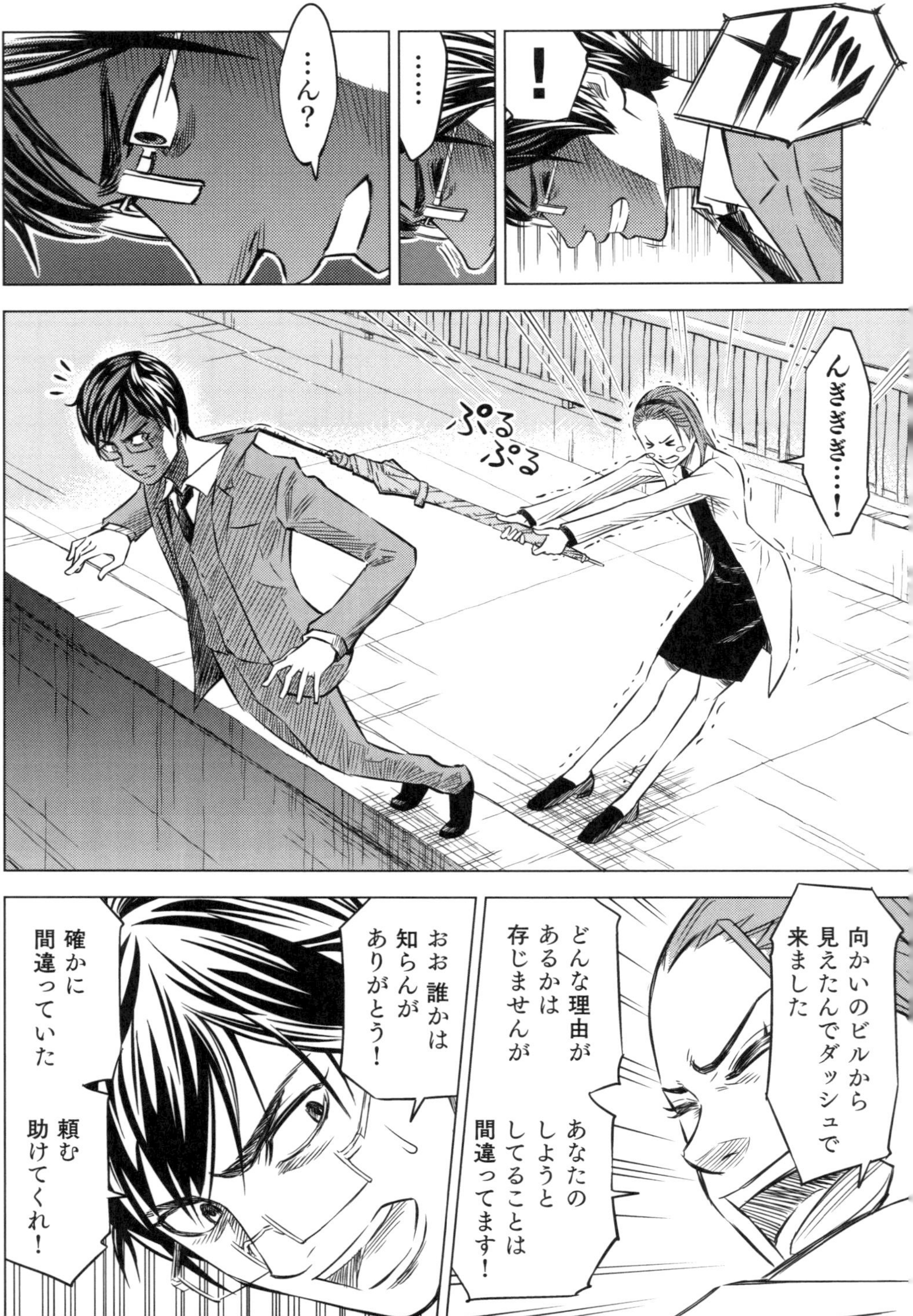
ガッ
!
……
…ん?
んぎぎぎ…!
ぷるぷる
向かいのビルから見えたんでダッシュで来ました
どんな理由があるかは存じませんが
あなたのしようとしてることは間違ってます!
おお誰かは知らんがありがとう!
確かに間違っていた
頼む助けてくれ!

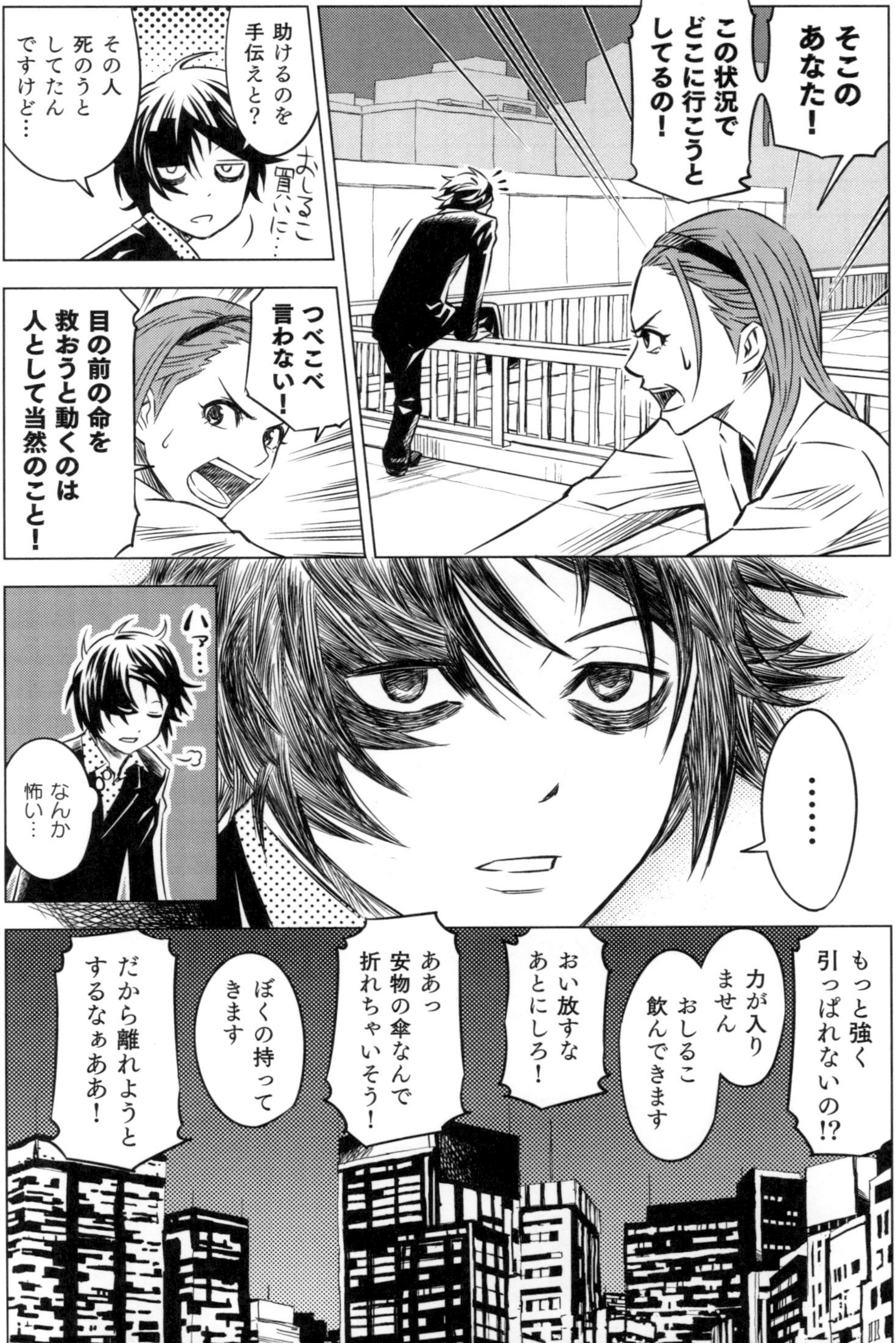
そこのあなた！
この状況でどこに行こうとしてるの！
助けるのを手伝えと？
おしるこ買いに…
その人死のうとしてたんですけど…
つべこべ言わない！
目の前の命を救おうと動くのは人として当然のこと！
……
ハァ…
なんか怖い…
もっと強く引っぱれないの!?
力が入りません
おしるこ飲んできます
おい放すなあとにしろ！
ああっ安物の傘なんで折れちゃいそう！
ぼくの持ってきます
だから離れようとするなぁああ！

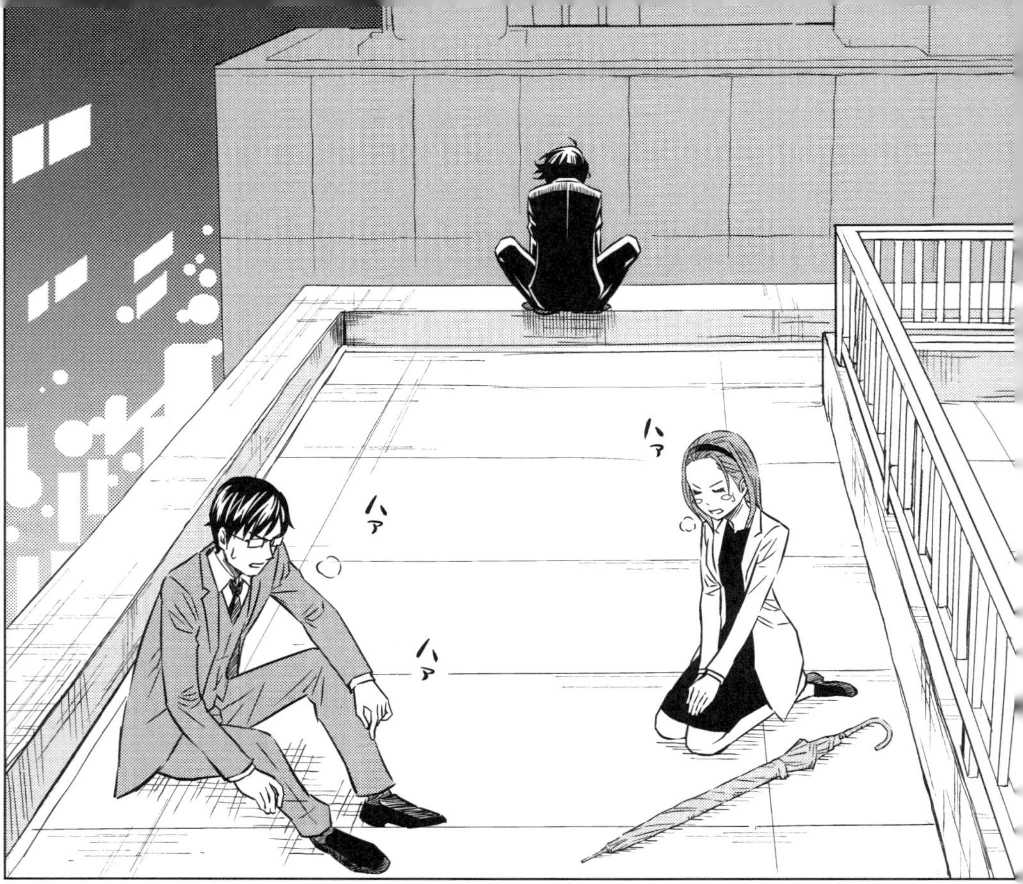
ハァ
ハァ
ハァ

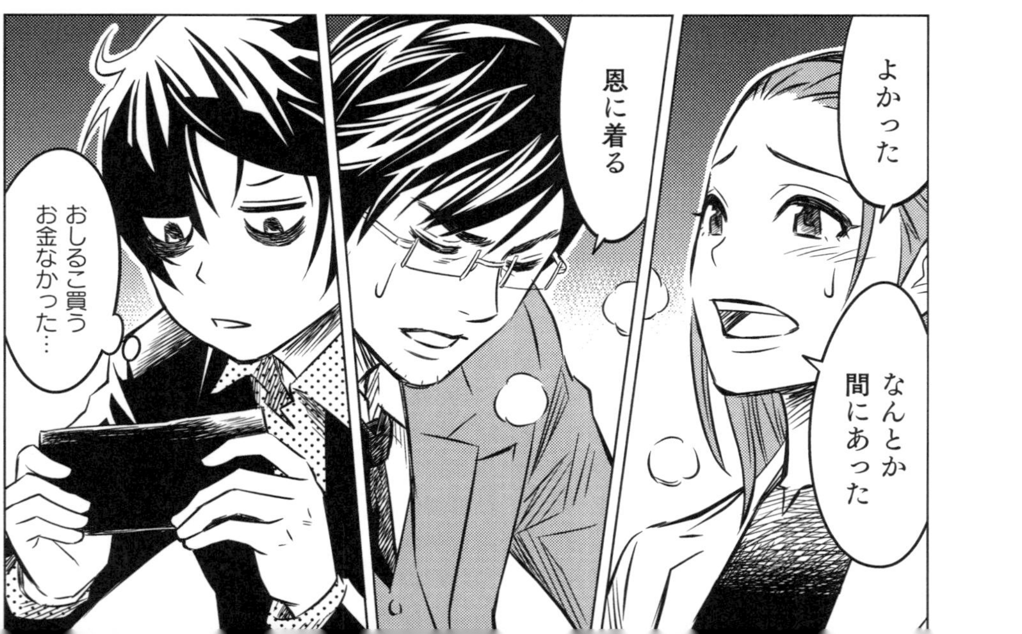
よかった
なんとか
間にあった
恩に着る
おしるこ買う
お金なかった…

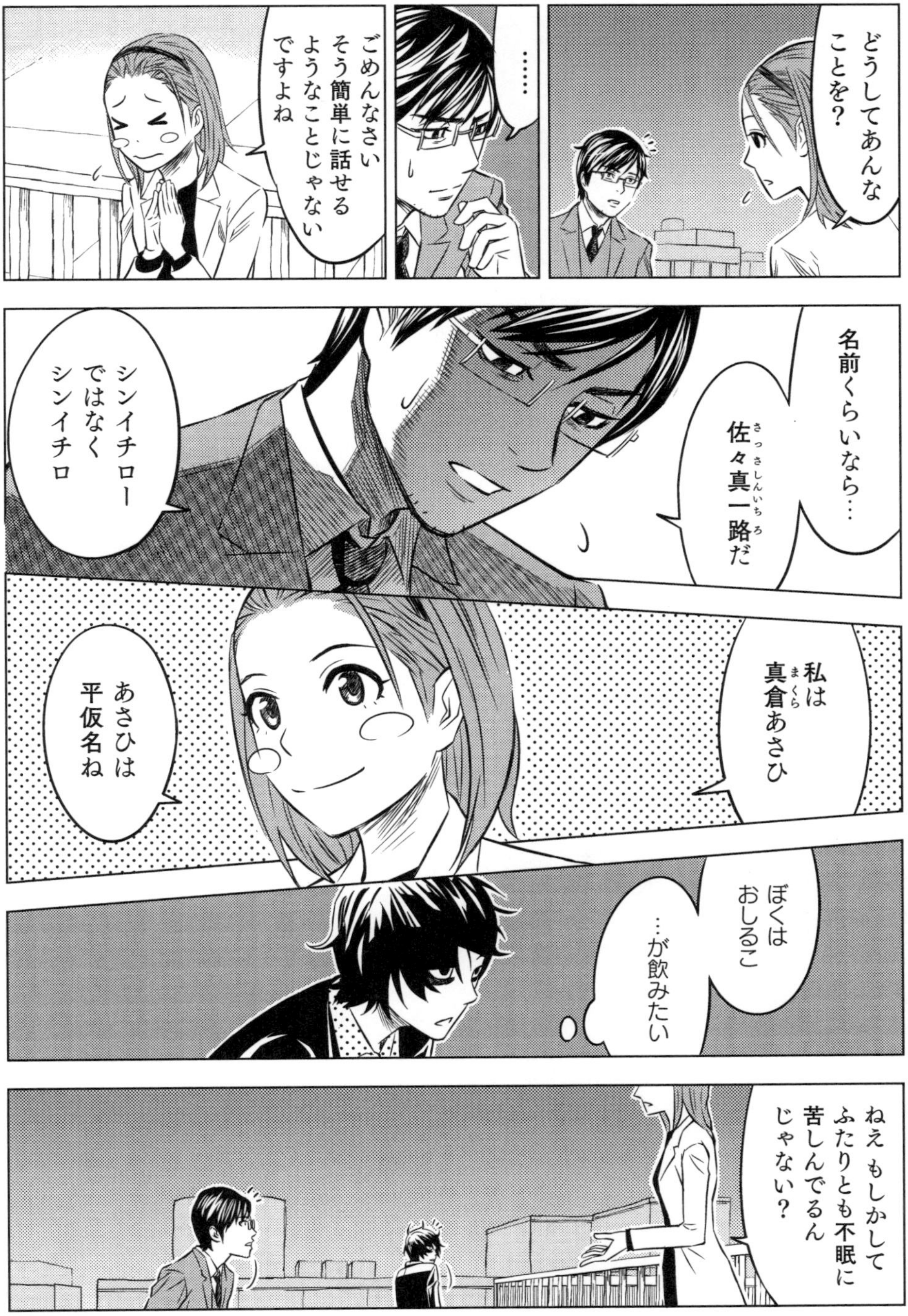
どうしてあんなことを？
……
ごめんなさい そう簡単に話せるようなことじゃないですよね
名前くらいなら…
佐々真一路《さっさしんいちろ》だ
シンイチロー ではなく シンイチロ
私は 真倉《まくら》あさひ
あさひは 平仮名ね
ぼくは おしるこ
…が飲みたい
ねえもしかして ふたりとも不眠に 苦しんでるん じゃない？

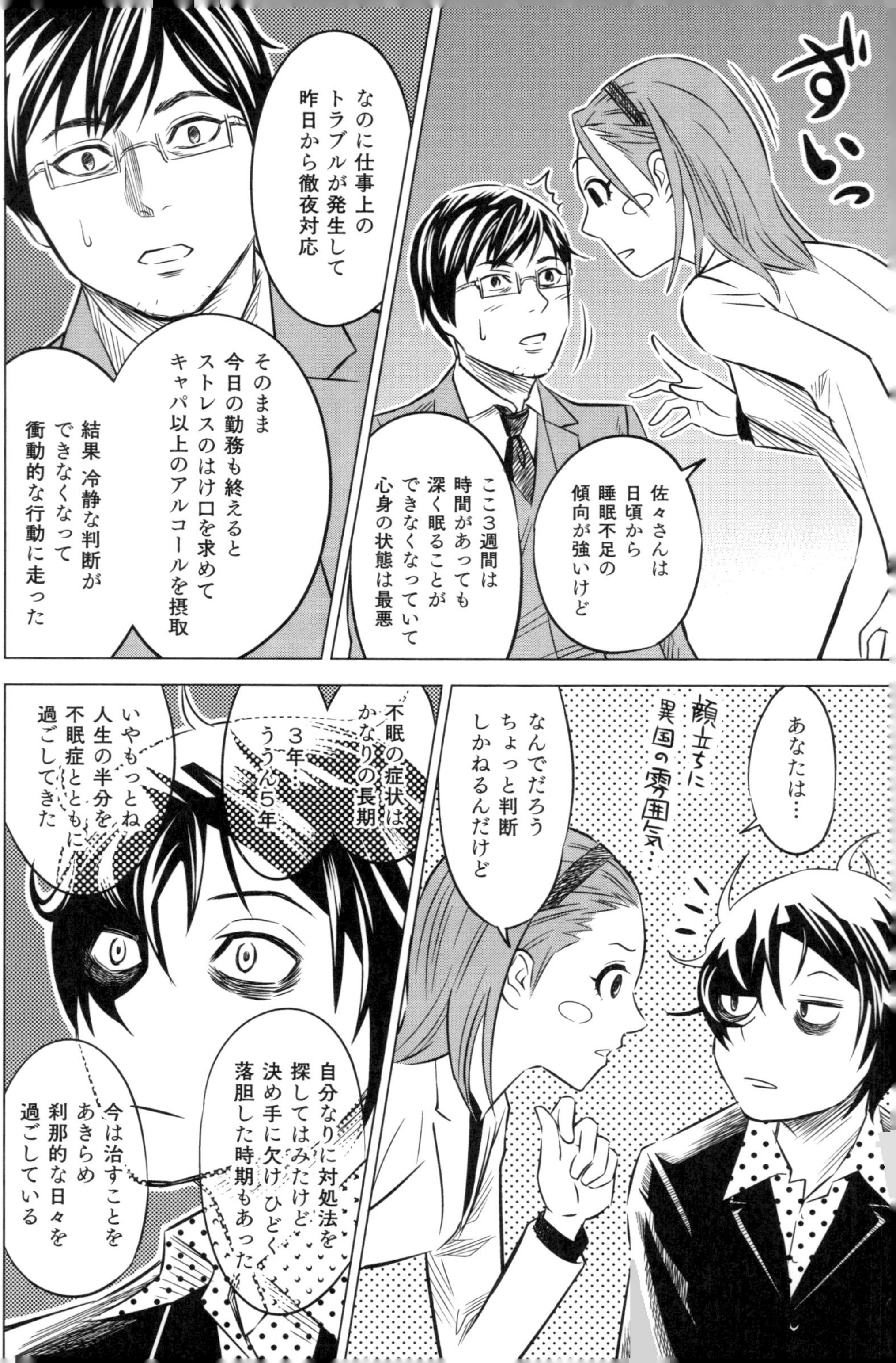
ずいっ
佐々さんは日頃から睡眠不足の傾向が強いけど
ここ3週間は時間があっても深く眠ることができなくなっていて心身の状態は最悪
なのに仕事上のトラブルが発生して昨日から徹夜対応
そのまま今日の勤務も終えるとストレスのはけ口を求めてキャパ以上のアルコールを摂取
結果 冷静な判断ができなくなって衝動的な行動に走った
あなたは…
顔立ちに異国の雰囲気…
なんでだろう ちょっと判断しかねるんだけど
不眠の症状はかなりの長期
3年…ううん5年
いやもっとね 人生の半分を不眠症とともに過ごしてきた
自分なりに対処法を探してはみたけど決め手に欠け ひどく落胆した時期もあった
今は治すことをあきらめ 刹那的な日々を過ごしている

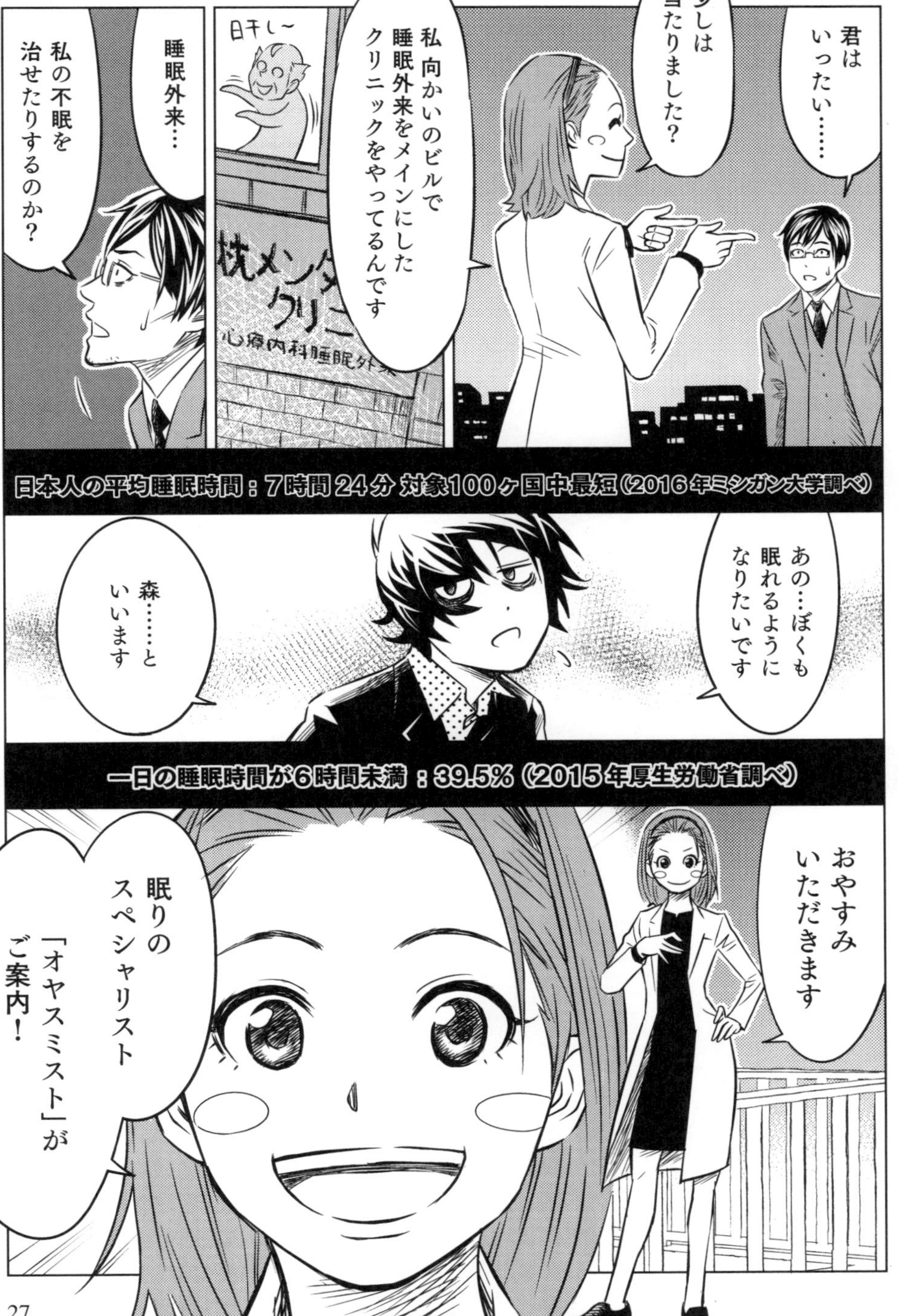
君はいったい……
少しは当たりました?
私向かいのビルで睡眠外来をメインにしたクリニックをやってるんです
睡眠外来…
私の不眠を治せたりするのか?
日本人の平均睡眠時間：7時間24分 対象100ヶ国中最短(2016年ミシガン大学調べ)
あの…ぼくも眠れるようになりたいです
森……といいます
一日の睡眠時間が6時間未満：39.5%(2015年厚生労働省調べ)
おやすみいただきます
眠りのスペシャリスト「オヤスミスト」がご案内!

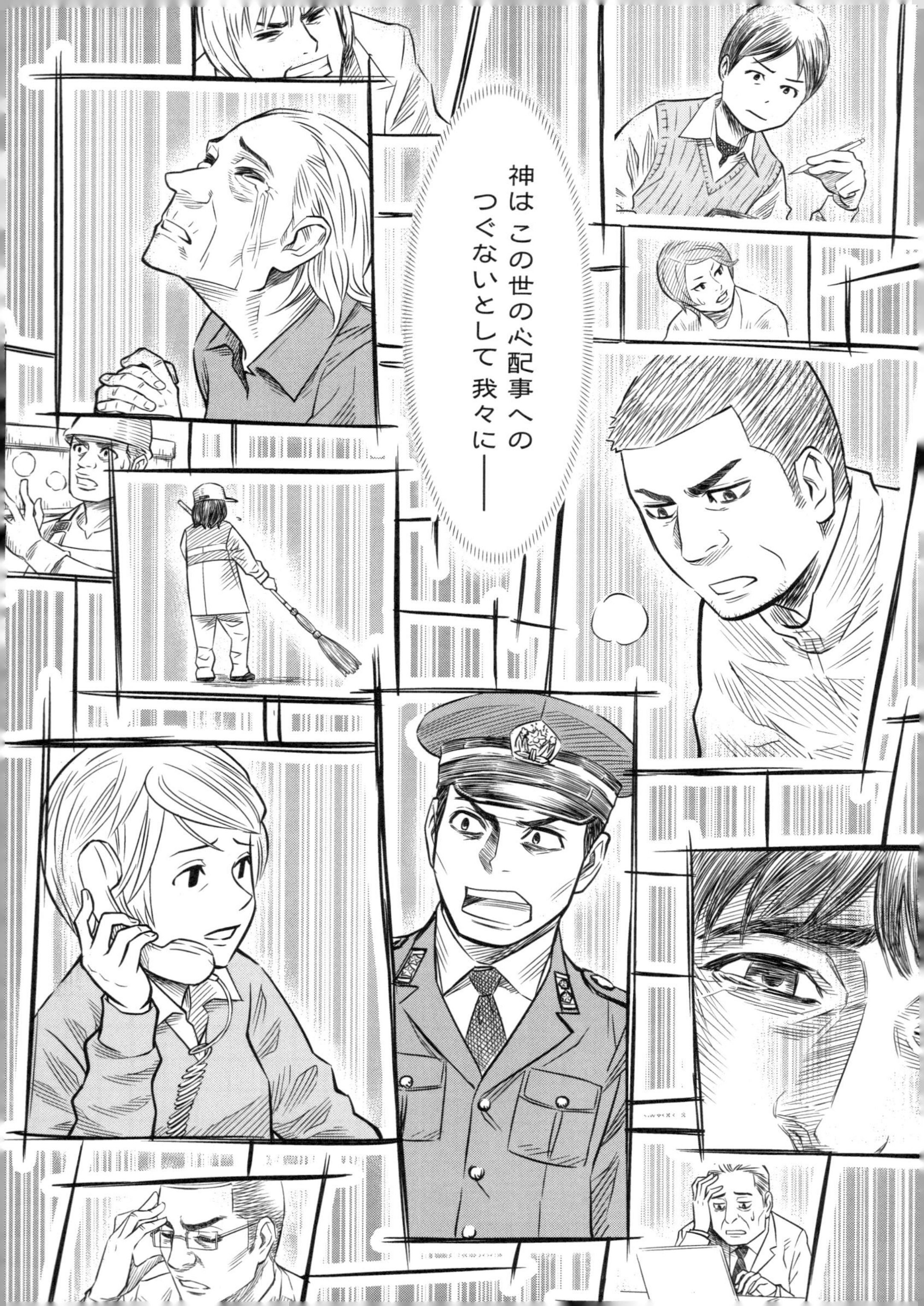
神はこの世の心配事への
つぐないとして 我々に――

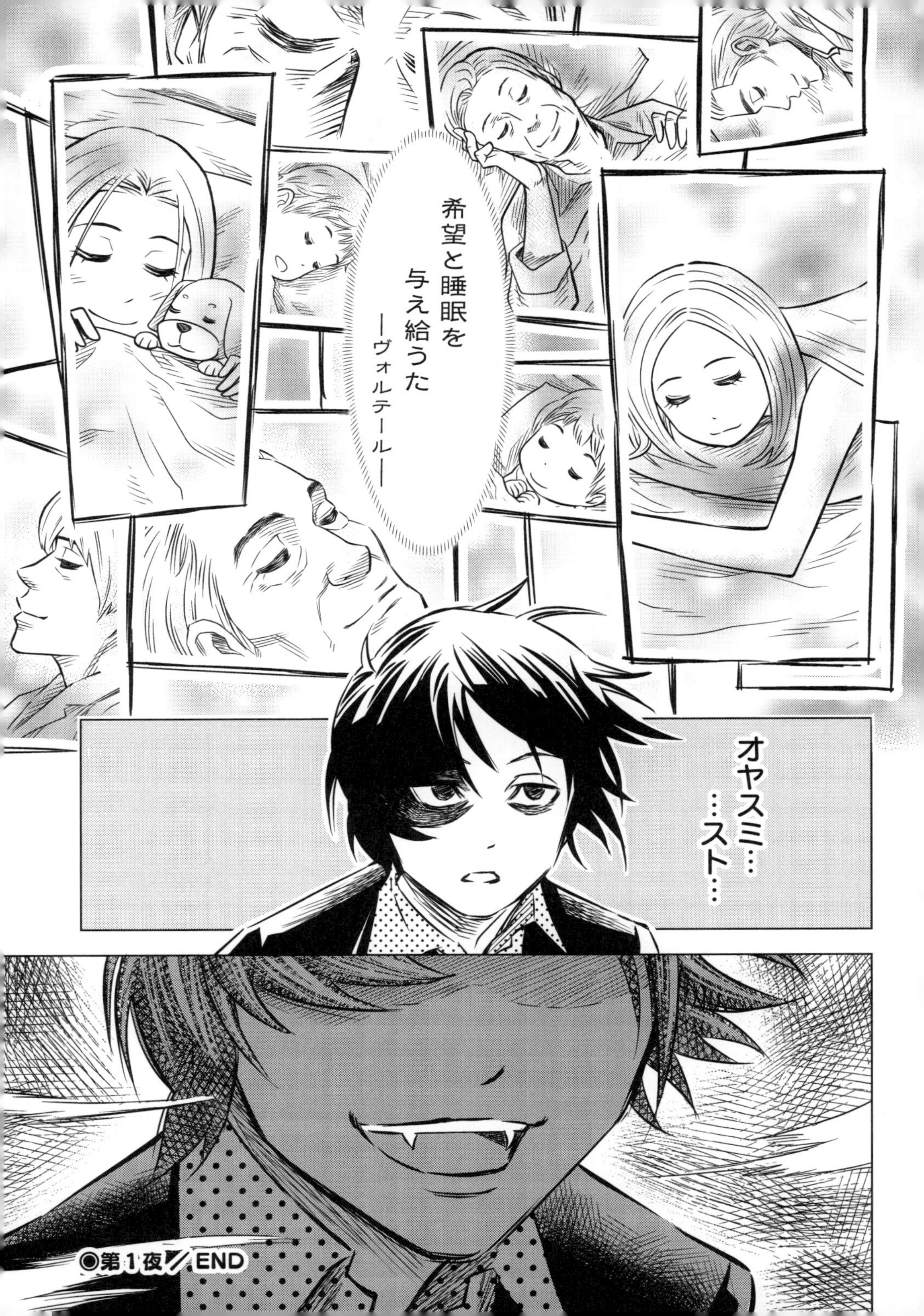
希望と睡眠を
与え給うた
―ヴォルテール―
オヤスミ…
…スト…
◎第1夜 END

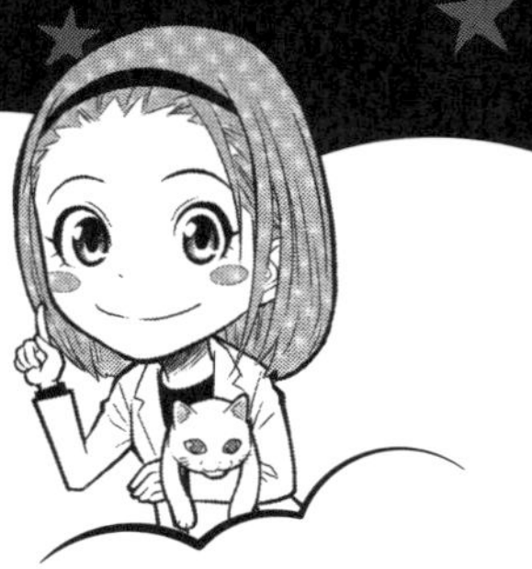

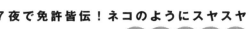

術の1

今夜はあきらめる

人は、走ろうと思ったら走れます。話そうと思ったら話せます。ですが、眠ろうと思っても、自分の願うタイミングで眠りに落ちることはなかなかできません。

翌日の大事な予定に備えてしっかり寝なければならないのに、目がさえてしまって寝付けない……。そんな夜への、もっとも効果的な対策は、**寝るのをあきらめ、起きてしまう**ことです。

脳の仕組み上、**眠くないなら、そこから1時間は眠れません**。ムリに寝ようとしても、いらだちや焦りのような苦痛を生むだけで、睡眠で得られる安らぎや充足感といったものからどんどん離れていきます。

そのうち眠くなったら寝ればいい、といったん気持ちを切り替え、まずは**不要な苦痛を避ける**ところから始めましょう。

本書には、気軽に試せるものを中心に、役に立つ考え方や方法がたくさん収められています。その多くが、継続することで効果が強まってくるものです。

とはいえ、なにかを続けるというのは、それがどれだけ単純なことであっても、そう簡単ではありません。

ですので、本書で提案している内容はつぎのような感覚で受け止めてください。

今夜はムリ、明日やろう、とあきらめていい。

やれなかった日よりやれた日のほうが多ければ、脳はそれを習慣として認識します。1週間なら4日でも大丈夫ということです。できない日があっても、あきらめる必要はありません。

睡眠はネコのごとし

寄れば離れ、離れれば寄ってくる

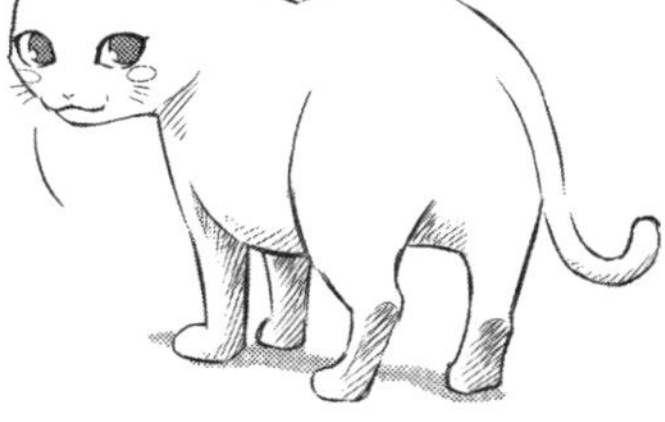

睡眠をよき相棒に！

「眠る」は、「走る」や「話す」と違って思いどおりにはならないとお伝えしました。でも、人は睡眠に対して受け身でしかいられないわけではありません。

運動による適度な疲れがよい睡眠につながった経験はだれにでもあると思います。みなさんはすでに、すんなり眠ろうと思ったら適度な疲れがあるとよい、ということを知っているわけです。

よく眠れない夜に不安や焦りを感じたとしても、「今日はあまり体を動かさなかったから体が休息を欲していないのかも」と考え、気持ちを切り替えることもできます。

このように、**自由にはできない睡眠も、知識があればやっかいな存在とは思わずにいられます**。やっかいどころか、じつはとてもわかりやすい存在で、思いどおりとはいかないまでも、**よくなついているペットのごとく、しっかりあなたに寄り添う存在**であることに気づけるはずです。

たとえば睡眠と運動の関連性についても、運動は睡眠にいい、という程度に終わらず、「いつ」するか、「どの程度」するか、というところまでおさえておきましょう。

- **夕方（起きてから11時間後）は、思い切り運動するといい時間帯。ここで体内の温度をしっかり上げておけば、寝るころにはしっかり下がり、眠りやすくなる。**
- **夜（寝る1時間くらい前）は、軽めの運動をするといい時間帯。激しいと脳が覚醒し体も熱を帯びて**

逆効果になるが、ストレッチなどリラックスできる範囲内で体を動かすと寝付きやすくなる。

こういった知識があれば、「疲れてるのに眠れない……」と不安を感じるようなときも、「寝る前に体を動かしすぎて体温が上がってるせいだ」と気持ちを切り替えられます。

睡眠という相棒への理解を深めていきましょう。よき相棒と感じられるようになればかならず、明日をよりよいものにする手助けをしてくれます。

あなたに必要な睡眠時間

何時間寝れば充分なのか、適正な睡眠時間はどれくらいなのか。

たびたびとりあげられるテーマです。ではこんなことを言われたら、あなたはどう対応しますか？

――今夜から睡眠時間を、1日6時間にしてください。

日本人の平均睡眠時間は7時間24分。ただし39・5パーセントの日本人は6時間未満。

このようなデータから考えるに、多くの人にとって6時間という睡眠時間は、けっして充分な長さではないけれど、耐えられないほどの短さでもない、といった感覚なのではないでしょうか。

しかし、その感覚は間違っているようです。ペンシルベニア大学とワシントン州立大学の共同研究によって、つぎのような結論が導き出されています。

――6時間睡眠を14日間続けた人の精神面、および肉体面のパフォーマンスは、2日連続徹夜をしたレベルにまで下がる。そしてその事実に、本人は気づけない。

1日単位だとたいしたことはないと思える睡眠不足も、日数を重ねればその日数の分、きっちりと積み重なっていき、やがて見逃せない影響を招くことになるのです。

じつは一晩徹夜しただけでも、人の注意力や反射能力は大きく下がります。飲酒後の状態と比較するなら、血中アルコール濃度が0・05%のときとおなじレベルで、この数値は、車を運転すれば免許取り消しとなるほどのものです。

何時間寝るべきか、という本題に戻ります。答えは、みなさんがご自身で確認できます。

起きてから4時間後に眠気を感じていたら、足りていません。増やす方向で調整をお願いします。

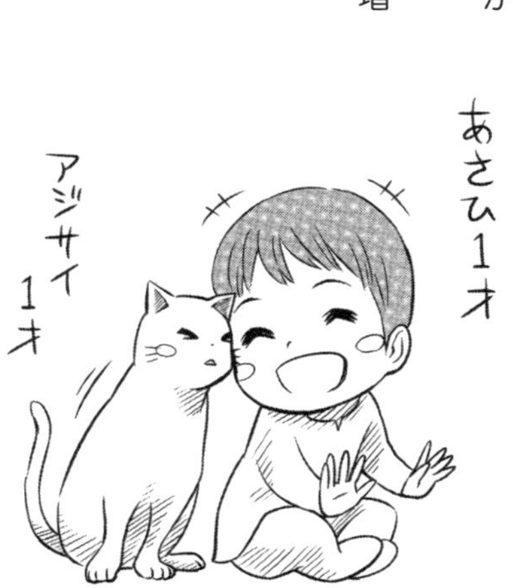

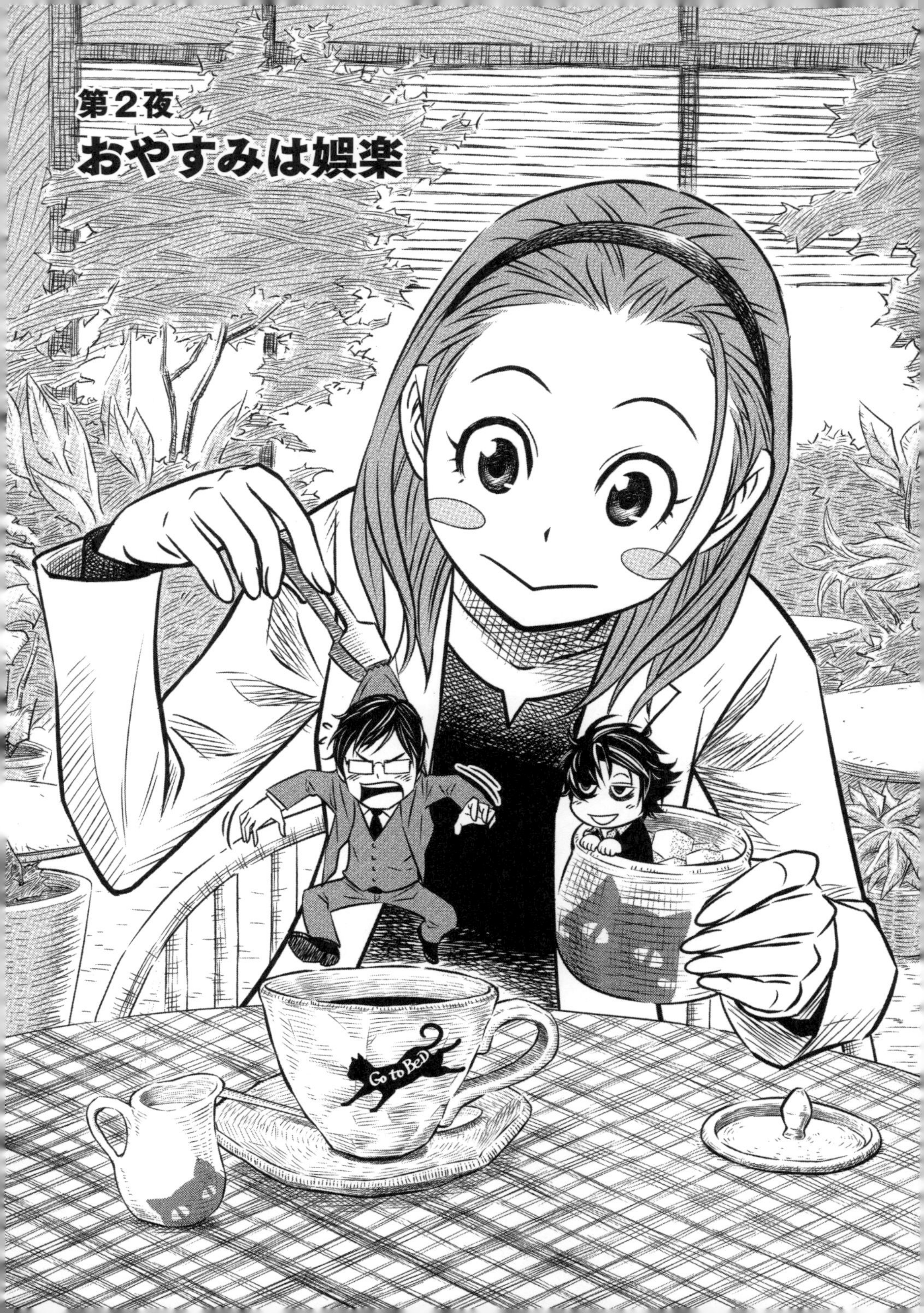
第2夜
おやすみは娯楽
Go to BeD

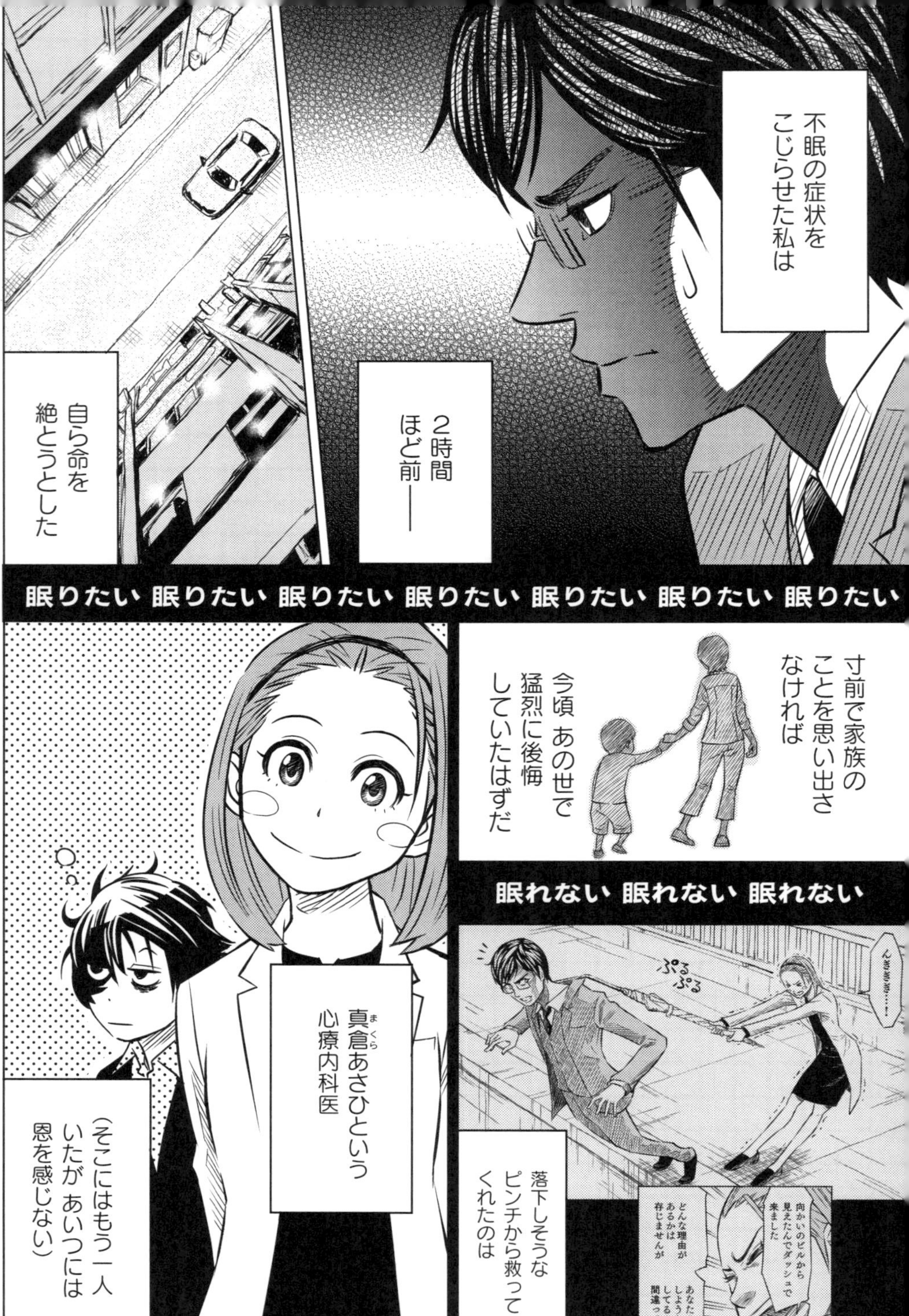

不眠の症状をこじらせた私は
2時間ほど前――
自ら命を絶とうとした
眠りたい 眠りたい 眠りたい 眠りたい 眠りたい 眠りたい 眠りたい
寸前で家族のことを思い出さなければ
今頃 あの世で猛烈に後悔していたはずだ
眠れない 眠れない 眠れない
んぎぎぎ…！
ぷるぷる
落下しそうなピンチから救ってくれたのは
向かいのビルから見えたんでダッシュで来ました
どんな理由があるかは存じませんが
あなたのしようとしてることは間違ってます！
真倉《まくら》あさひという心療内科医
(そこにはもう一人いたが あいつには恩を感じない)

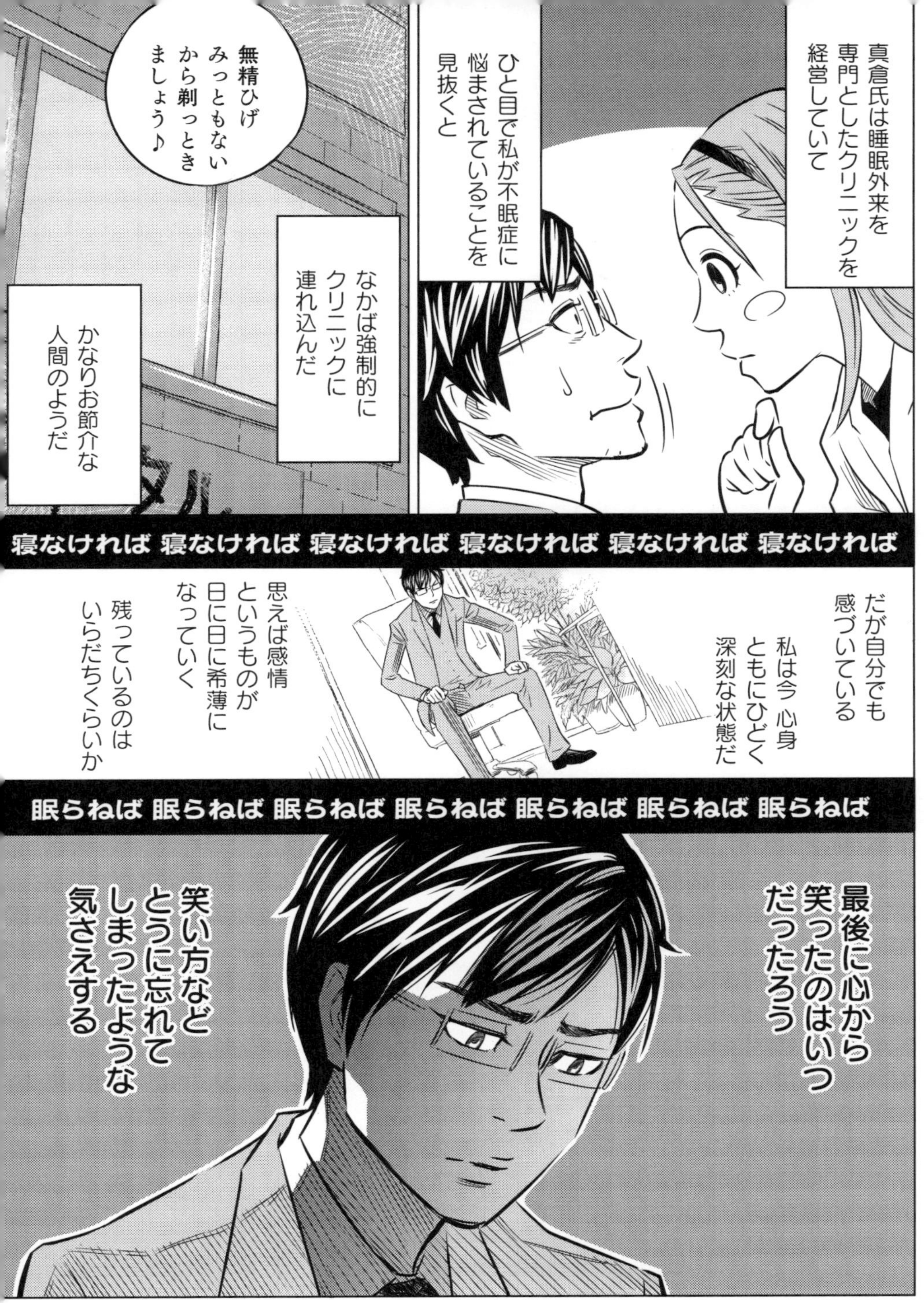
真倉氏は睡眠外来を専門としたクリニックを経営していて
ひと目で私が不眠症に悩まされていることを見抜くと
無精ひげ みっともないから剃っときましょう♪
なかば強制的にクリニックに連れ込んだ
かなりお節介な人間のようだ
寝なければ 寝なければ 寝なければ 寝なければ 寝なければ 寝なければ
だが自分でも感づいている
私は今 心身ともにひどく深刻な状態だ
思えば感情というものが日に日に希薄になっていく
残っているのはいらだちくらいか
眠らねば 眠らねば 眠らねば 眠らねば 眠らねば 眠らねば 眠らねば
最後に心から笑ったのはいつだったろう
笑い方などとうに忘れてしまったような気さえする

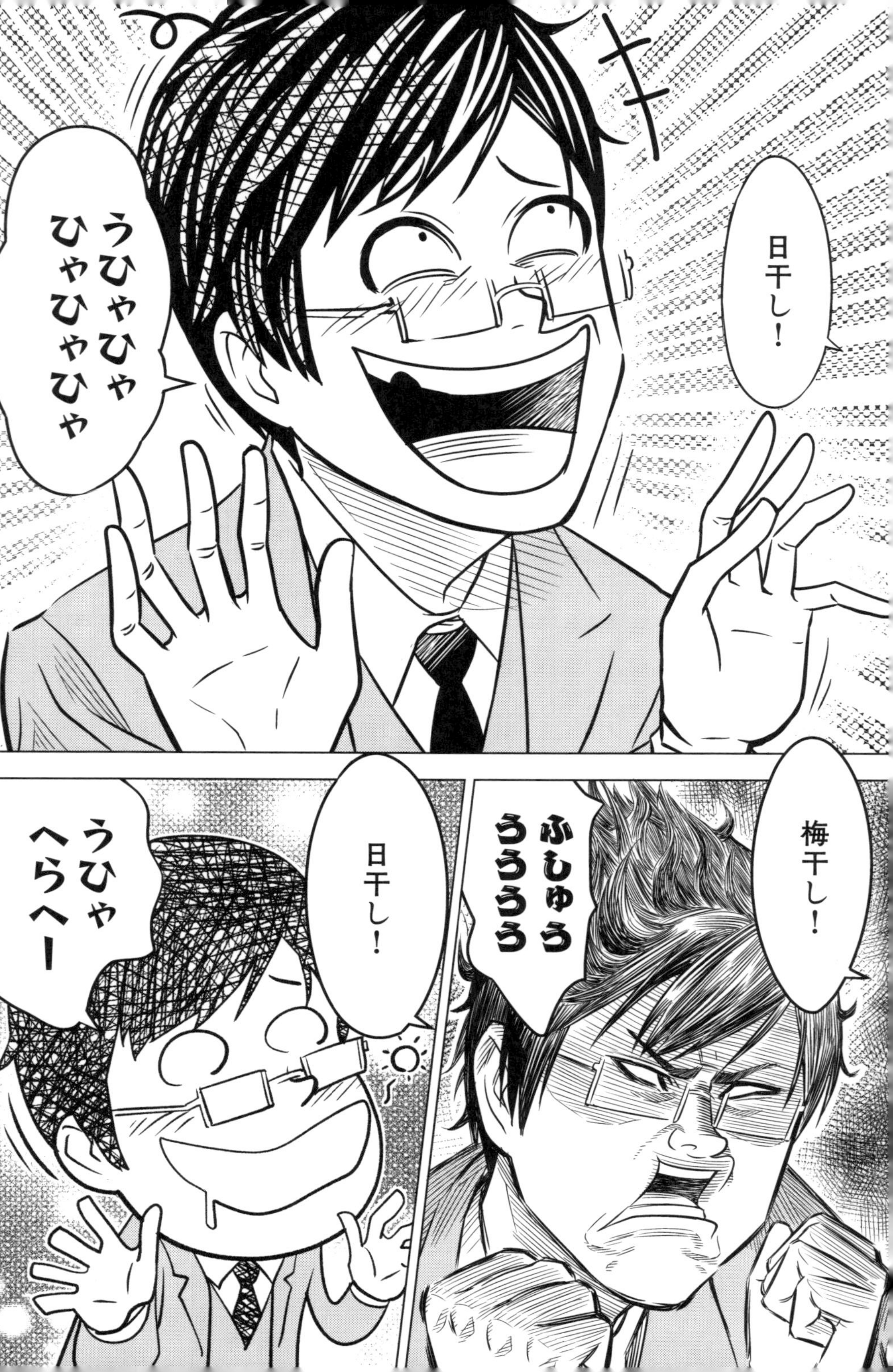
キキ
日干し!
うひゃひゃひゃひゃひゃひゃひゃ
梅干し!
ふしゅううううう
日干し!
うひゃへらへー

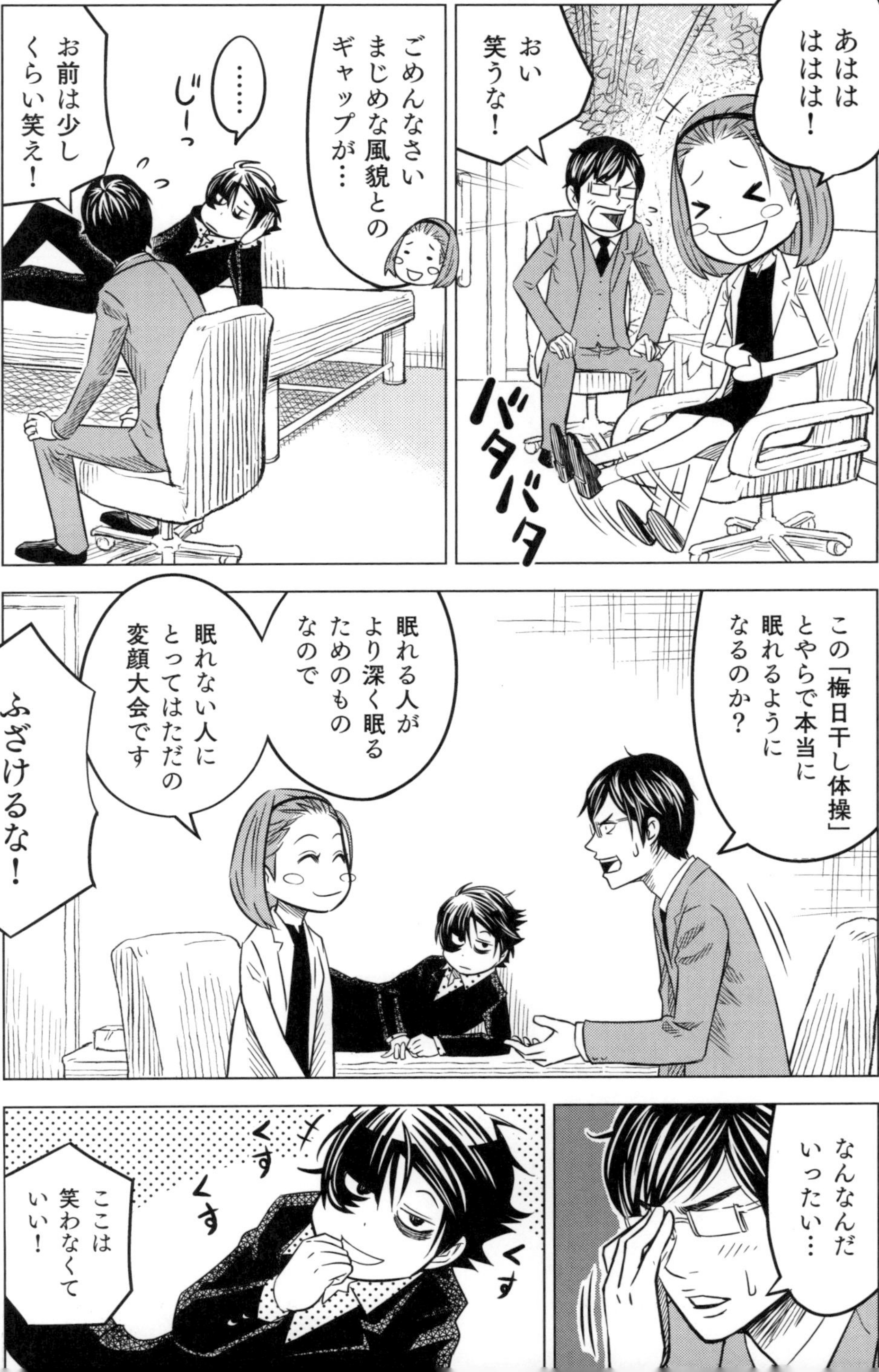
あはははは！
おい笑うな！
バタバタ
ごめんなさいまじめな風貌とのギャップが…
……
じーっ
お前は少しくらい笑え！
この「梅日干し体操」とやらで本当に眠れるようになるのか？
眠れる人がより深く眠るためのものなので
眠れない人にとってはただの変顔大会です
ふざけるな！
なんなんだいったい…
くすくす
くす
くす
ここは笑わなくていい！

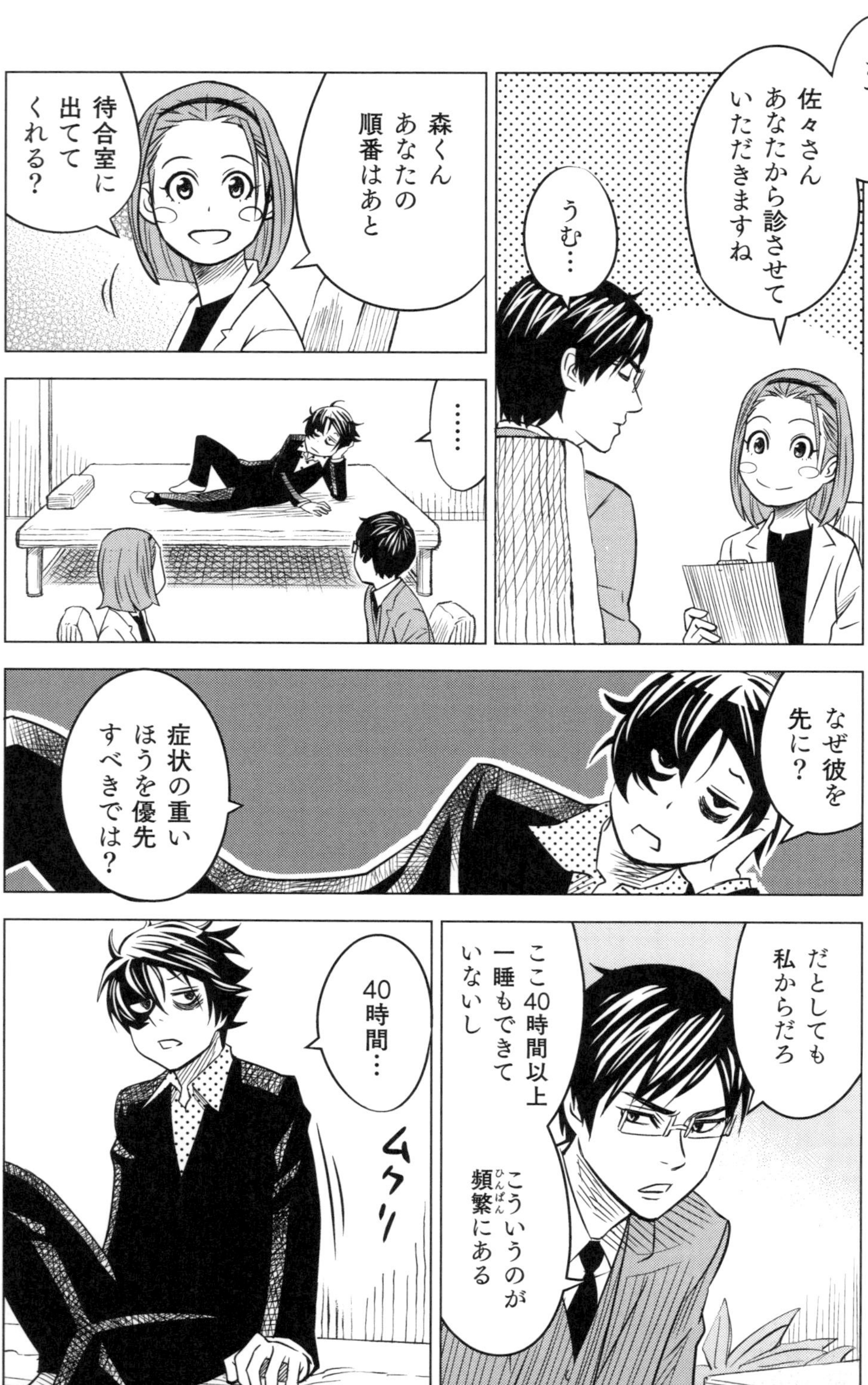
さて――
佐々さん あなたから診させて いただきますね
うむ…
森くん あなたの 順番はあと
待合室に 出てて くれる？
……
なぜ彼を 先に？
症状の重い ほうを優先 すべきでは？
だとしても 私からだろ
ここ40時間以上 一睡もできて いないし
こういうのが 頻繁《ひんぱん》にある
40時間…
ムクリ

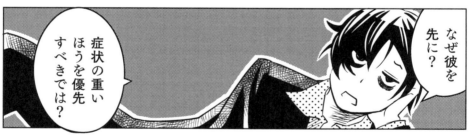

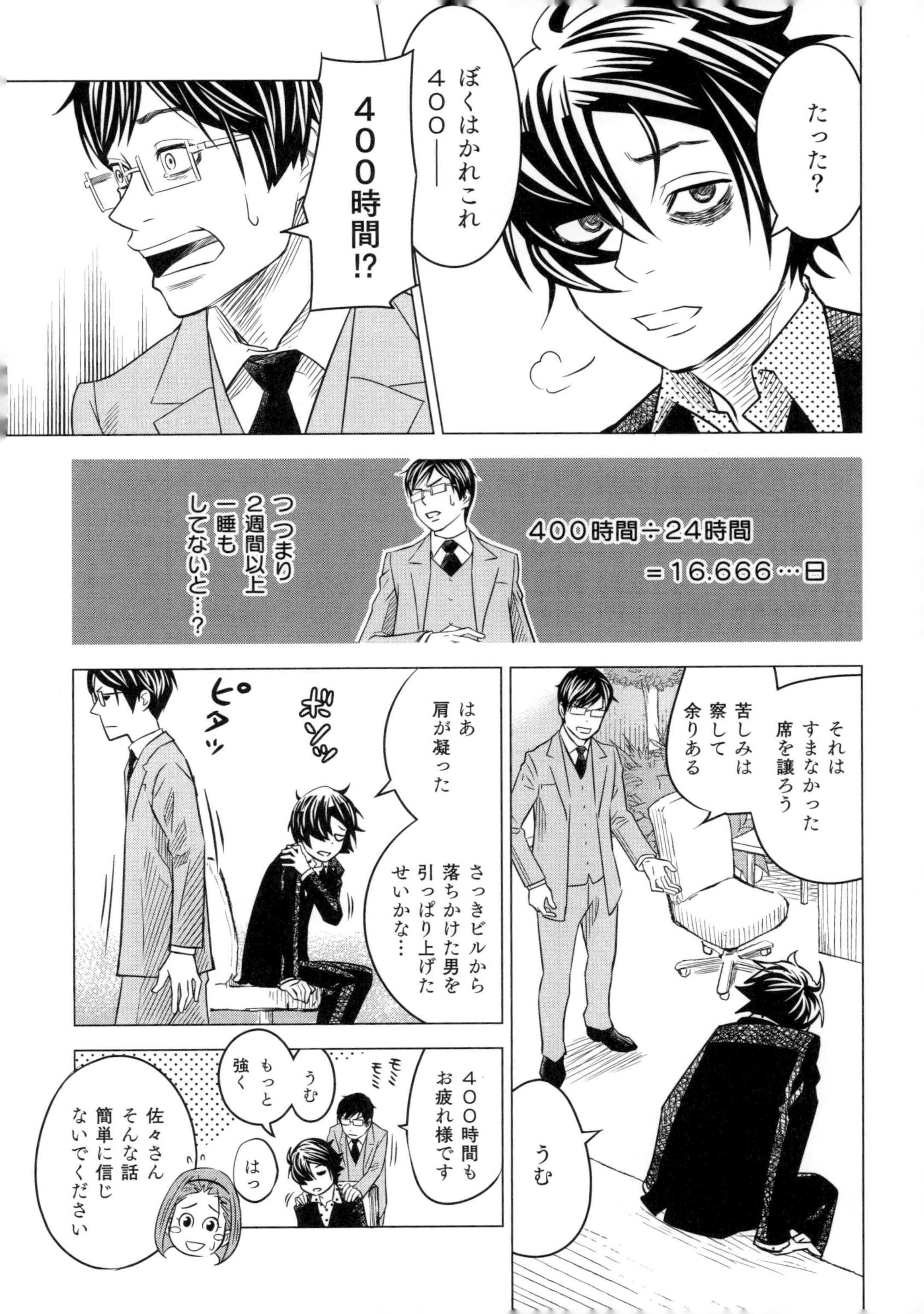
たった？
ぼくはかれこれ400——
400時間!?
400時間÷24時間
＝16.666…日
つっまり2週間以上一睡もしてないと…？
それはすまなかった
席を譲ろう
苦しみは察して余りある
うむ
はあ肩が凝った
さっきビルから落ちかけた男を引っぱり上げたせいかな…
ボンッ
ピタッ
400時間もお疲れ様です
モミモミ
うむもっと強く
はっ
佐々さんそんな話簡単に信じないでください

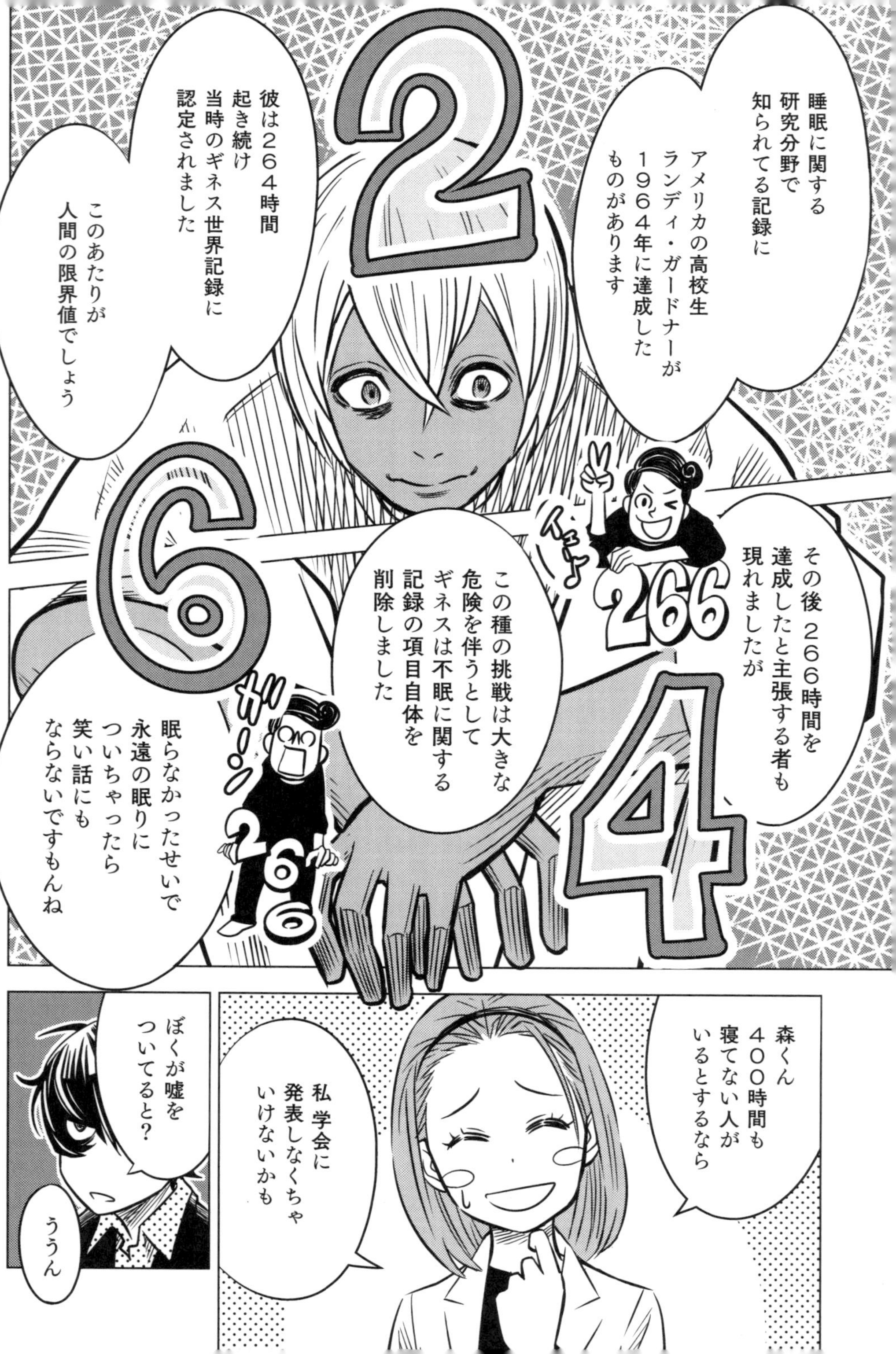
睡眠に関する研究分野で知られてる記録に
アメリカの高校生ランディ・ガードナーが1964年に達成したものがあります
彼は264時間起き続け当時のギネス世界記録に認定されました
このあたりが人間の限界値でしょう
2
6
その後266時間を達成したと主張する者も現れましたが
イェイ♪
266
この種の挑戦は大きな危険を伴うとしてギネスは不眠に関する記録の項目自体を削除しました
ガーン
266
4
眠らなかったせいで永遠の眠りについちゃったら笑い話にもならないですもんね
森くん400時間も寝てない人がいるとするなら
私学会に発表しなくちゃいけないかも
ぼくが嘘をついてると？
ううん

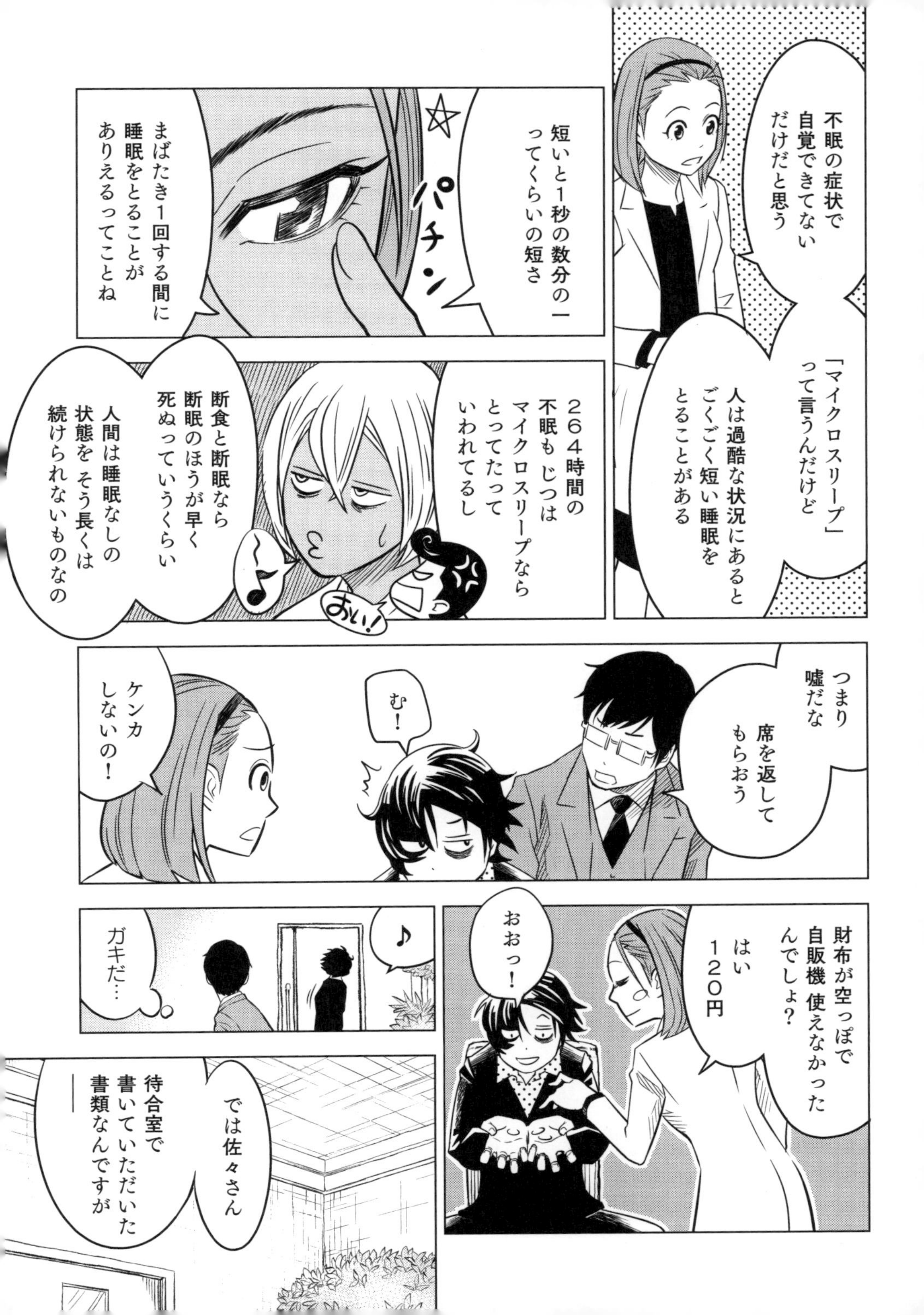
不眠の症状で自覚できてないだけだと思う
「マイクロスリープ」って言うんだけど
人は過酷な状況にあるとごくごく短い睡眠をとることがある
短いと1秒の数分の一ってくらいの短さ
パチン
まばたき1回する間に睡眠をとることがありえるってことね
264時間の不眠もじつはマイクロスリープならとってたっていわれてるし
おい!
断食と断眠なら断眠のほうが早く死ぬっていうくらい
人間は睡眠なしの状態をそう長くは続けられないものなの
つまり嘘だな
席を返してもらおう
む!
ケンカしないの!
財布が空っぽで自販機使えなかったんでしょ?
はい 120円
おおっ!
♪
ガキだ…
では佐々さん
待合室で書いていただいた書類なんですが
―

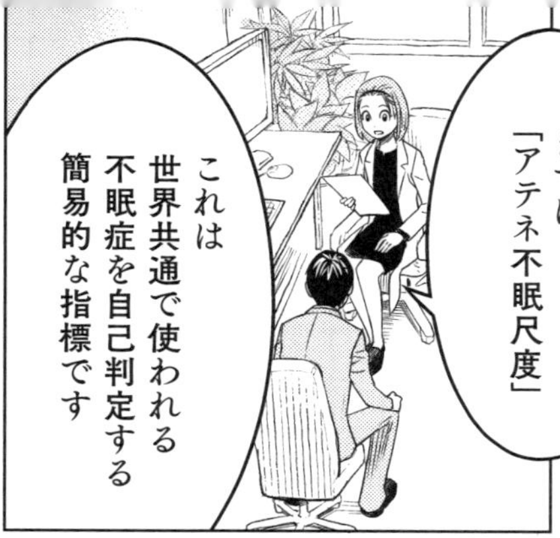
まずは「アテネ不眠尺度」
これは世界共通で使われる不眠症を自己判定する簡易的な指標です

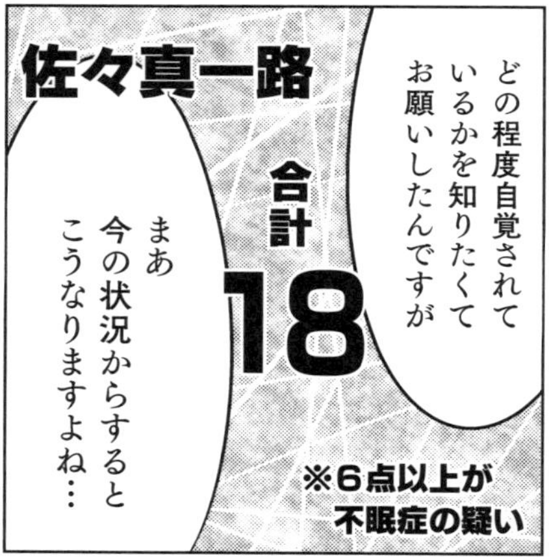

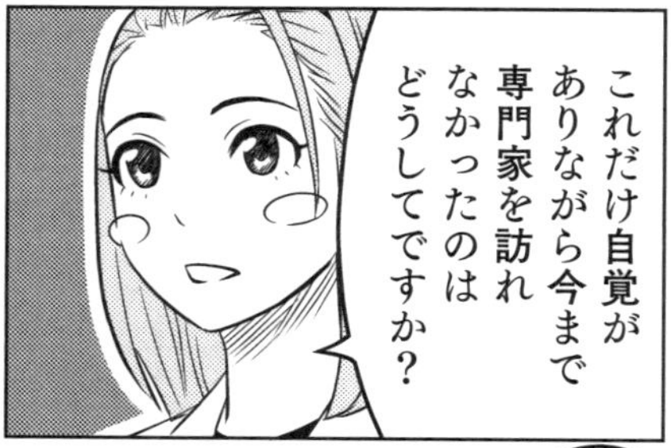
これだけ自覚がありながら今まで専門家を訪れなかったのはどうしてですか？

アテネ不眠尺度

過去1ヵ月間に少なくとも週3回以上経験したものを選んでください。最後に、各選択肢についている点数を合計します（全8問）。

1. 寝床についてから眠るまでに要する時間
   - いつも寝つきはよい……………………………0
   - いつもより少し時間がかかった……………1
   - いつもよりかなり時間がかかった………2
   - いつもより非常に時間がかかったか、まったく眠れなかった………3

2. 夜間、睡眠の途中で目が覚める
   - 問題になるほどではなかった……………0
   - 少し困ることがあった………………………1
   - かなり困っている……………………………2
   - 深刻な状態か、まったく眠れなかった…3

3. 希望する起床時刻より早く目覚め、それ以上眠れない
   - そのようなことはなかった…………………0
   - 少し早かった……………………………………1
   - かなり早かった…………………………………2
   - 非常に早かったか、まったく眠れなかった…………3

4. 昼寝なども合わせた総睡眠時間
   - 十分である………………………………………0
   - 少し足りない……………………………………1
   - かなり足りない…………………………………2
   - まったく足りないか、まったく眠れなかった…………3

（左ページに続く）

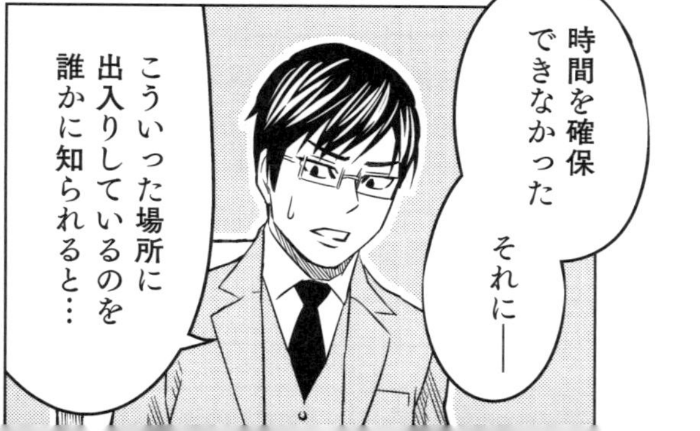
時間を確保できなかった
それに――
こういった場所に出入りしているのを誰かに知られると…

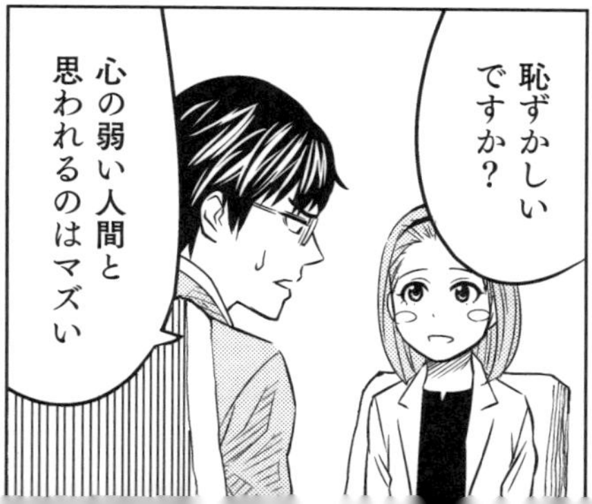
恥ずかしいですか？
心の弱い人間と思われるのはマズい

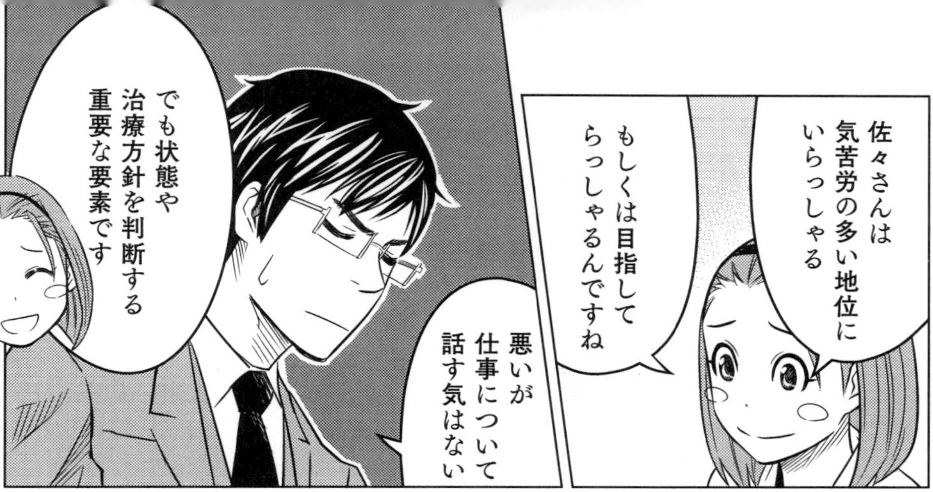
佐々さんは気苦労の多い地位にいらっしゃる
もしくは目指してらっしゃるんですね
悪いが仕事について話す気はない
でも状態や治療方針を判断する重要な要素です

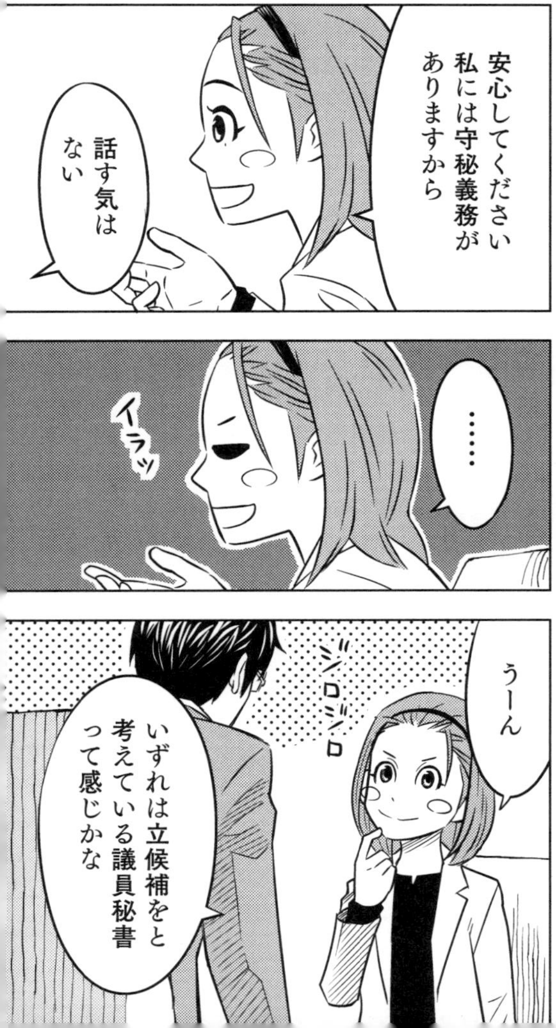
安心してください私には守秘義務がありますから
話す気はない
……
イラッ
うーん
ジロジロ
いずれは立候補をと考えている議員秘書って感じかな

5. 全体的な睡眠の質について
- 満足している……0
- 少し不満……1
- かなり不満……2
- 非常に不満か、まったく眠れなかった……3

6. 日中の気分
- いつもどおり……0
- 少しめいった……1
- かなりめいった……2
- 非常にめいった……3

7. 日中の身体的、精神的な活動の状態
- いつもどおり……0
- 少し低下……1
- かなり低下……2
- 非常に低下……3

8. 日中の眠気
- 全くない……0
- 少しある……1
- かなりある……2
- 激しい……3

合計点が──
- 0～3点……不眠症の心配はありません
- 4～5点…不眠症の疑いが少しあります
- 6点以上 ………不眠症の疑いがあります

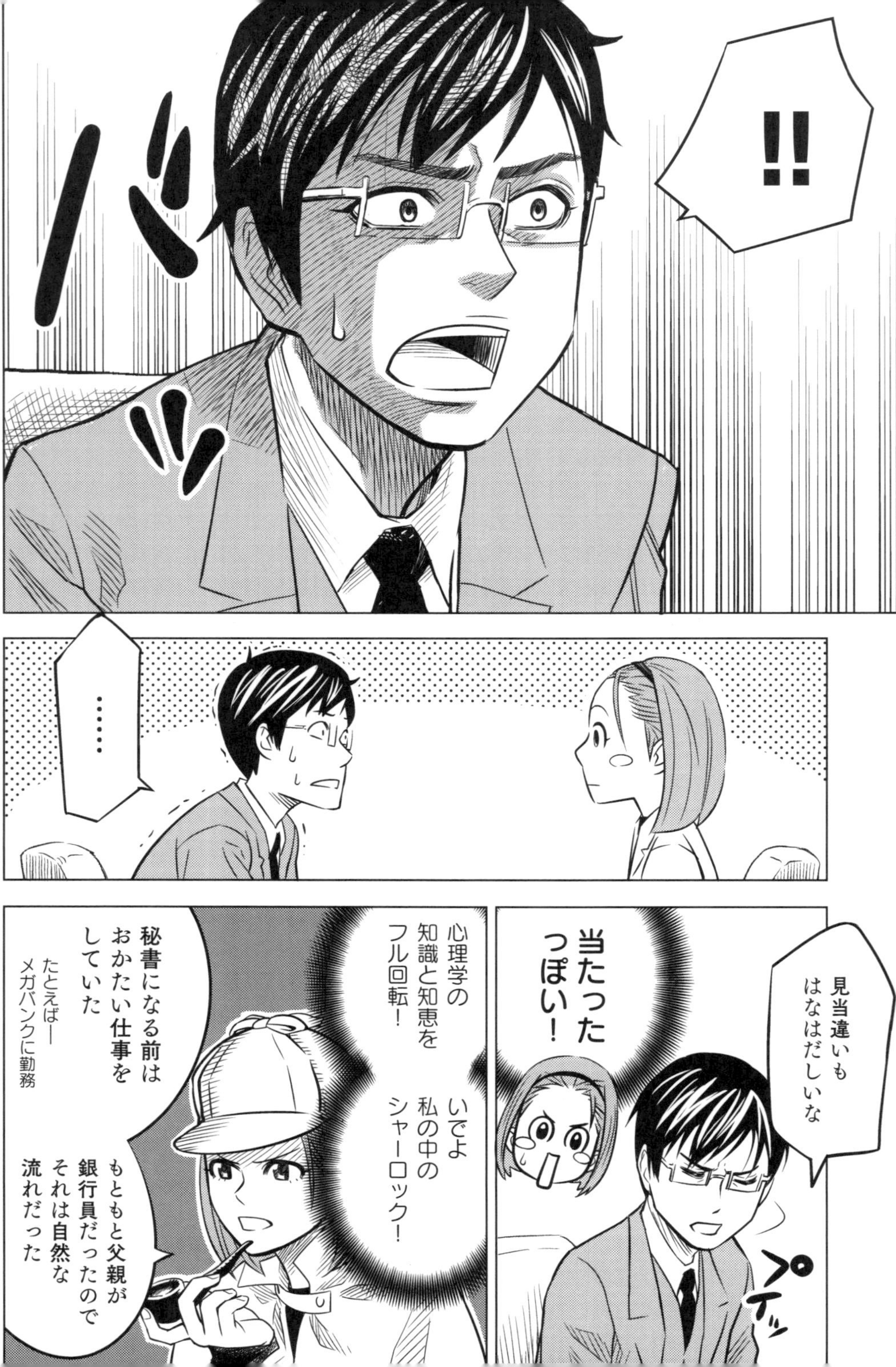
!!
バ
……
見当違いもはなはだしいな
当たったっぽい！
プイッ
心理学の知識と知恵をフル回転！
いでよ私の中のシャーロック！
秘書になる前はおかたい仕事をしていた
たとえばーメガバンクに勤務
もともと父親が銀行員だったのでそれは自然な流れだった

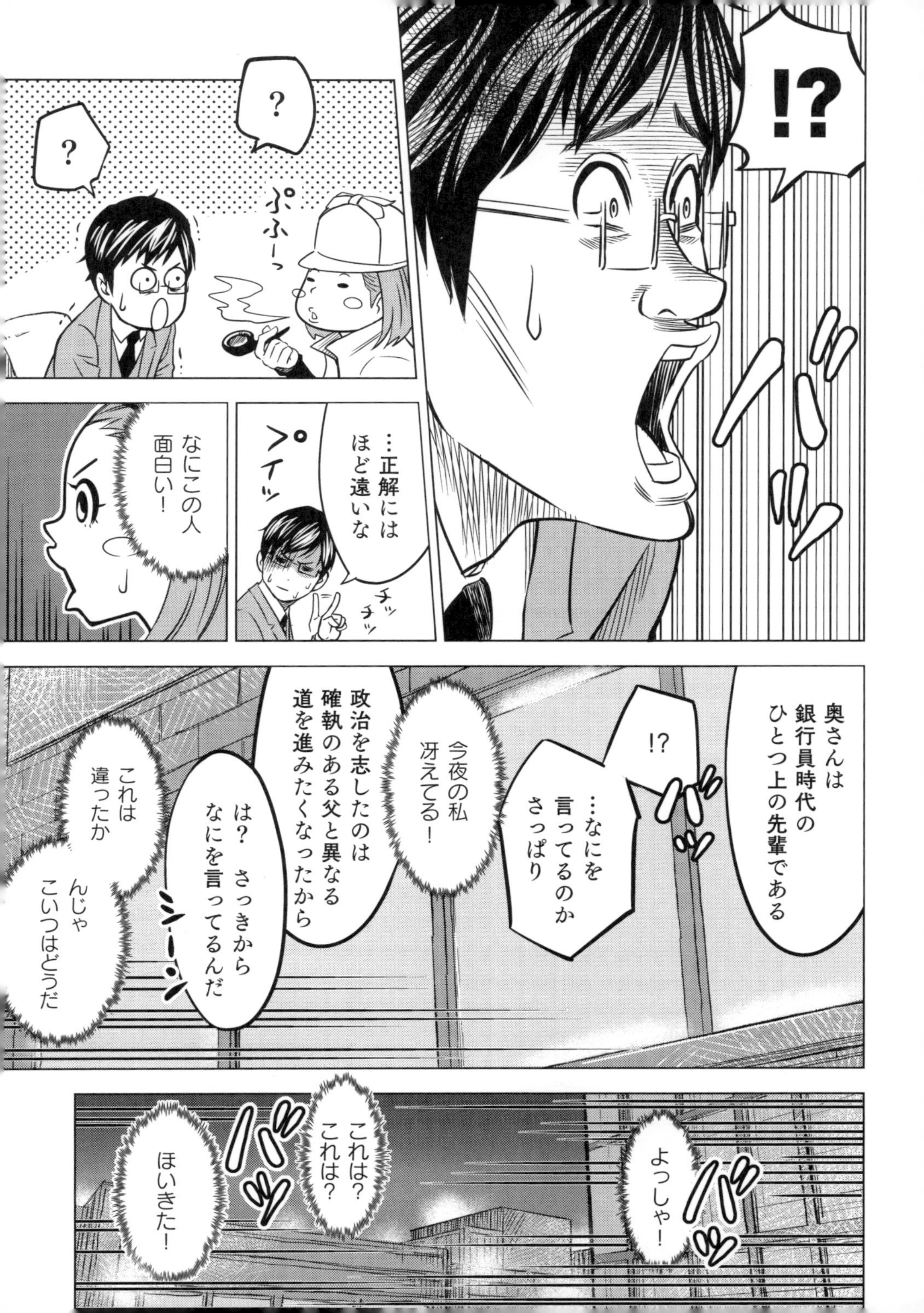
!?
バババ
?
?
ぷふーっ
…正解にはほど遠いな
ペイッ
チッチッ
なにこの人面白い！
奥さんは銀行員時代のひとつ上の先輩である
!?
…なにを言ってるのかさっぱり
ババ
今夜の私冴えてる！
政治を志したのは確執のある父と異なる道を進みたくなったから
は？　さっきからなにを言ってるんだ
シーン
これは違ったか
んじゃこいつはどうだ
よっしゃ！
ババ
これは？これは？
ババ
ほいきた！

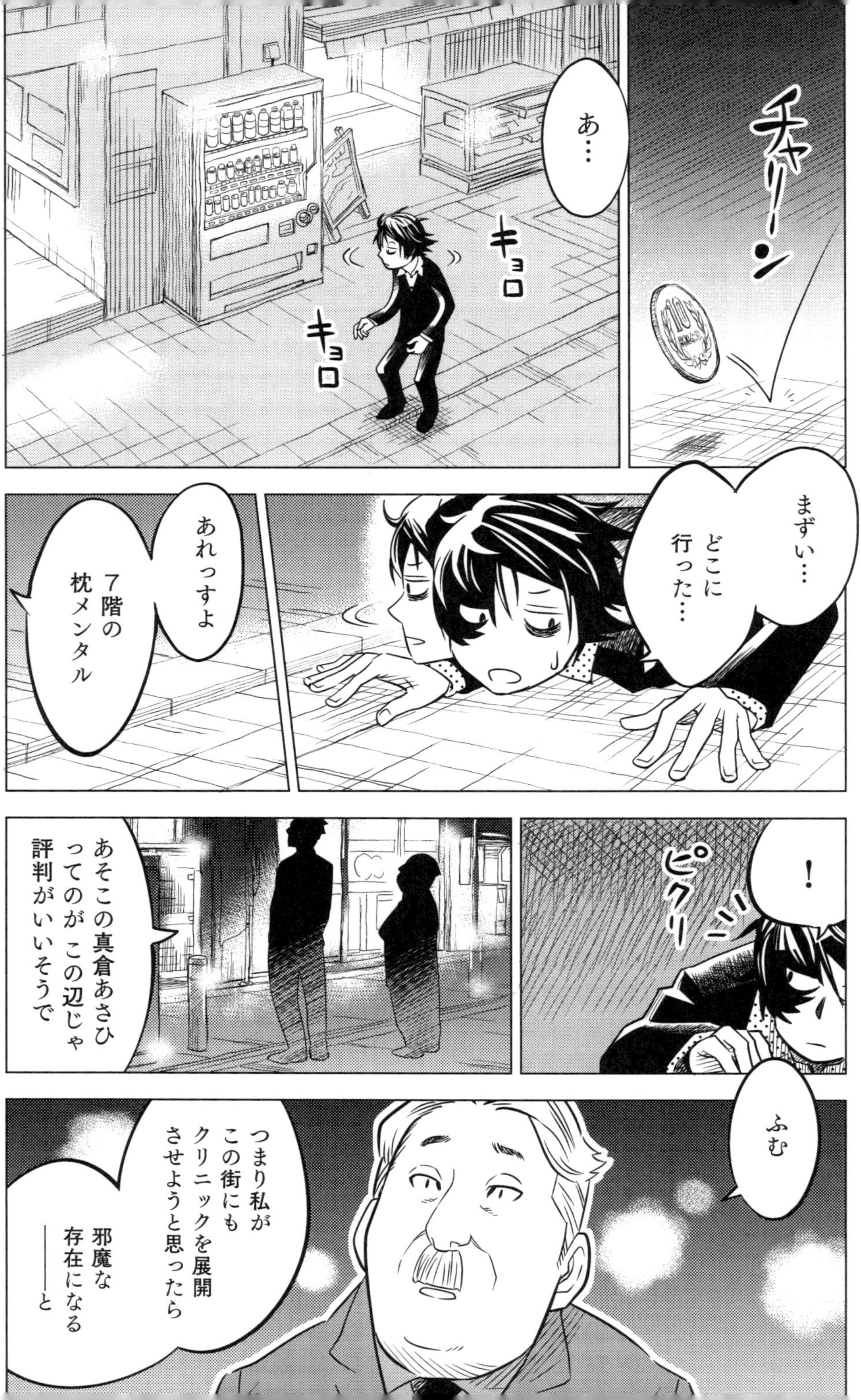
チャリーン
あ…
キョロ
キョロ
まずい… どこに行った…
あれっすよ 7階の枕メンタル
!
ピクリ
あそこの真倉あさひってのが この辺じゃ評判がいいそうで
ふむ
つまり私がこの街にもクリニックを展開させようと思ったら
邪魔な存在になる ――と

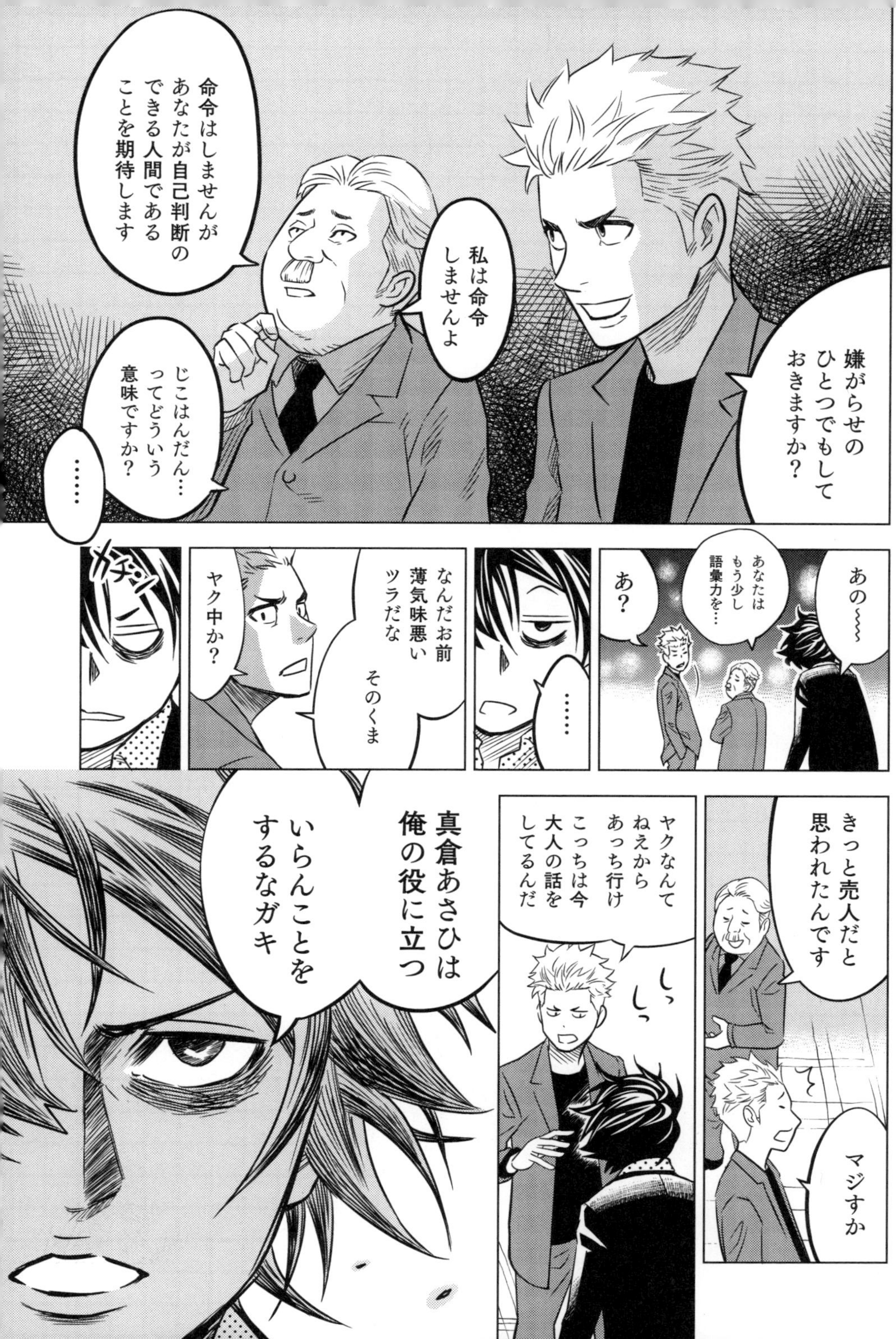
嫌がらせのひとつでもしておきますか？
私は命令しませんよ
命令はしませんがあなたが自己判断のできる人間であることを期待します
じこはんだん…ってどういう意味ですか？
……
あの〜〜〜
あなたはもう少し語彙力を…
あ？
……
なんだお前薄気味悪いツラだな
そのくま
ヤク中か？
きっと売人だと思われたんです
マジすか
ヤクなんてねえからあっち行けこっちは今大人の話をしてるんだ
しっしっ
真倉あさひは俺の役に立つ
いらんことをするなガキ

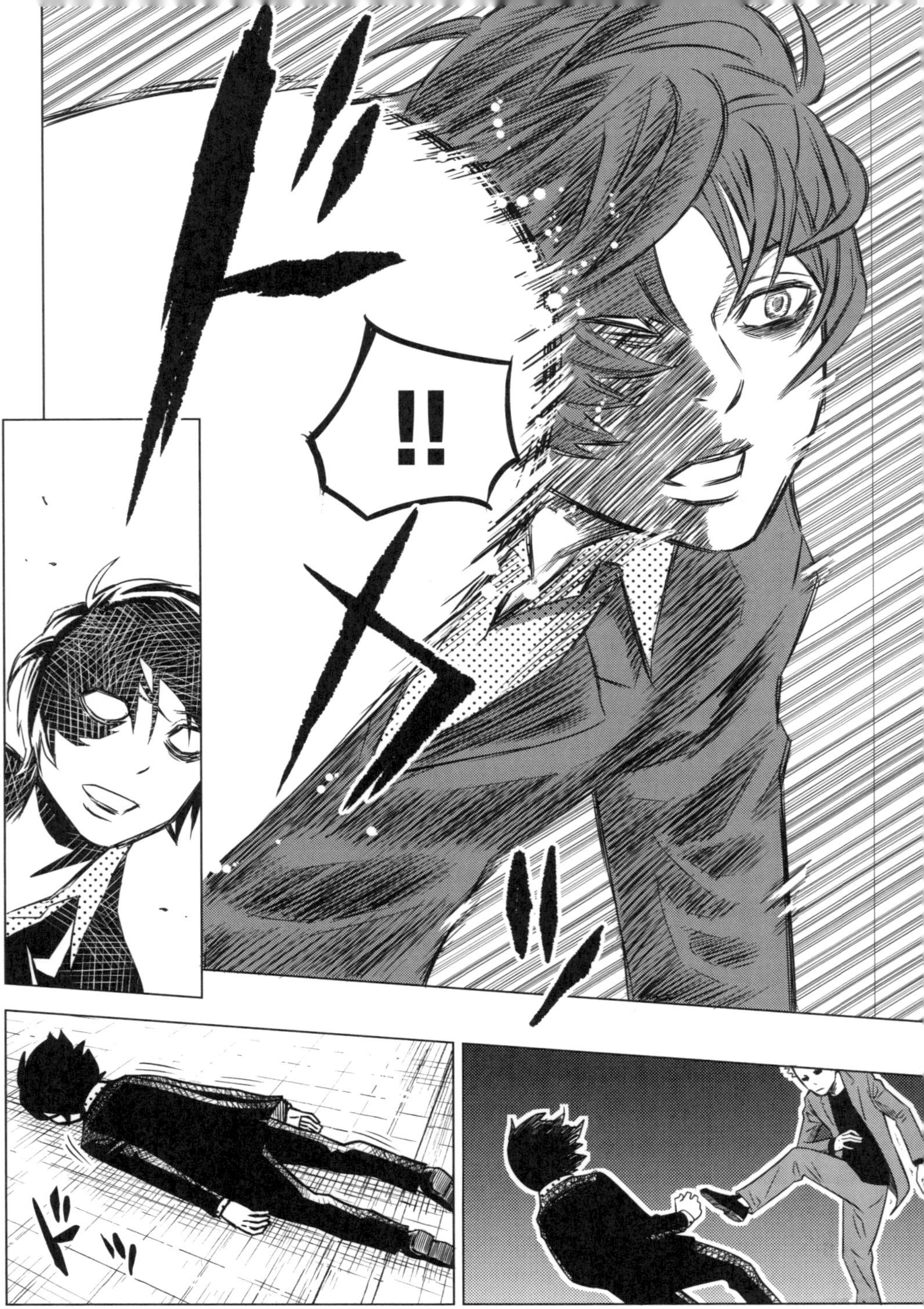
!!
ドッ

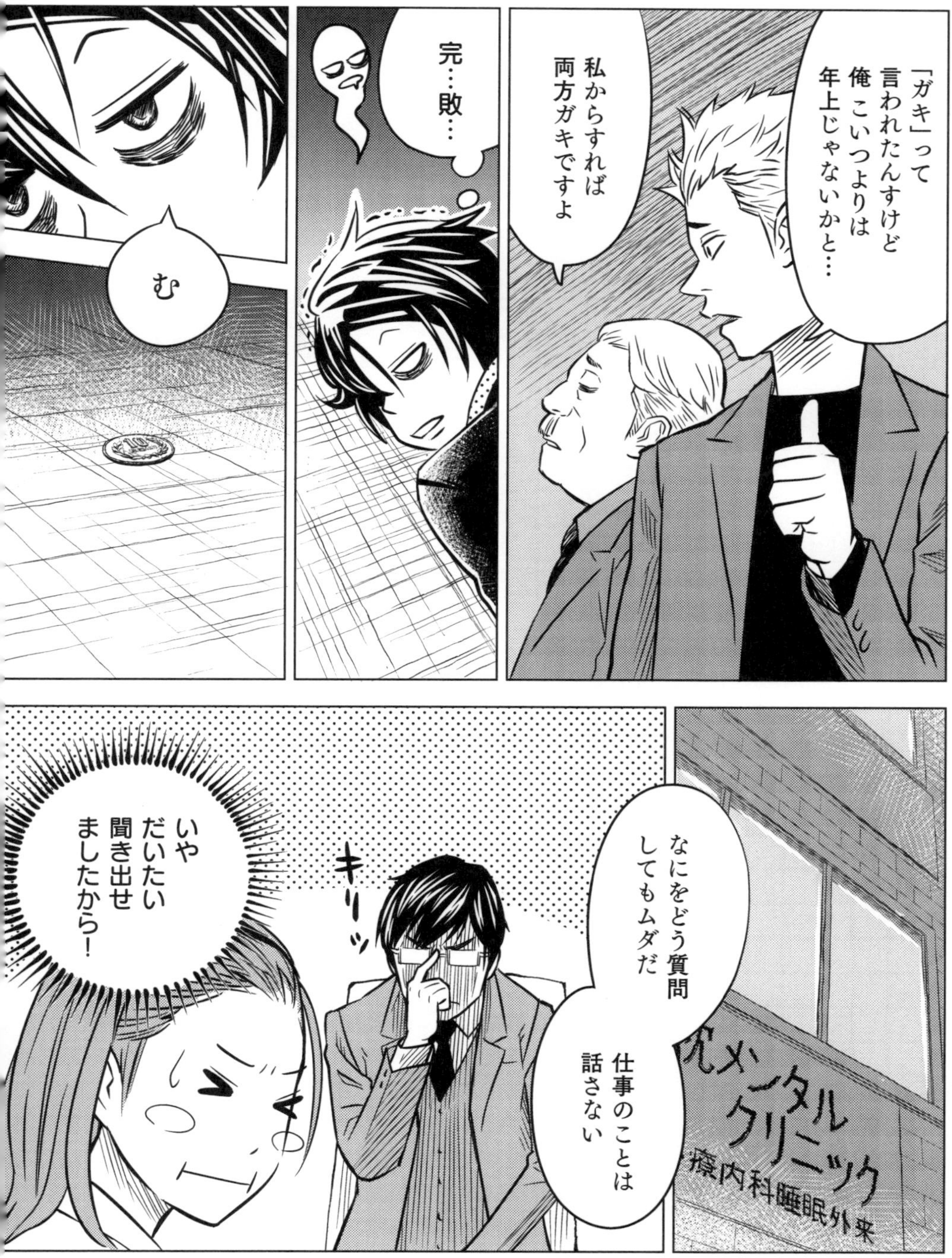
「ガキ」って
言われたんすけど
俺こいつよりは
年上じゃないかと…
私からすれば
両方ガキですよ
完…敗…
む
メンタル
クリニック
療内科睡眠外来
なにをどう質問
してもムダだ
仕事のことは
話さない
キリッ
いや
だいたい
聞き出せ
ましたから!

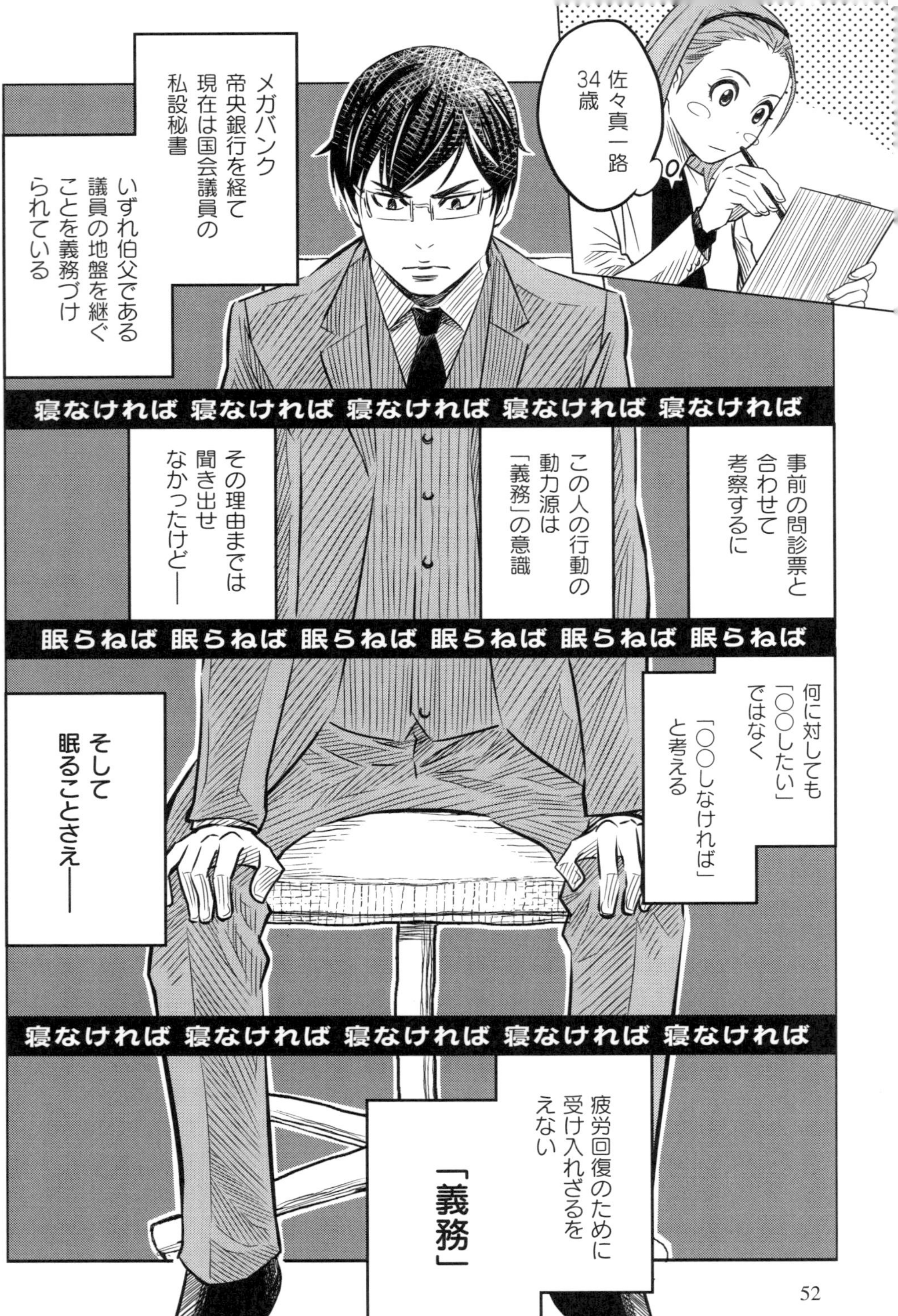
佐々真一路
34歳
メガバンク
帝央銀行を経て
現在は国会議員の
私設秘書
いずれ伯父である
議員の地盤を継ぐ
ことを義務づけ
られている
寝なければ 寝なければ 寝なければ 寝なければ 寝なければ
事前の問診票と
合わせて
考察するに
この人の行動の
動力源は
「義務」の意識
その理由までは
聞き出せ
なかったけど――
眠らねば 眠らねば 眠らねば 眠らねば 眠らねば 眠らねば
何に対しても
「○○したい」
ではなく
「○○しなければ」
と考える
そして
眠ることさえ――
寝なければ 寝なければ 寝なければ 寝なければ 寝なければ
疲労回復のために
受け入れざるを
えない
「義務」

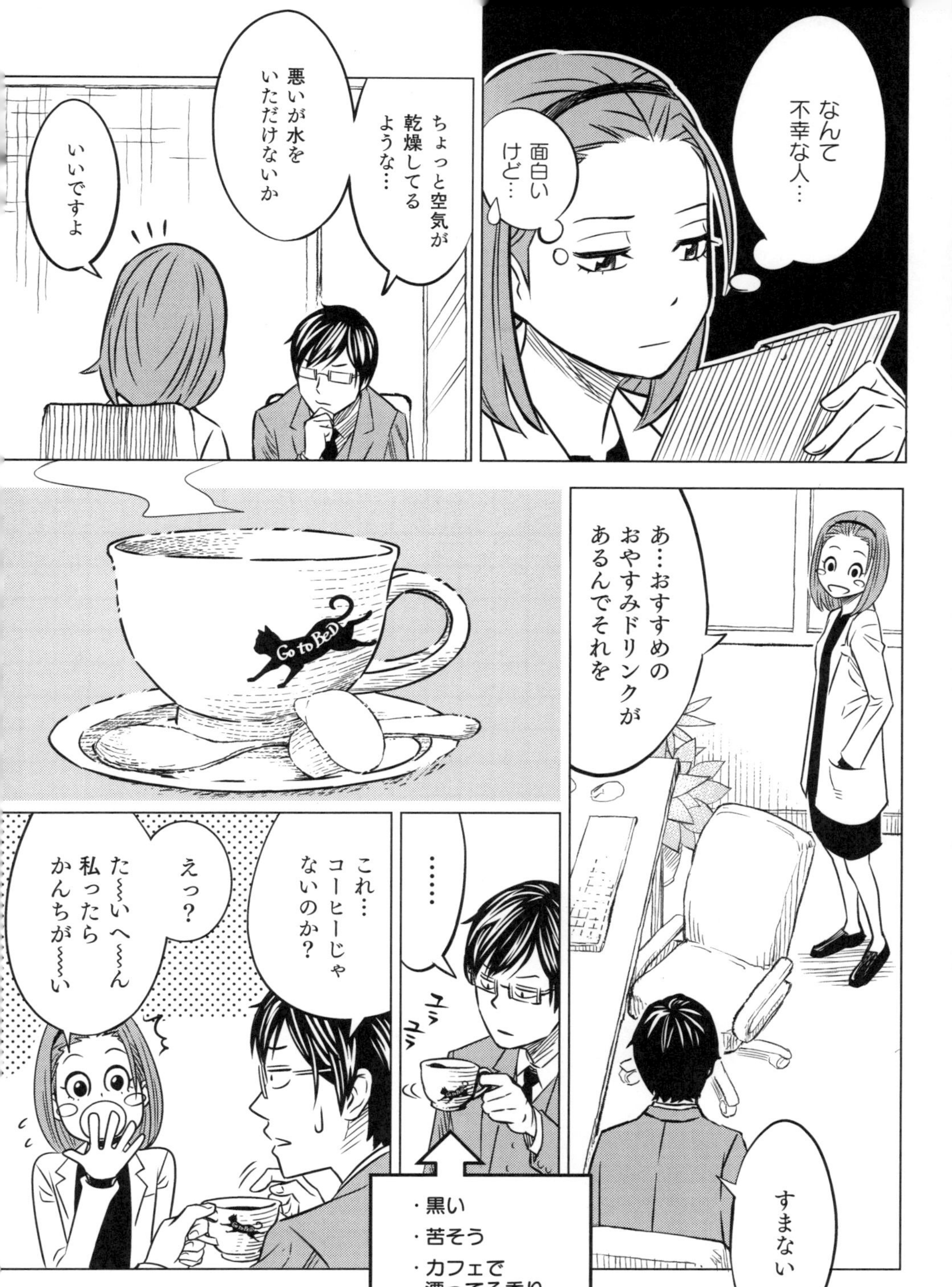
なんて不幸な人…
面白いけど…
ちょっと空気が乾燥してるような…
悪いが水をいただけないか
いいですよ
あ…おすすめのおやすみドリンクがあるんでそれを
すまない
Go to BeD
……
これ…コーヒーじゃないのか？
えっ？
た～いへ～ん私ったらかんちが～い
・黒い
・苦そう
・カフェで漂ってる香り

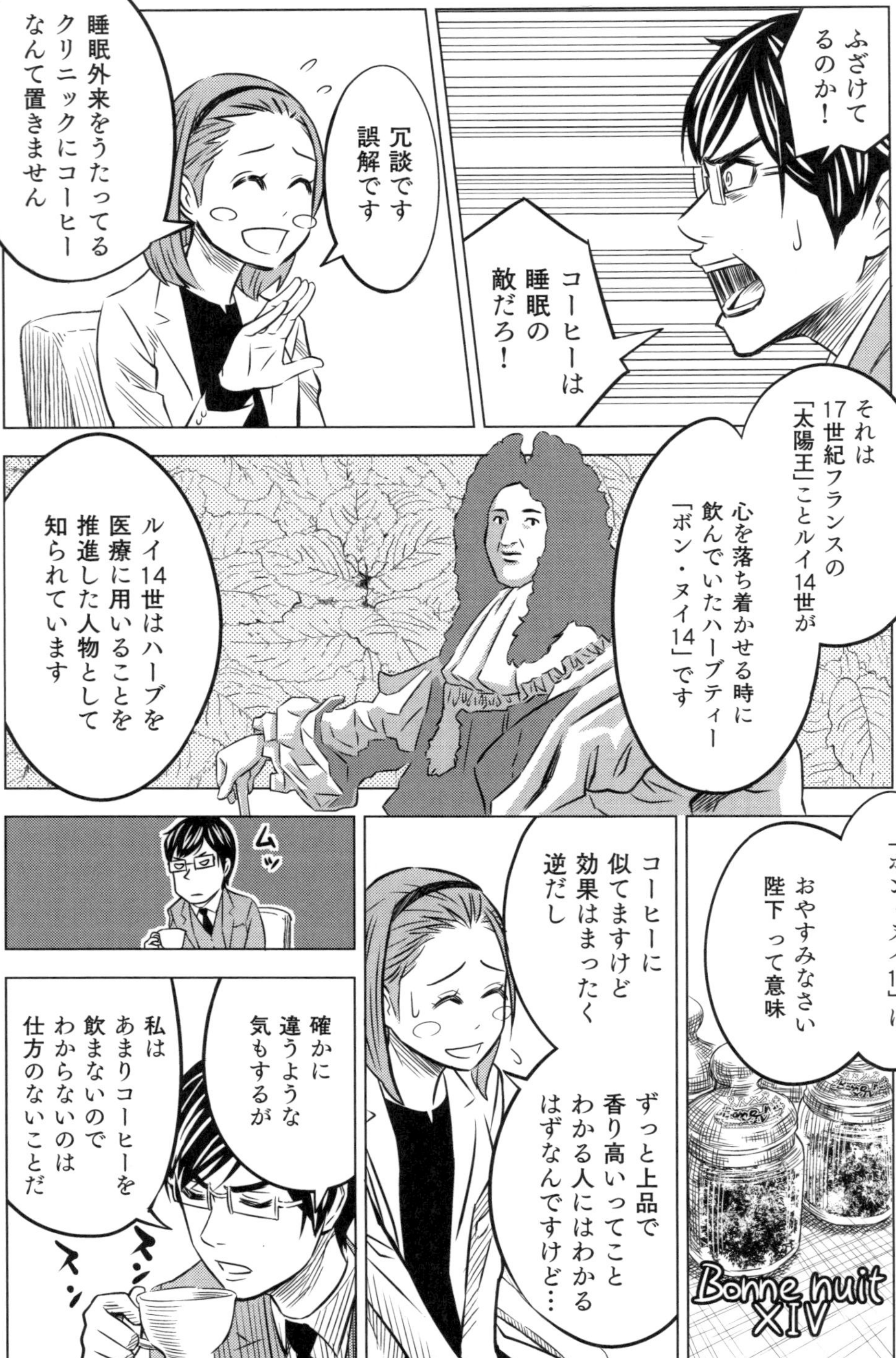
ふざけてるのか！
コーヒーは睡眠の敵だろ！
冗談です誤解です
睡眠外来をうたってるクリニックにコーヒーなんて置きません
それは17世紀フランスの「太陽王」ことルイ14世が心を落ち着かせる時に飲んでいたハーブティー「ボン・ヌイ14」です
ルイ14世はハーブを医療に用いることを推進した人物として知られています
「ボン・ヌイ14」は おやすみなさい陛下 って意味
Bonne nuit XIV
コーヒーに似てますけど効果はまったく逆だし
ずっと上品で香り高いってことわかる人にはわかるはずなんですけど…
ムッ
確かに違うような気もするが
私はあまりコーヒーを飲まないのでわからないのは仕方のないことだ
スン
スン

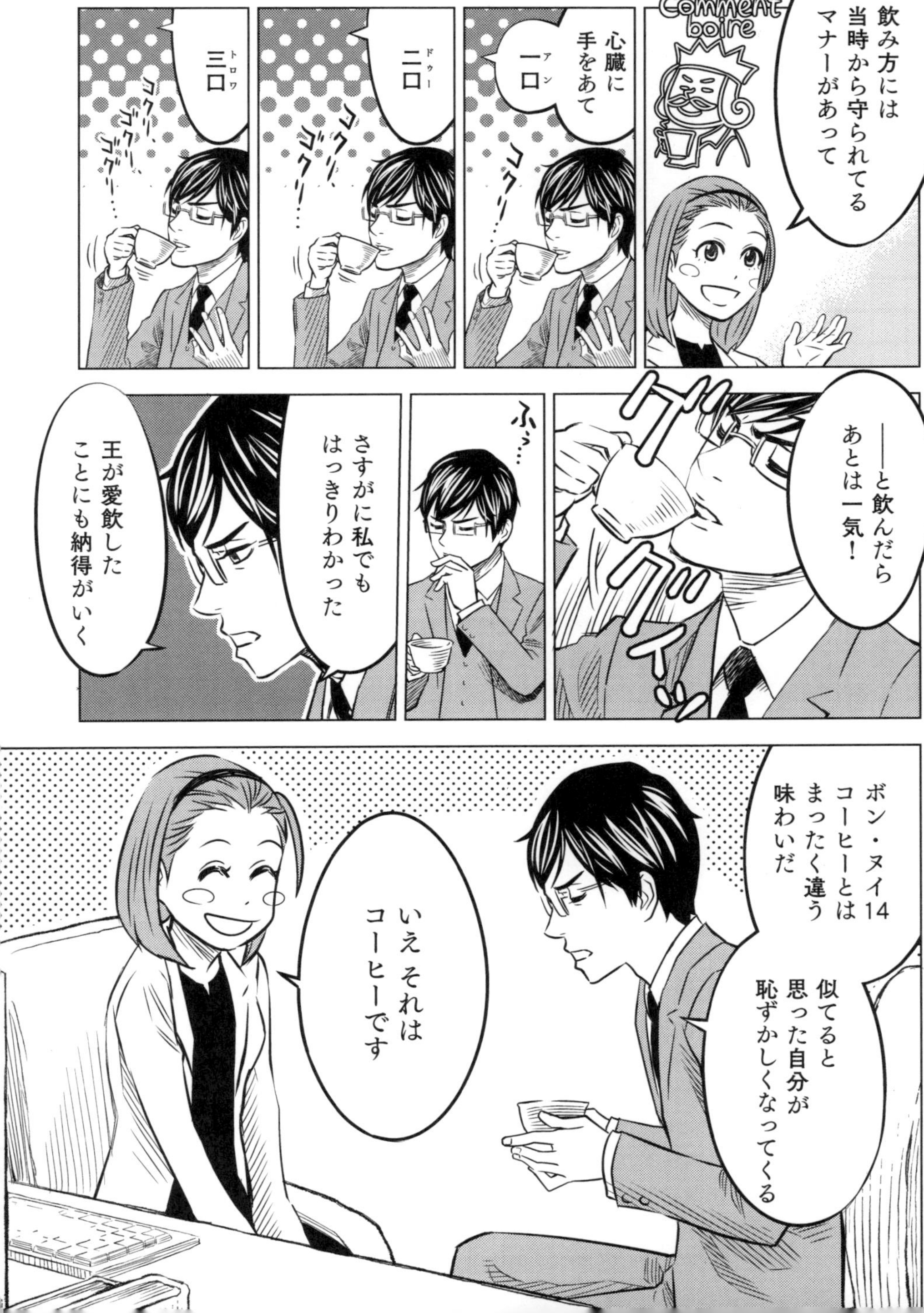
Comment boire
飲み方には当時から守られてるマナーがあって
心臓に手をあて
一口《アン》
コクリ…
二口《ドゥー》
コクリ、ゴクリ…
三口《トロワ》
ゴクリ、ゴクリ、ゴクリ…
——と飲んだらあとは一気！
ふぅ…
さすがに私でもはっきりわかった
王が愛飲したことにも納得がいく
ボン・ヌイ14コーヒーとはまったく違う味わいだ
似てると思った自分が恥ずかしくなってくる
いえ それはコーヒーです

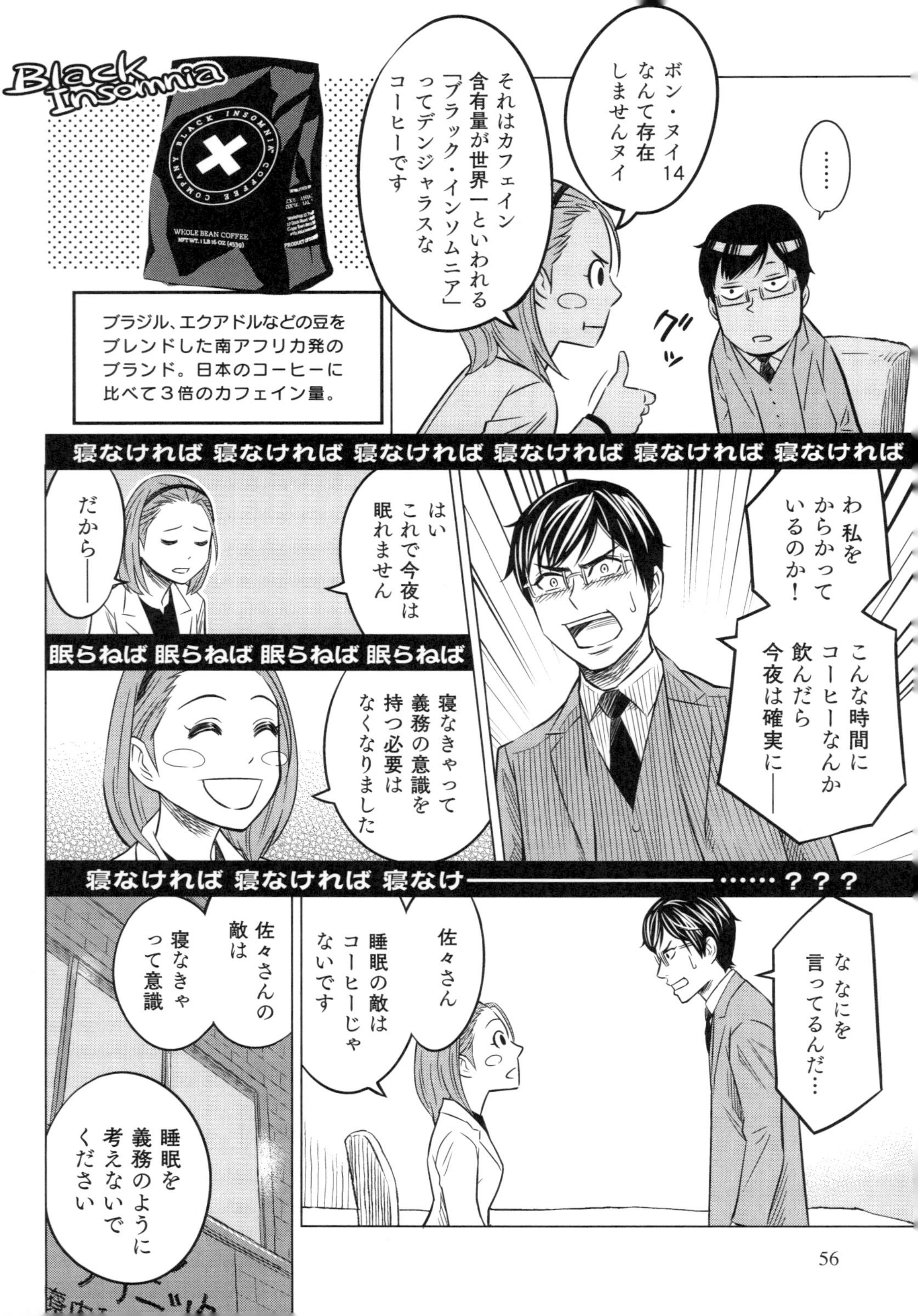
……
ボン・ヌイ14
なんて存在
しませんヌイ
それはカフェイン含有量が世界一といわれる「ブラック・インソムニア」ってデンジャラスなコーヒーです
グッ
Black Insomnia
BLACK INSOMNIA COFFEE COMPANY
WHOLE BEAN COFFEE
ブラジル、エクアドルなどの豆をブレンドした南アフリカ発のブランド。日本のコーヒーに比べて３倍のカフェイン量。
寝なければ 寝なければ 寝なければ 寝なければ 寝なければ 寝なければ
わ私をからかっているのか！
こんな時間にコーヒーなんか飲んだら今夜は確実に――
はい これで今夜は眠れません
だから――
眠らねば 眠らねば 眠らねば 眠らねば
寝なきゃって義務の意識を持つ必要はなくなりました
寝なければ 寝なければ 寝なけ――――――……？？？
ななにを言ってるんだ…
佐々さん 睡眠の敵はコーヒーじゃないです
佐々さんの敵は寝なきゃって意識
睡眠を義務のように考えないでください

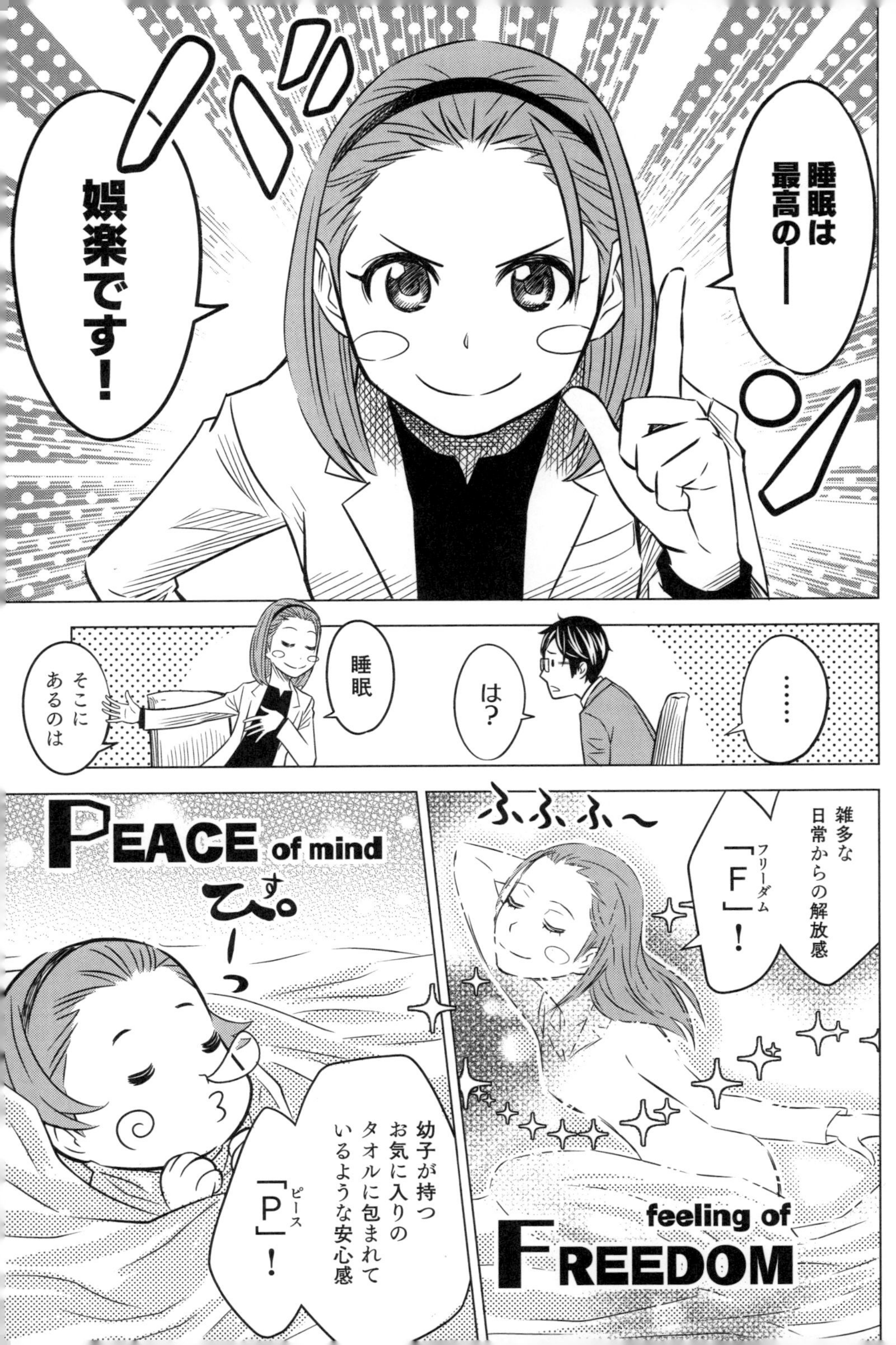
睡眠は最高の——
娯楽です！
……
は？
睡眠
そこにあるのは
ふふふ～
雑多な日常からの解放感「F《フリーダム》」！
feeling of FREEDOM
PEACE of mind
すぴーっ
幼子が持つお気に入りのタオルに包まれているような安心感「P《ピース》」！

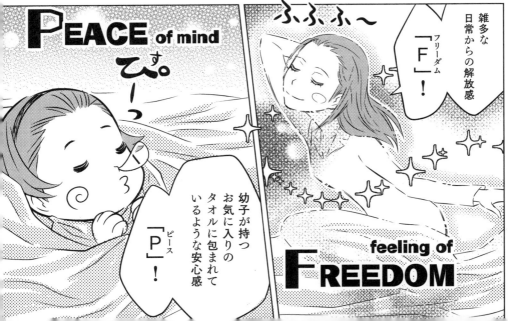

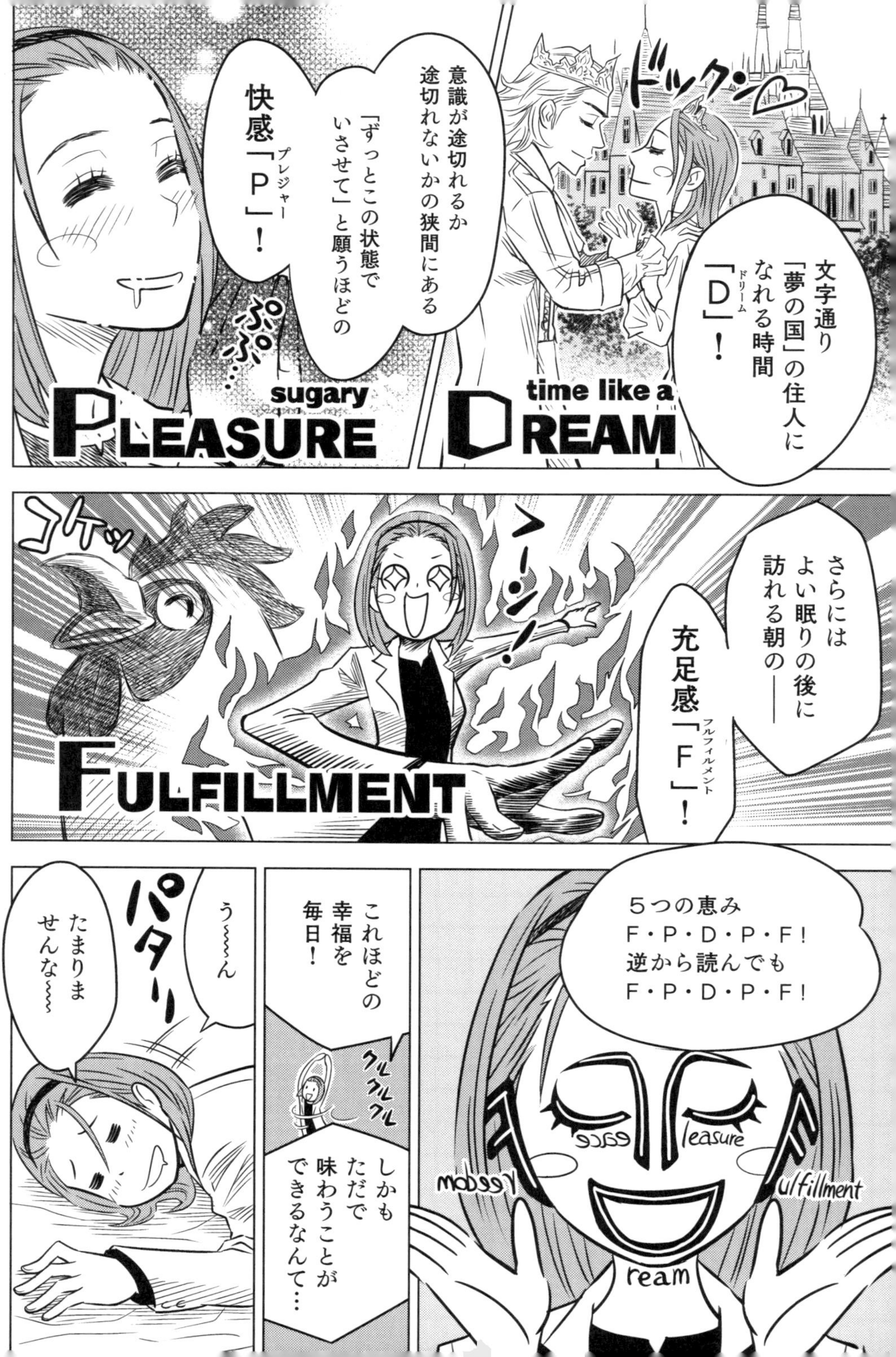
ドックン♡
文字通り「夢の国」の住人になれる時間「D」《ドリーム》！
time like a
DREAM
意識が途切れるか途切れないかの狭間にある「ずっとここの状態でいさせて」と願うほどの快感「P」《プレジャー》！
ぷぷ…
sugary
PLEASURE
さらにはよい眠りの後に訪れる朝の——充足感「F」《フルフィルメント》！
ハーン！
コケッ
FULFILLMENT
５つの恵み
F・P・D・P・F！
逆から読んでも
F・P・D・P・F！
eace
leasure
reedom
ulfillment
ream
これほどの幸福を毎日！
クルクルクル
しかもただで味わうことができるなんて…
う〜〜ん
パタリ
たまりませんな〜〜

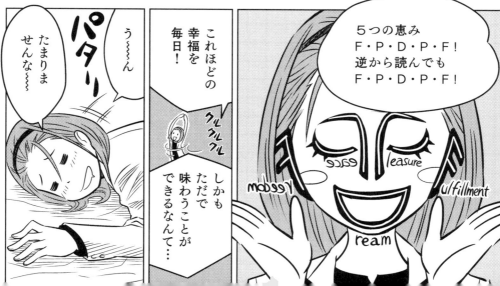

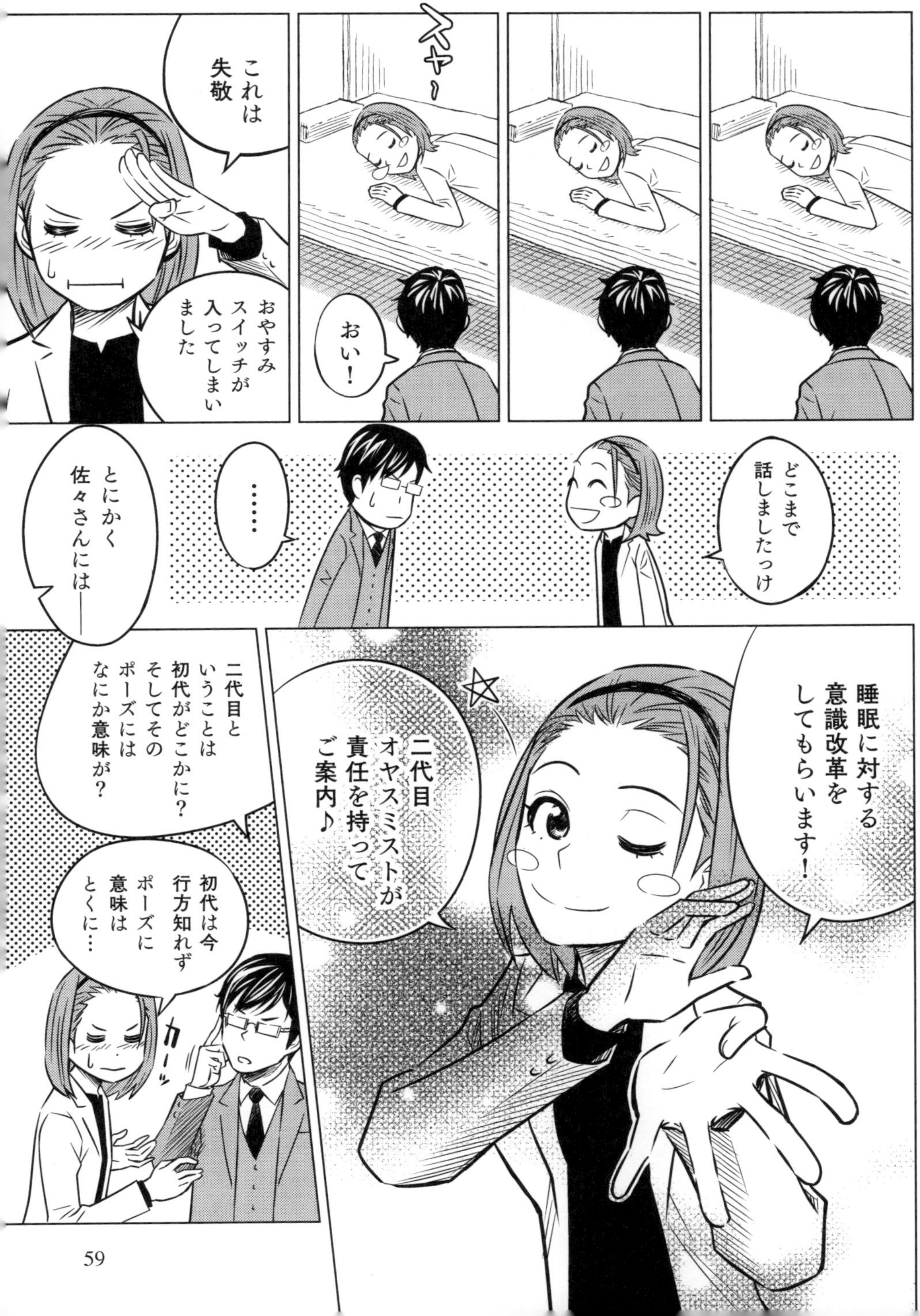
スヤ～
おい！
これは失敬
おやすみスイッチが入ってしまいました
どこまで話しましたっけ
……
とにかく佐々さんには——
睡眠に対する意識改革をしてもらいます！
二代目オヤスミストが責任を持ってご案内♪
二代目ということは初代がどこかに？そしてそのポーズにはなにか意味が？
初代は今行方知れずポーズに意味はとくに…
カーッ

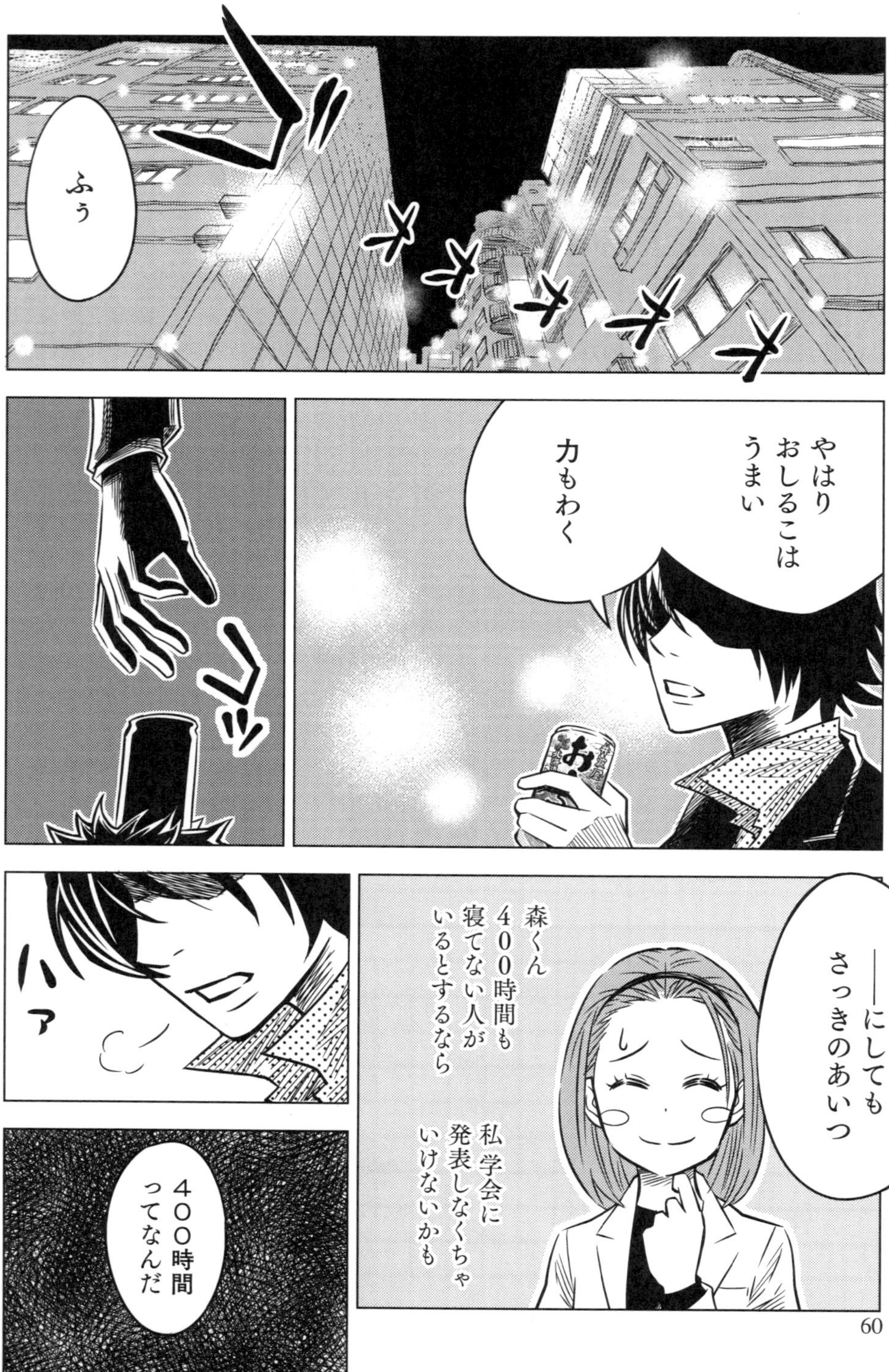
ふぅ
やはり
おしるこは
うまい
力もわく
——にしても
さっきのあいつ
森くん
400時間も
寝てない人が
いるとするなら
私学会に
発表しなくちゃ
いけないかも
ハァ
400時間
ってなんだ

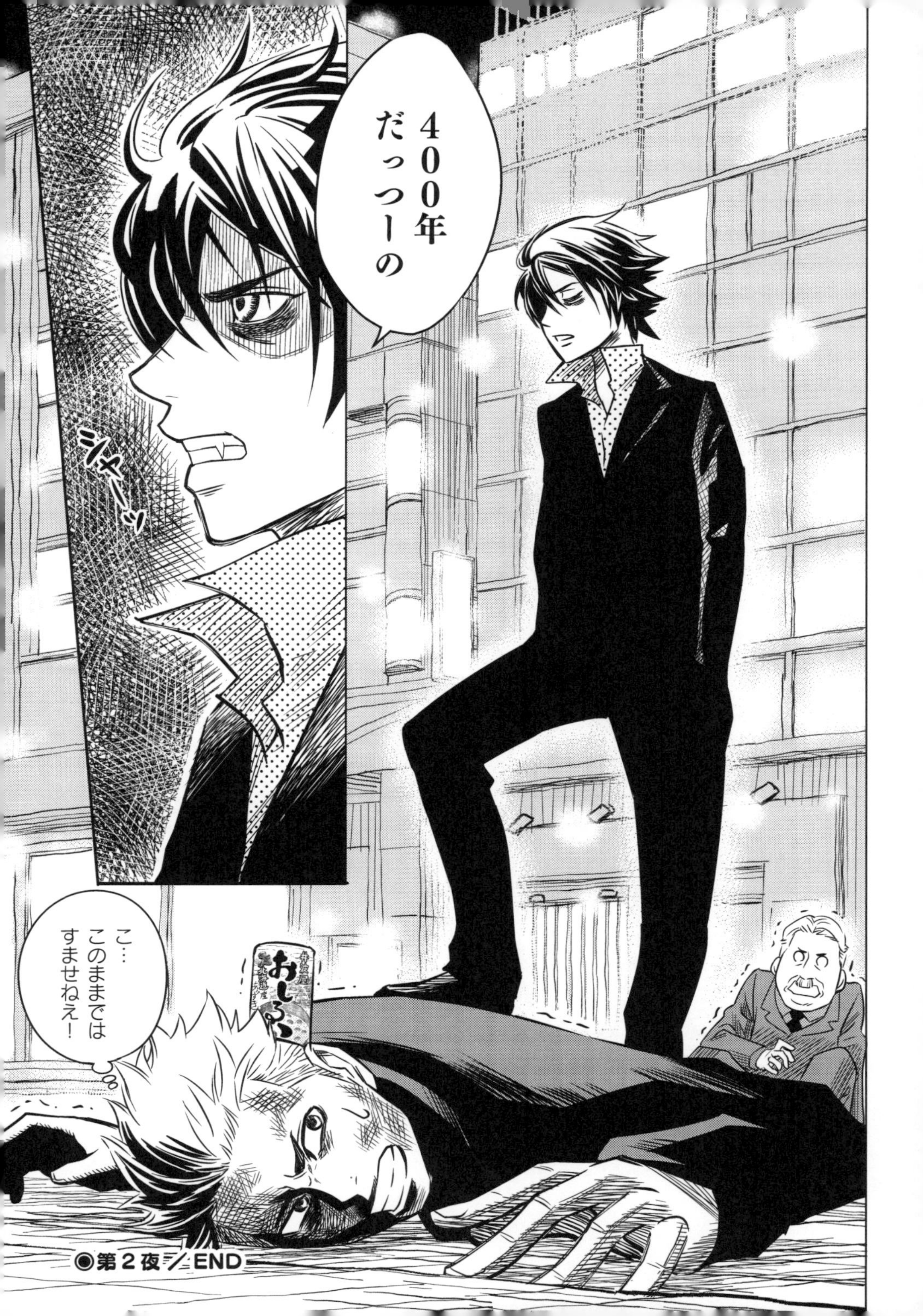
400年
だっつーの
シャーッ
こ…
このままでは
すませねえ!
おしろい
◉第２夜 END

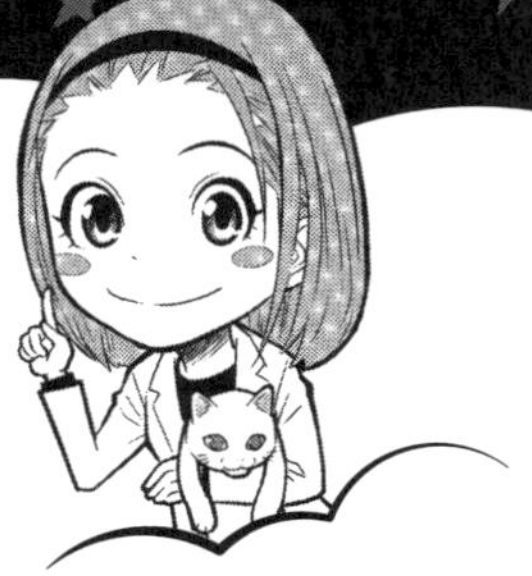

術の2

線路の絵を描く

まずはレールとして2本の平行線をスーッ、スーッ。

続いて枕木をシュッ、シュッ、シュッ、とたくさん。

きれいに描けなくても大丈夫です。かんたんな絵を描くことは、うまいへたに関係なくストレスを軽減させる効果をもたらします。

ただ、いま描いてもらったのは、ストレスの解消が一番の目的ではありません。この絵はレールではなく、眠った時間を記録するためのものです。

左の図のように、ぼんやりしていた時間も含めて、さっそく昨夜の眠りについて書いてみましょう。

面倒ですか？　でも、**人間には記録を残すと生理現象が安定する性質があります。**

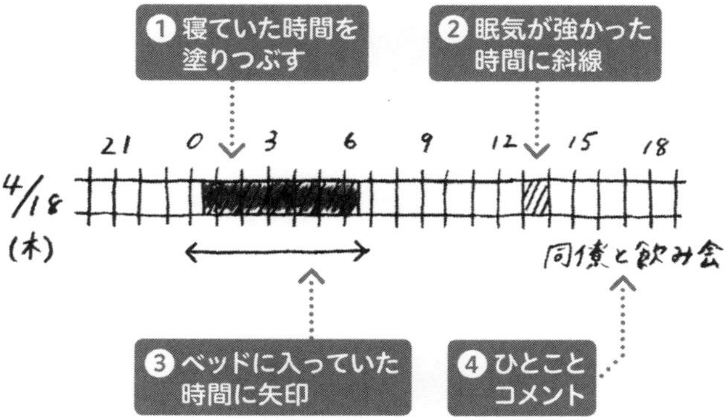
① 寝ていた時間を塗りつぶす
② 眠気が強かった時間に斜線
21 0 3 6 9 12 15 18
4/18 (木)
同僚と飲み会
③ ベッドに入っていた時間に矢印
④ ひとことコメント

つまり睡眠の記録をつければ、それだけで睡眠が安定に近づくんです。くわえて、現在の睡眠に潜む問題点も自覚しやすくなります（117ページ参照）。

前後の比較がしやすいよう、記録用のノートを作ることをおすすめします。①毎朝書く ②手書きする ③正確さにこだわらず適当につける、の3点を意識しながら2週間。睡眠のパターンが見えてきます。

睡眠はネコのごとし

ちゃんと見ててほしがる

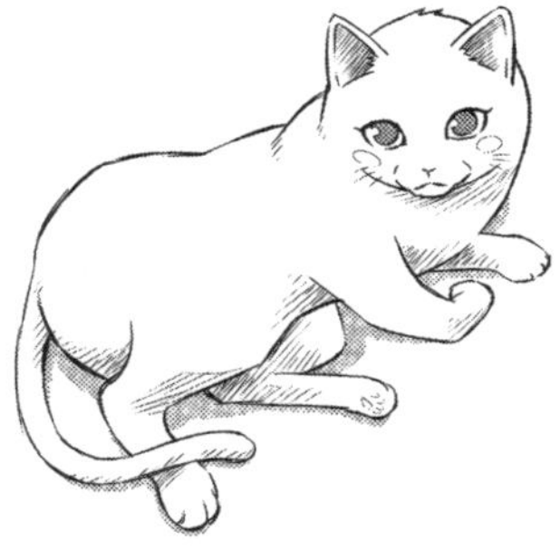

朝起きるつらさは緩和できる！

患者はウソをつく。

そんな信条を持つ医師が主人公のドラマがありました。なにかを隠すための意図的なウソもあれば、自分自身を客観視できていないために、結果的として医師に間違ったことを伝えてしまうといった無意識のウソもあります。

平日はぜんぜん寝れてない。休みは一日中寝てる。

睡眠時間についてのこういったぼんやりとした自覚は、正確性に乏しいことが多く、睡眠に問題がある人ほど、認識している睡眠時間と実際に寝ている時間に差があったりします。

記録をつけることで初めて客観視できるようになるので、朝起きたら忘れないうちに書き残しておきましょう。

1週間続けられたら意識してほしいのは、起床の時間をそろえることです。休日でもおなじ時間に起きることを心がけ、睡眠時間の増減は就寝する時間で調整してください。最初は難しいとは思いますが、**2週間もすれば慣れてきます。**

起床時間をそろえられるようになる方法をひとつ、お伝えしておきます。

寝るときに、翌日の起床時間を3回、唱えてください。

——6時に起きる、6時に起きる、6時に起きる。

こんなふうに**起床時間をしっかり認識すると、脳はその3時間前からコルチゾールというホルモンの分泌をうながし、起きる準備を始める**ようになります。

目覚ましなしでもぱっちり、とまではなかなかいかないかもしれませんが、目覚ましで突然起こされるといったつらい感覚が日を追うごとに和らいでいくのが実感できるはずです。

睡眠＝休息という誤解

充分な睡眠はあらゆる不調の予防・改善に役立ちます。

とはいえ、寝ているあいだは意識がなくなるので、睡眠を、なにもしていないに等しい、ムダな時間のように感じる方もいらっしゃるはず。

しかし**睡眠が足りないと、その1日の寝るまでの時間に経験したことこそを、なにもしていないに等しい、ムダな時間だったという扱いにしてしまう**可能性があります。

睡眠の持つ大きな役割の一つは、「記憶の定着」そしてそこからの「アウトプット」です。

起きている時間に得た経験は、まずは脳の「**海馬**」という部分に一時的に保存されます。記憶として残すべきものはその後、「**大脳新皮質**」という場所に移されるのですが、その移行作業は、寝ているあいだに行われます。

つまり**経験というものは、睡眠を経ることで記憶となって身につく**のです。たんに**覚えるだけでなく、記憶の整理やほかの記憶との関連付けも行われる**ので、一晩寝ると解けなかった問題が解けるようになったり、新しいアイデアが降りてきたりするのです。

ふらふらしていた自転車がすいすいこげるようになるのも、ぎこちなかったピアノの指さばきがなめらかになるのも、あなたが練習をやめて寝ているあいだに、脳がイメージ練習を続けたおかげなのです。

筋力トレーニングは筋力を強化するためのものですが、強化のためには睡眠中に分泌される成長ホルモンが不可欠であり、もし睡眠をとらなかったら、トレーニングは疲れるだけのものに終わってしまうかもしれません。

免疫力を上げて病気への抵抗力を強化するとか、脳にたまる老廃物を除去するといったメンテナンスも睡眠中に行われます。あなたが寝ているとき、脳はけっしてぼんやりなにもしない時間を過ごしているわけではないのです。

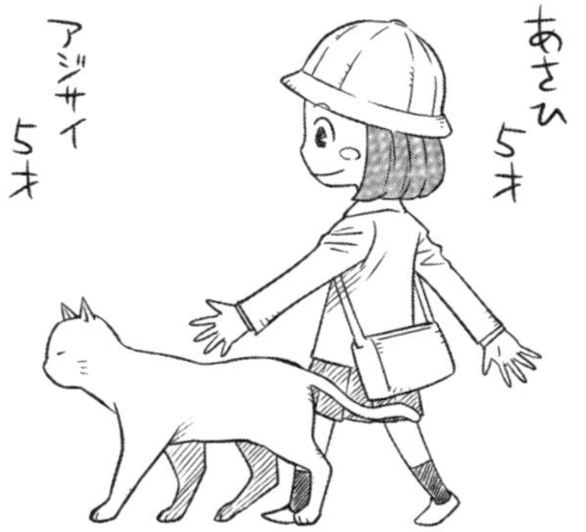

第3夜
眠国の朝夕《ちょうせき》三英傑

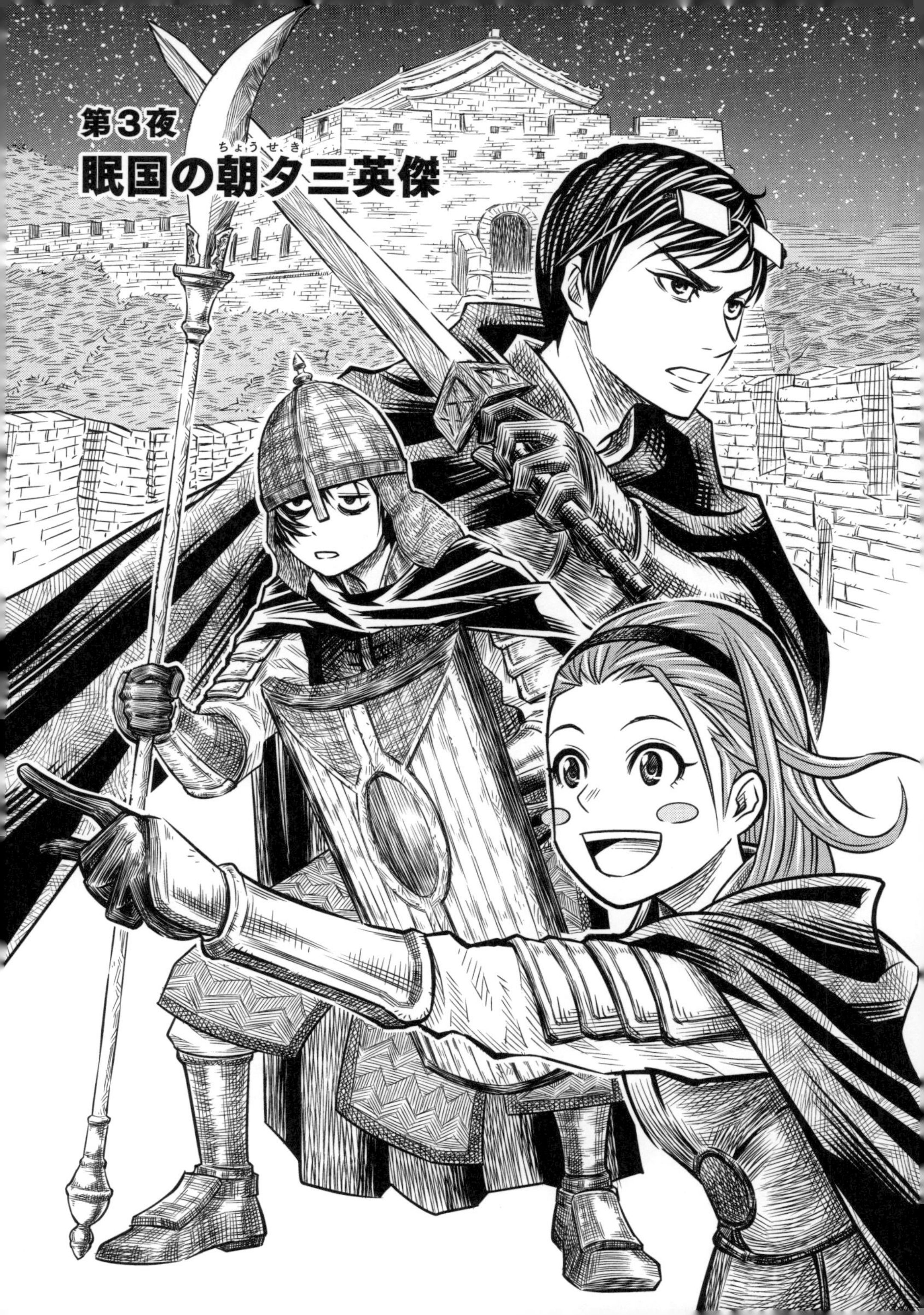

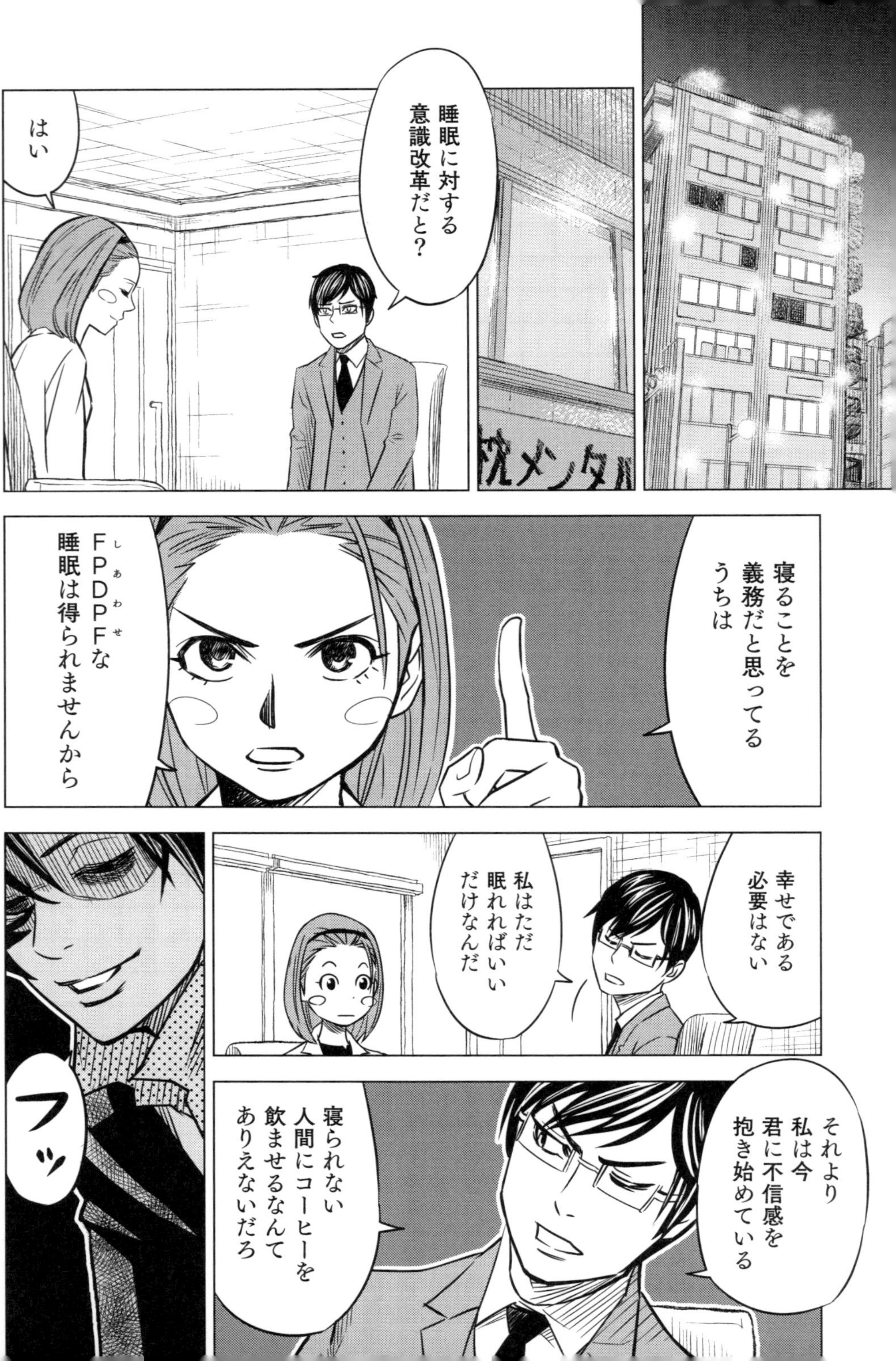
睡眠に対する意識改革だと？
はい
寝ることを義務だと思ってるうちは
FPDPF《しあわせ》な睡眠は得られませんから
幸せである必要はない
私はただ眠れればいいだけなんだ
それより私は今君に不信感を抱き始めている
寝られない人間にコーヒーを飲ませるなんてありえないだろ
フッ

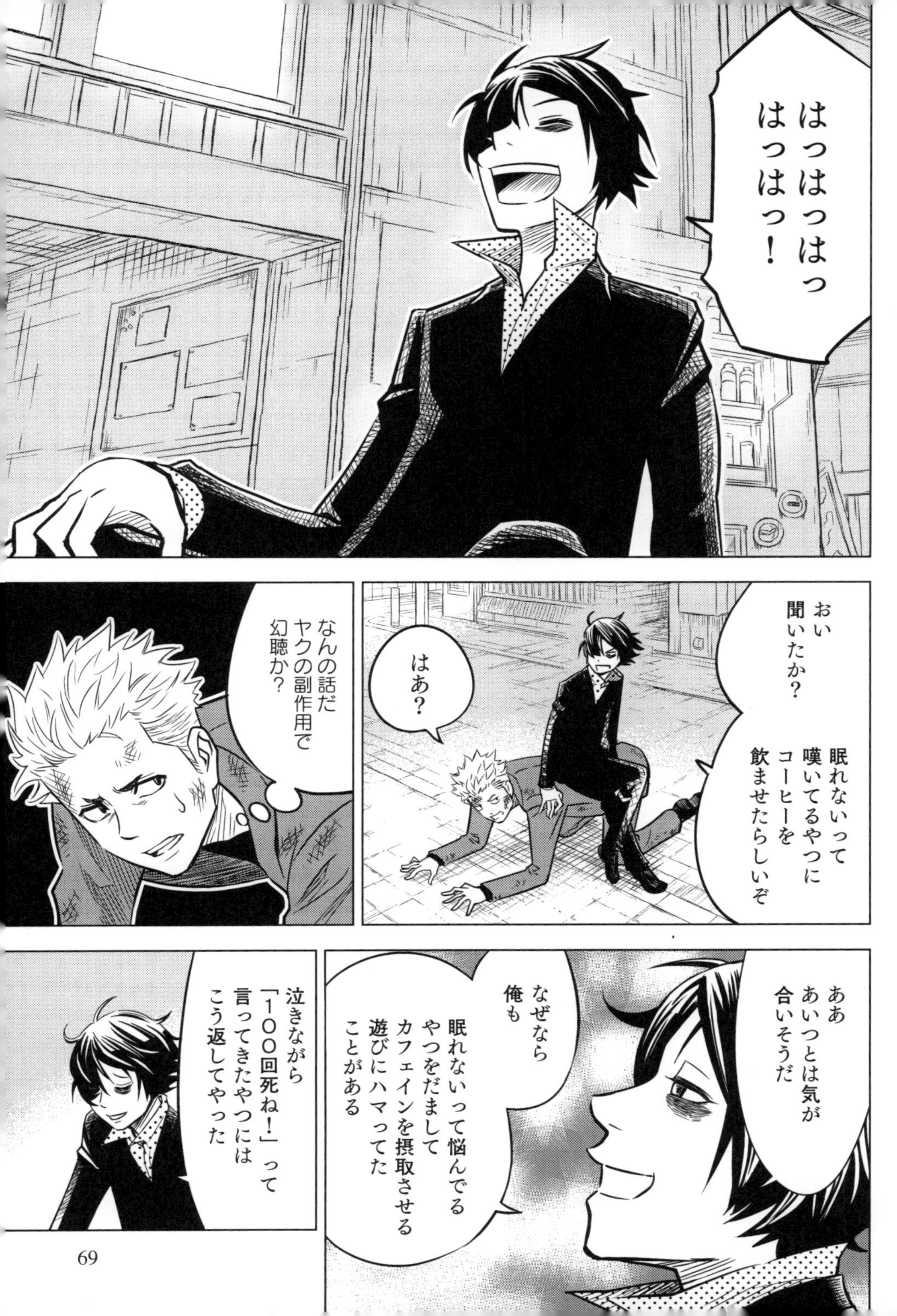
はっはっはっ
はっはっ！
おい
聞いたか？
はあ？
眠れないって
嘆いてるやつに
コーヒーを
飲ませたらしいぞ
なんの話だ
ヤクの副作用で
幻聴か？
ああ
あいつとは気が
合いそうだ
なぜなら
俺も
眠れないって悩んでる
やつをだまして
カフェインを摂取させる
遊びにハマってた
ことがある
泣きながら
「100回死ね！」って
言ってきたやつには
こう返してやった

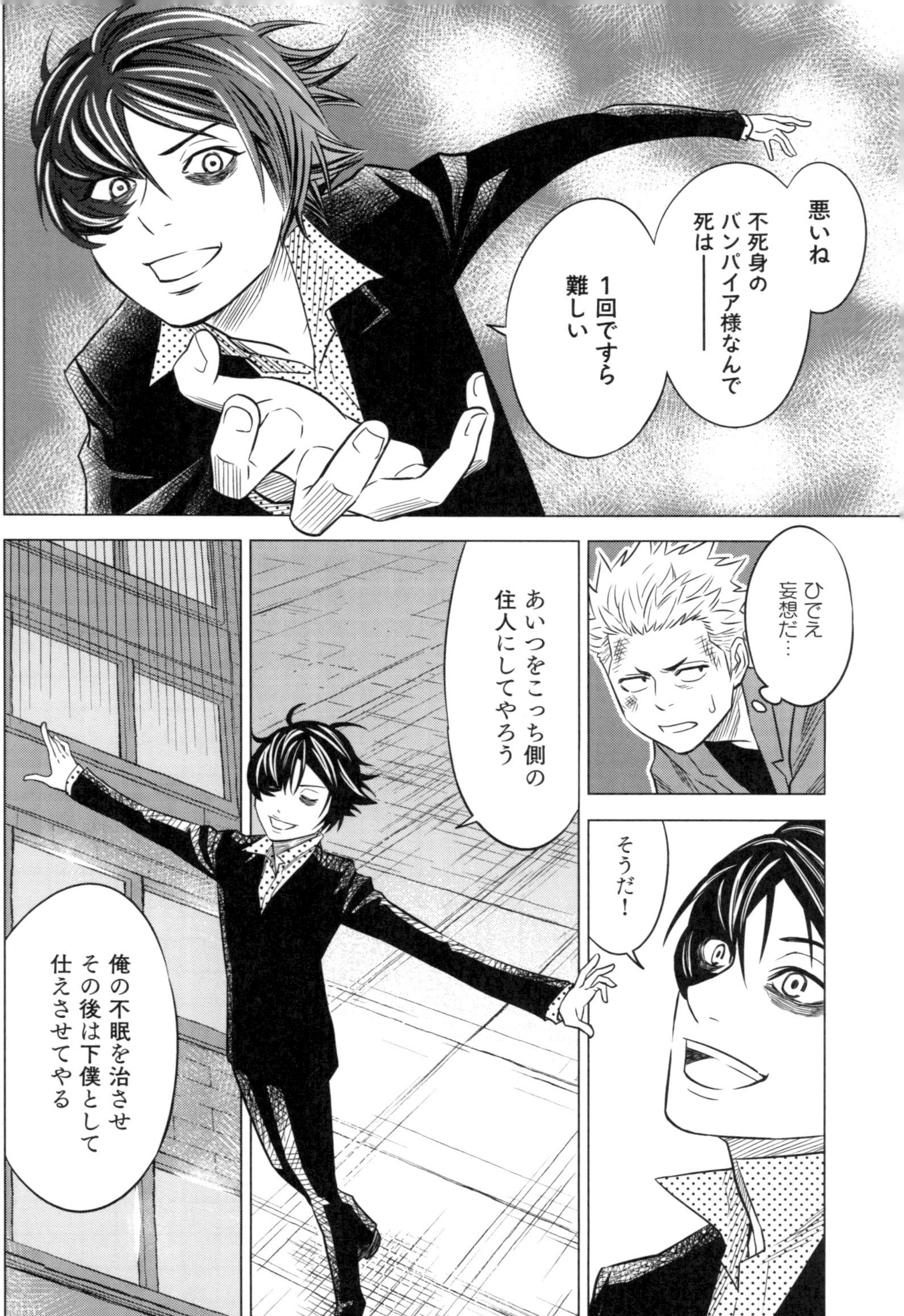
悪いね
不死身のバンパイア様なんで死は――
1回ですら難しい
ひでえ妄想だ…
そうだ!
あいつをこっち側の住人にしてやろう
俺の不眠を治させその後は下僕として仕えさせてやる

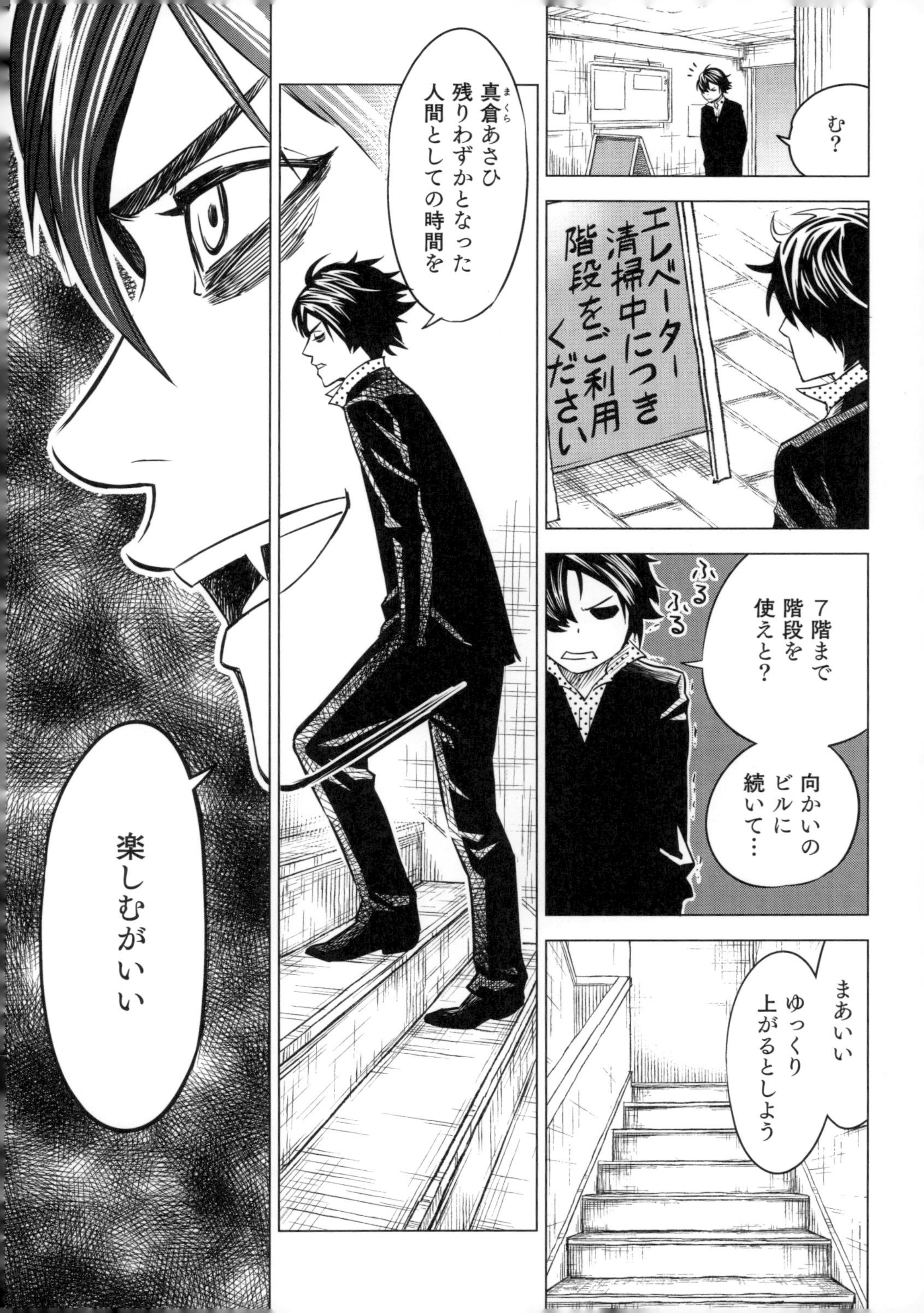
む？
エレベーター清掃中につき階段をご利用ください
7階まで階段を使えと？
ふるふる
向かいのビルに続いて…
まあいい
ゆっくり上がるとしよう
真倉《まくら》あさひ
残りわずかとなった
人間としての時間を
楽しむがいい

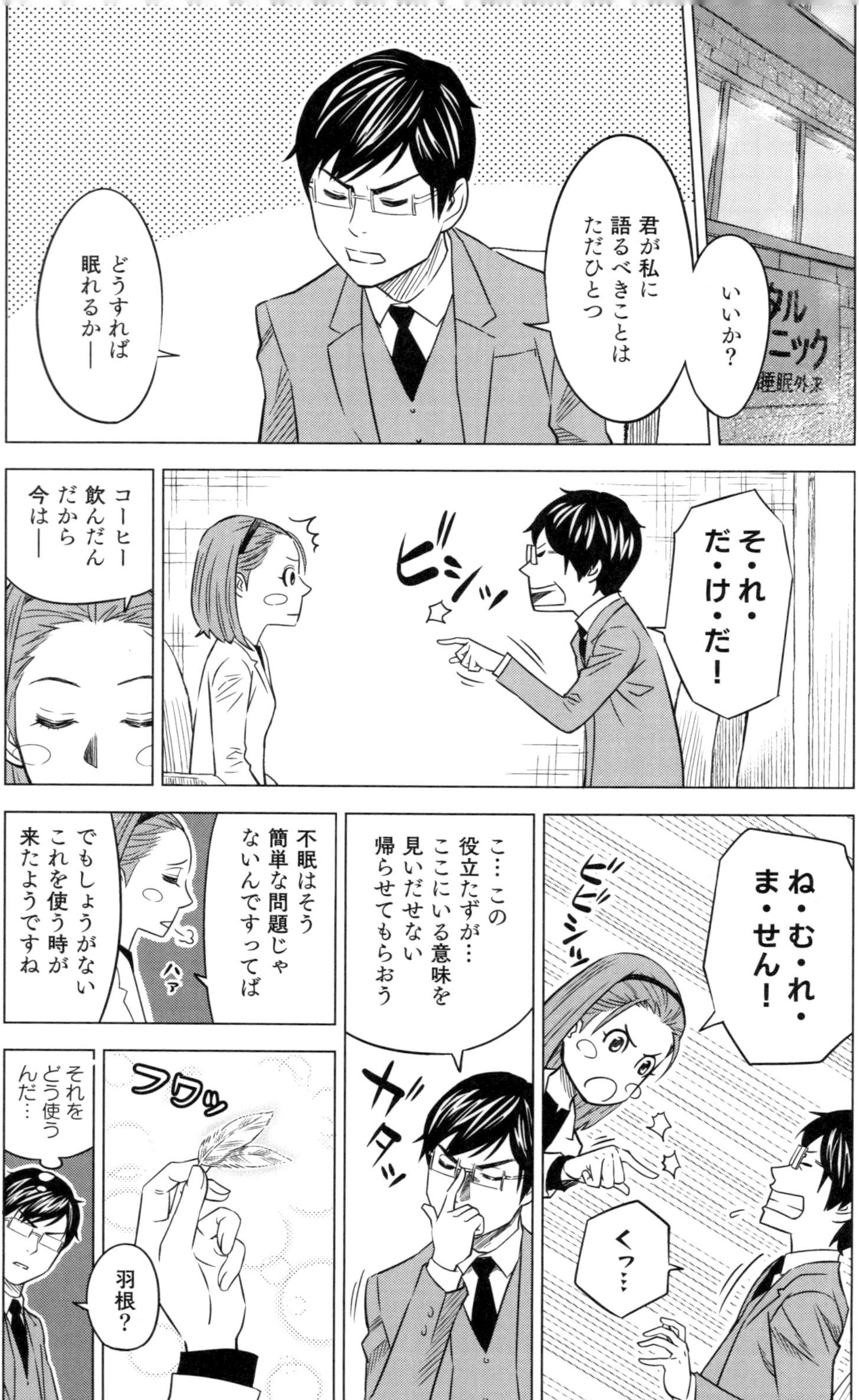
いいか?
君が私に語るべきことはただひとつ
どうすれば眠れるか――
それ・だ・け・だ!
ビシッ
コーヒー飲んだんだから今は――
ね・む・れ・ま・せん!
ビビシッ
くッ…
こ…この役立たずが…ここにいる意味を見いだせない帰らせてもらおう
ガタッ
不眠はそう簡単な問題じゃないんですってば
ハァ
でもしょうがないこれを使う時が来たようですね
フワッ
羽根?
それをどう使うんだ…

佐々とやら
この真倉眠々斎が
不眠にきく
ツボを伝授いたそう
ピトッ
ツボ？
そして
ヒゲて！
はあ 正直
がっかりだ
そんな
カビの生えたような
古臭いものをいまさら
引っぱりだして
くるとは…
オヤスミストが
聞いてあきれる
うんにゃ
「いまさら」ではなく
「いまだからこそ」じゃ
東洋医学の「経穴」
つまりツボの歴史は
二千年以上とも
五千年以上とも
言われておるが
その位置づけは
あくまでも東洋医学の
範囲に留まるものであり
その効果を疑問視する
声は根強くあった
しかし
西洋医学的な見地から
の研究などもあって
２００６年までに
世界保健機関《WHO》が
「医学的に効果がある」と認め
３６１ヵ所を国際基準として
認めるにいたった

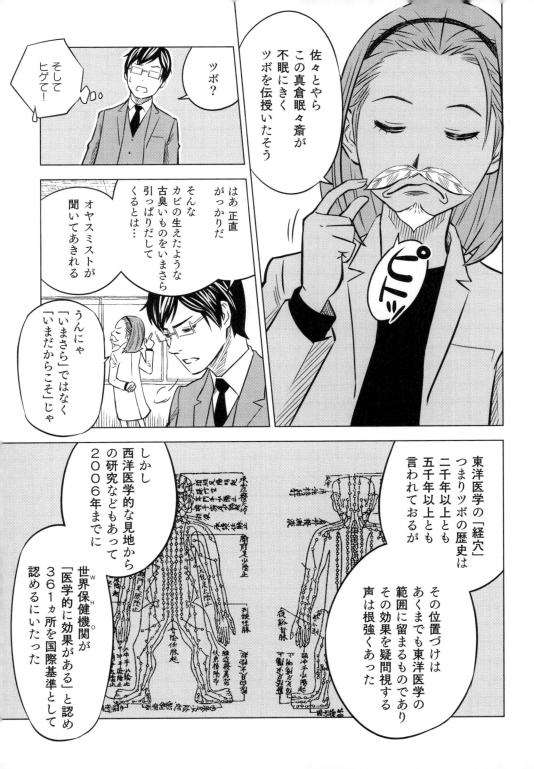

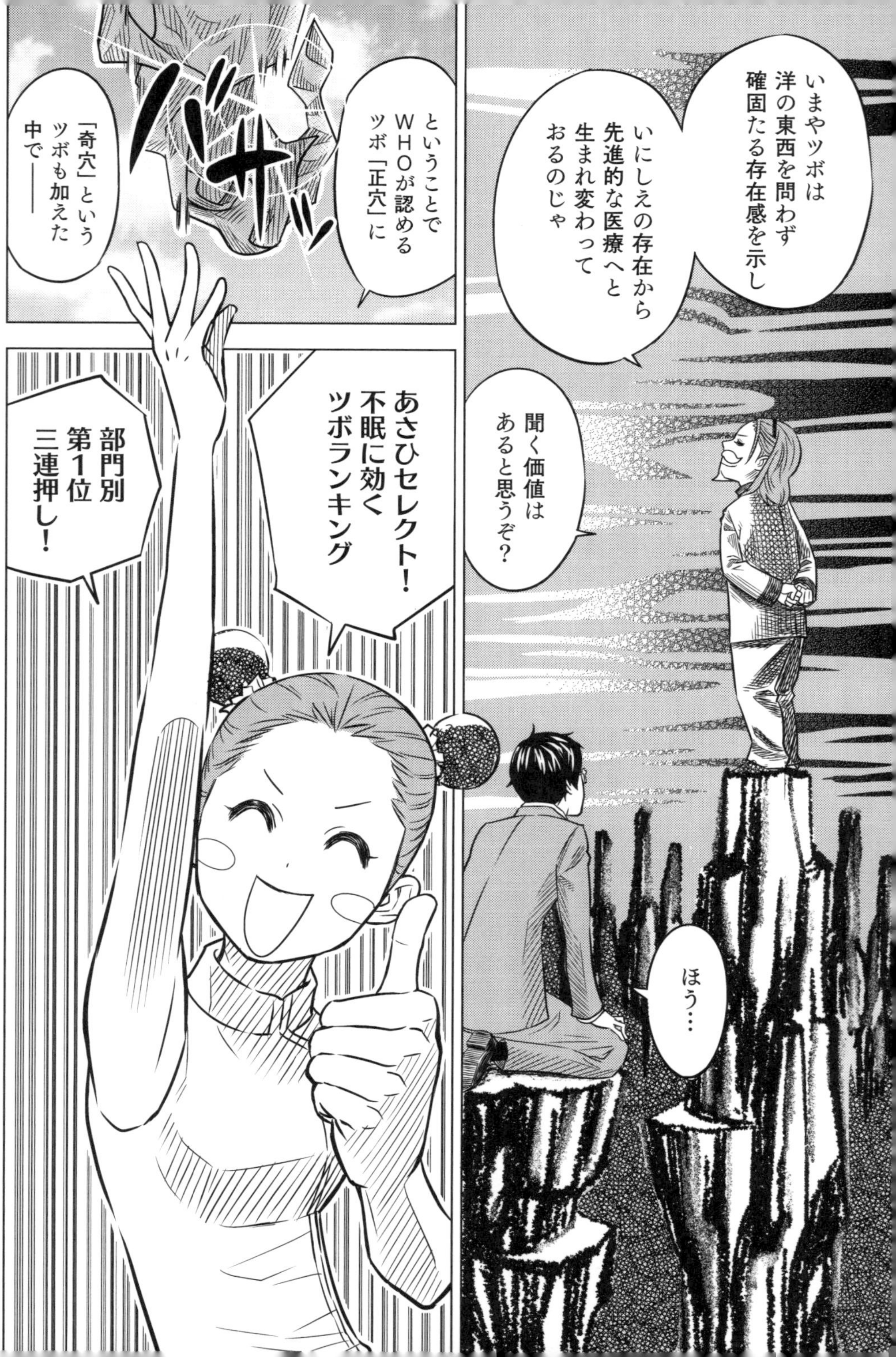
いまや ツボは 洋の東西を問わず 確固たる存在感を示し
いにしえの存在から 先進的な医療へと 生まれ変わって おるのじゃ
聞く価値は あると思うぞ？
ほう…
というこことで ＷＨＯが認める ツボ「正穴」に
バサッ
「奇穴」という ツボも加えた 中で──
あさひセレクト！ 不眠に効く ツボランキング
部門別 第１位 三連押し！

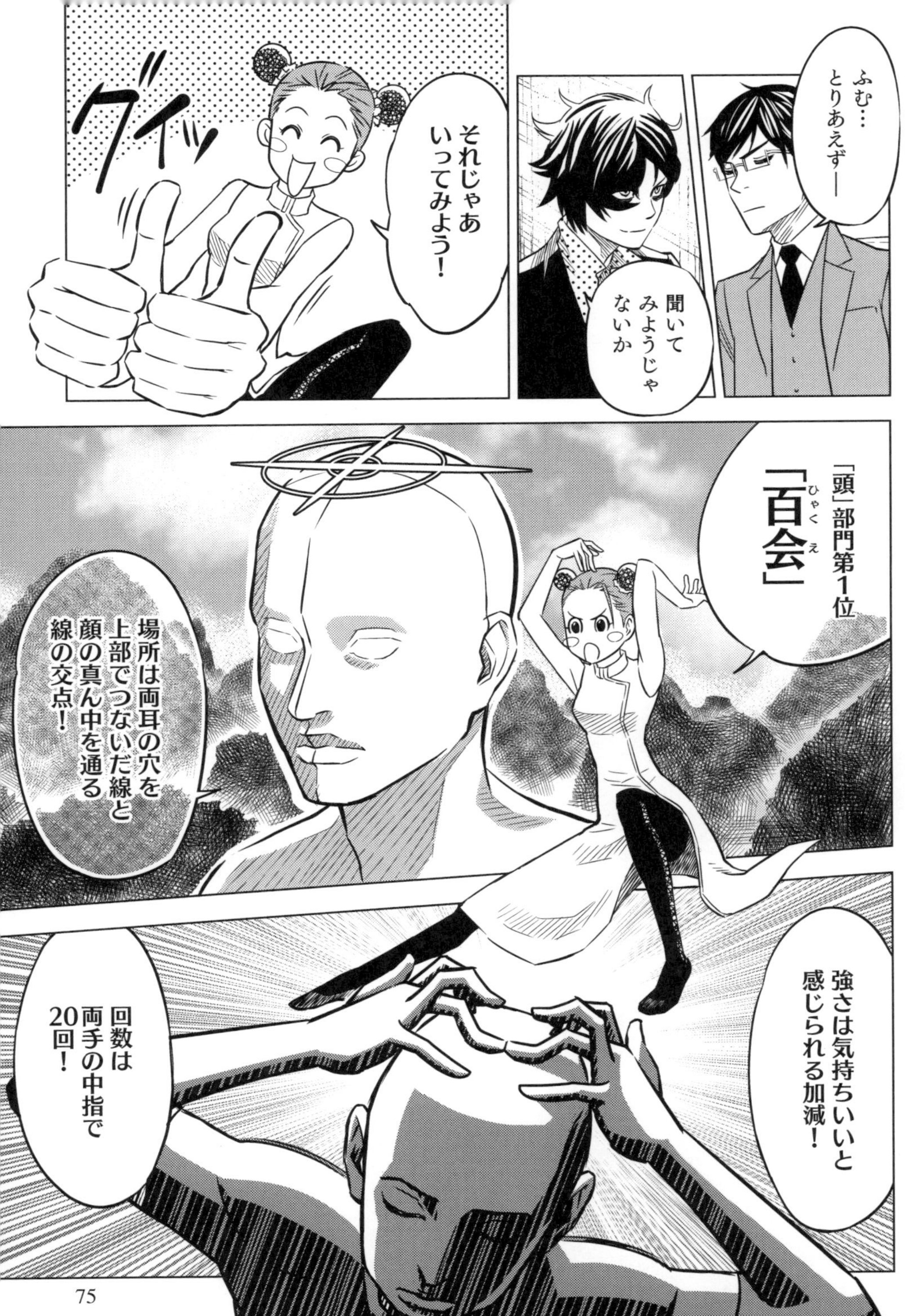
ふむ…
とりあえず――
聞いて
みようじゃ
ないか
それじゃあ
いってみよう！
グイッ
「頭」部門第1位
「百会《ひゃくえ》」
場所は両耳の穴を
上部でつないだ線と
顔の真ん中を通る
線の交点！
強さは気持ちいいと
感じられる加減！
回数は
両手の中指で
20回！

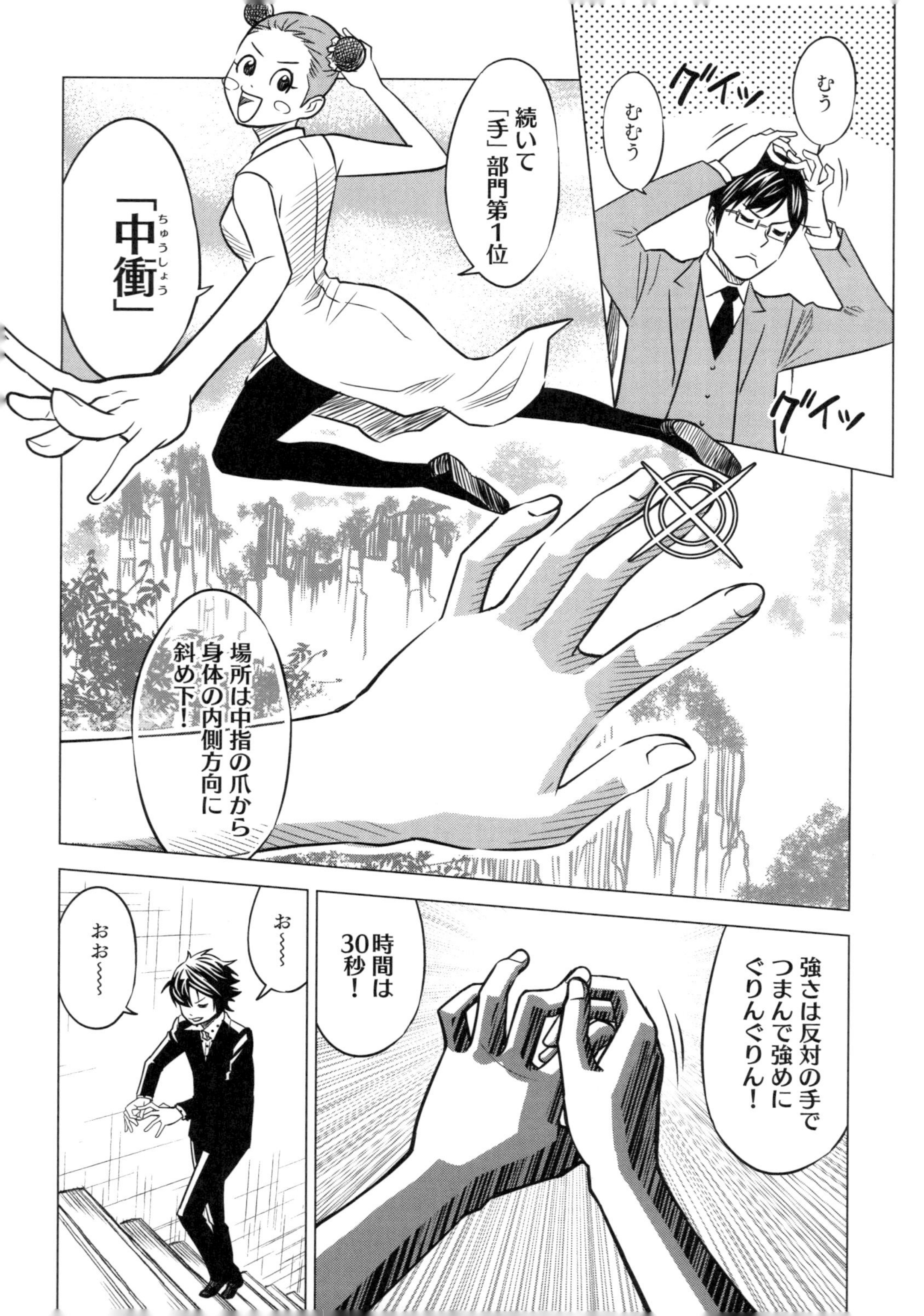
むう
むむう
グイイッ
グイイッ
続いて「手」部門第1位
「中衝《ちゅうしょう》」
場所は中指の爪から身体の内側方向に斜め下!
強さは反対の手でつまんで強めにぐりんぐりん!
時間は30秒!
お〜〜〜
おお〜〜〜

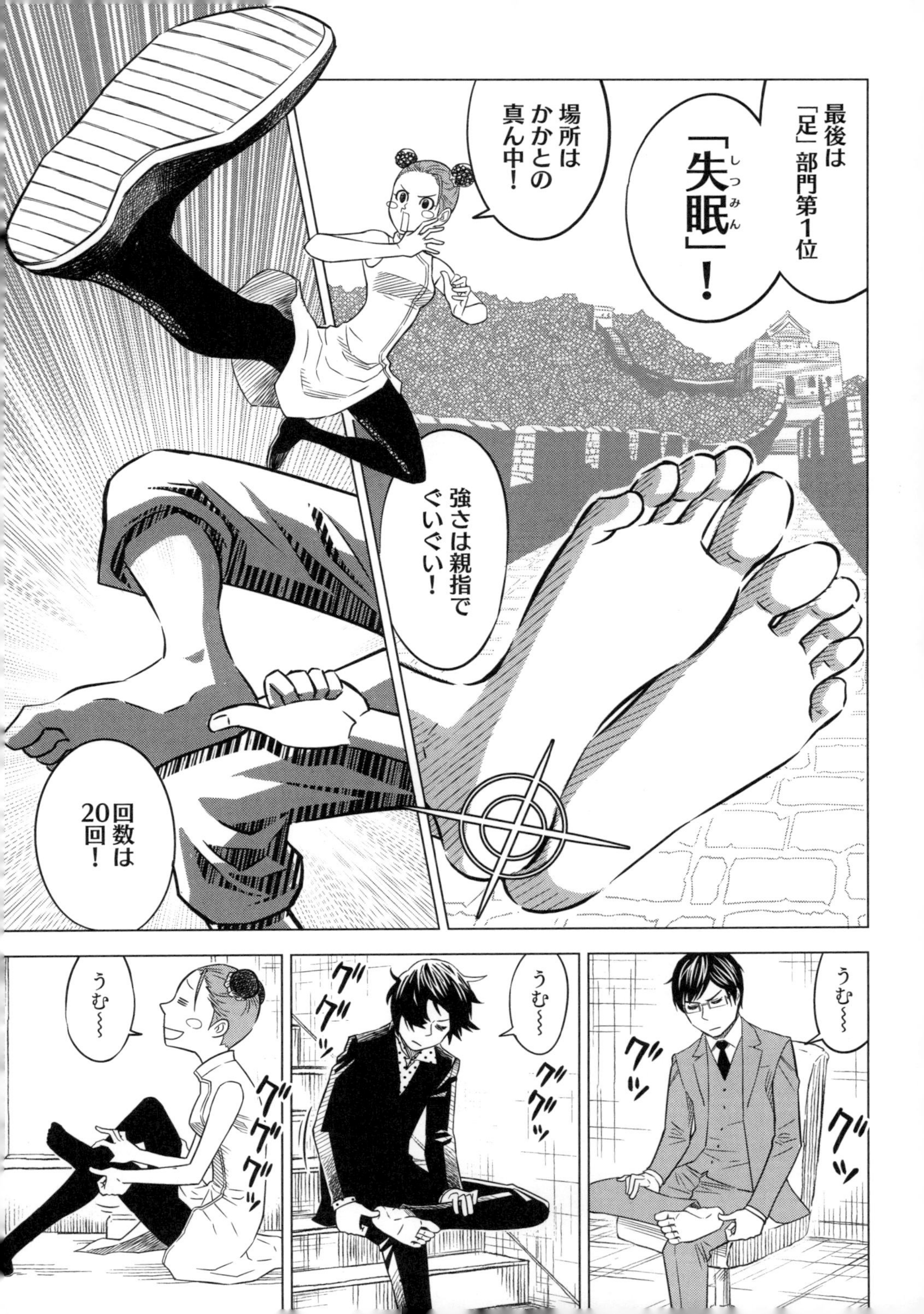
最後は「足」部門第1位「失眠《しつみん》」!
場所はかかとの真ん中!
強さはぐいぐい親指で
回数は20回!
うむ〜〜
グッ
グッ
うむ〜〜
グ
グ
グッ
グ
グ
グッ
うむ〜〜
グ
グ
グ
グッ

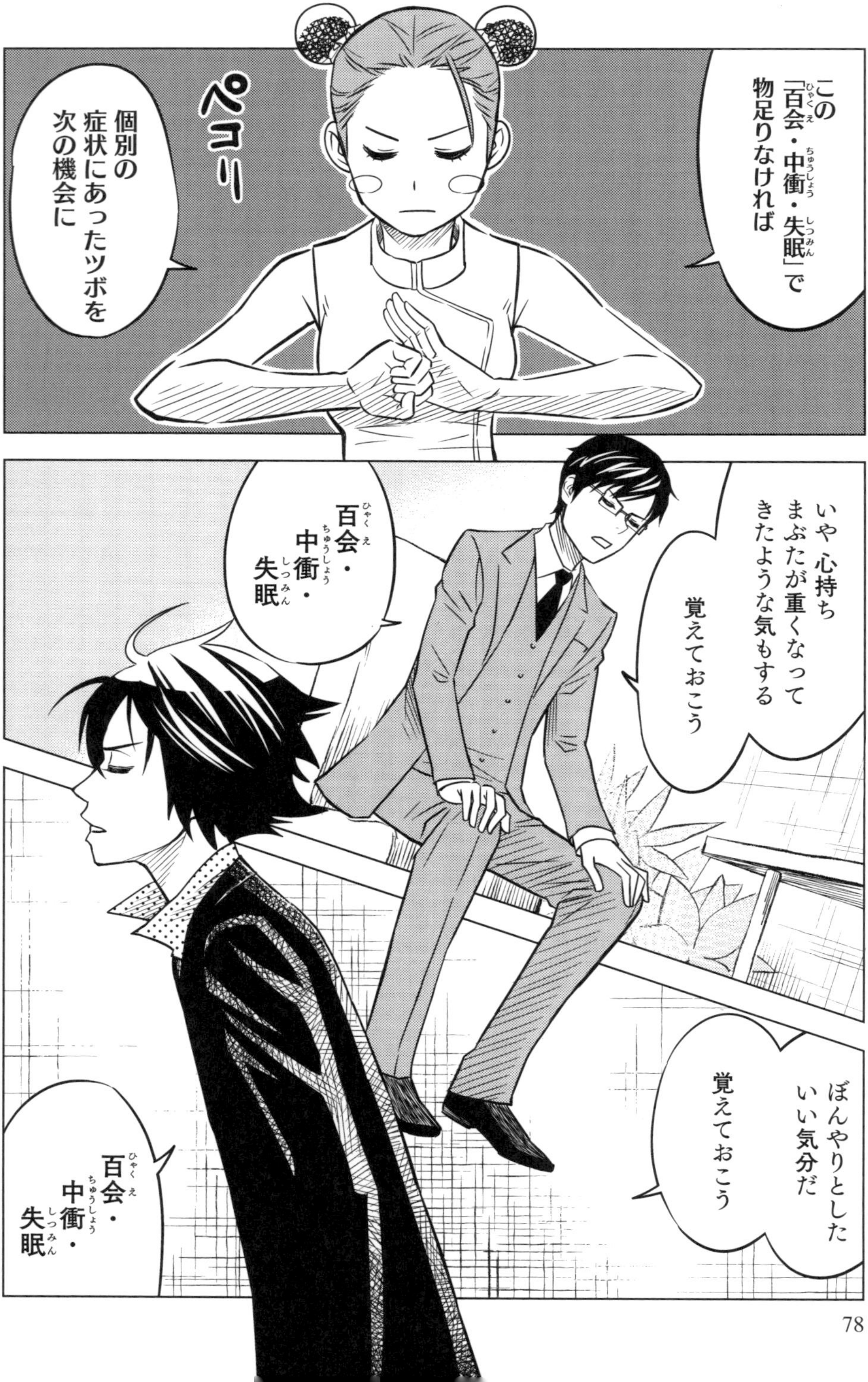
この「百会《ひゃくえ》・中衝《ちゅうしょう》・失眠《しつみん》」で物足りなければ
ペコリ
個別の症状にあったツボを次の機会に
いや 心持ちまぶたが重くなってきたような気もする 覚えておこう
百会《ひゃくえ》・中衝《ちゅうしょう》・失眠《しつみん》
ぼんやりとしたいい気分だ 覚えておこう
百会《ひゃくえ》・中衝《ちゅうしょう》・失眠《しつみん》

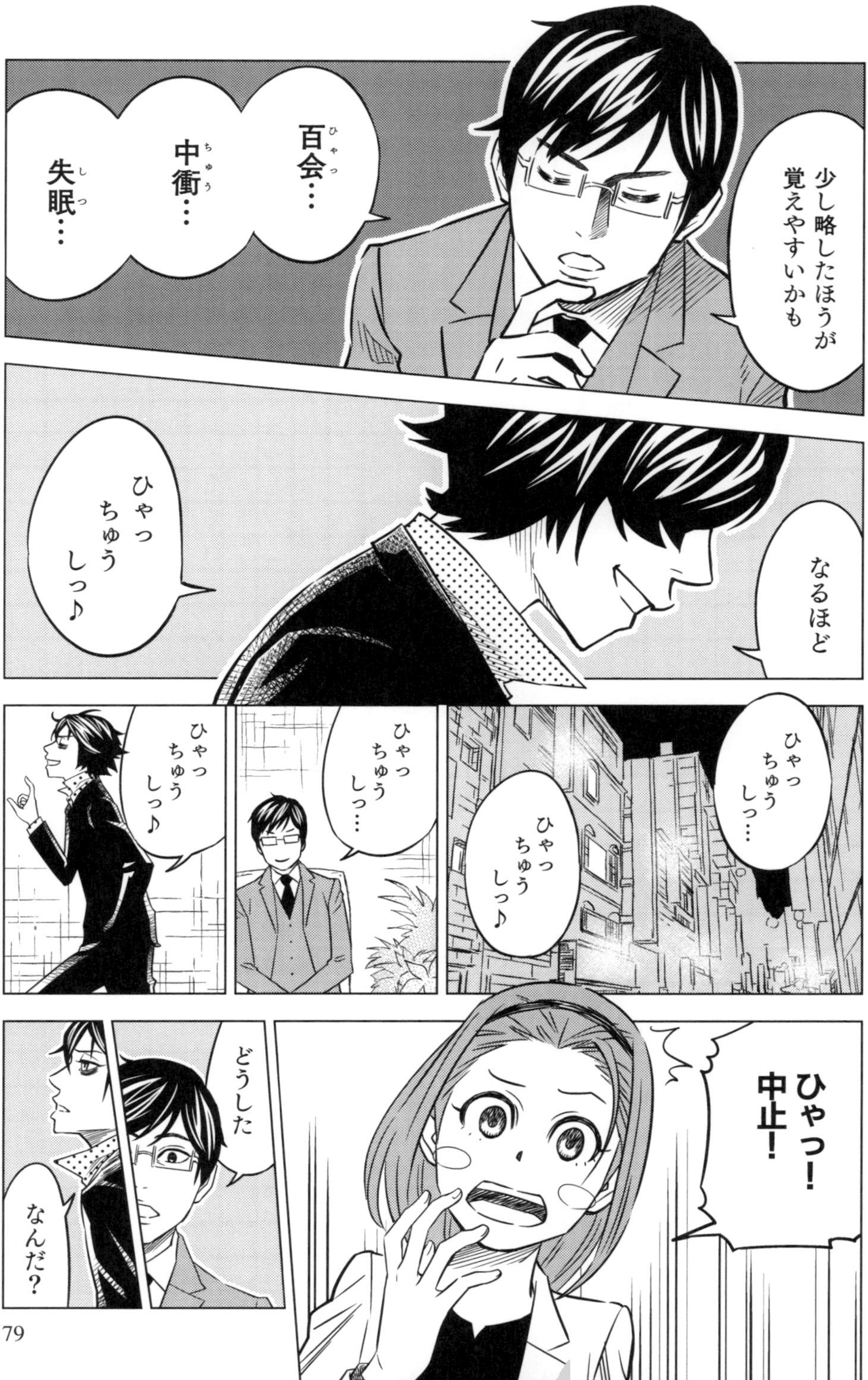
少し略したほうが覚えやすいかも
百会《ひゃっ》…
中衝《ちゅう》…
失眠《しっ》…
なるほど
ひゃっちゅうしっ♪
ひゃっちゅうしっ…
ひゃっちゅうしっ♪
ひゃっちゅうしっ…
ひゃっちゅうしっ♪
ひゃっ―！中止！
どうした
なんだ？

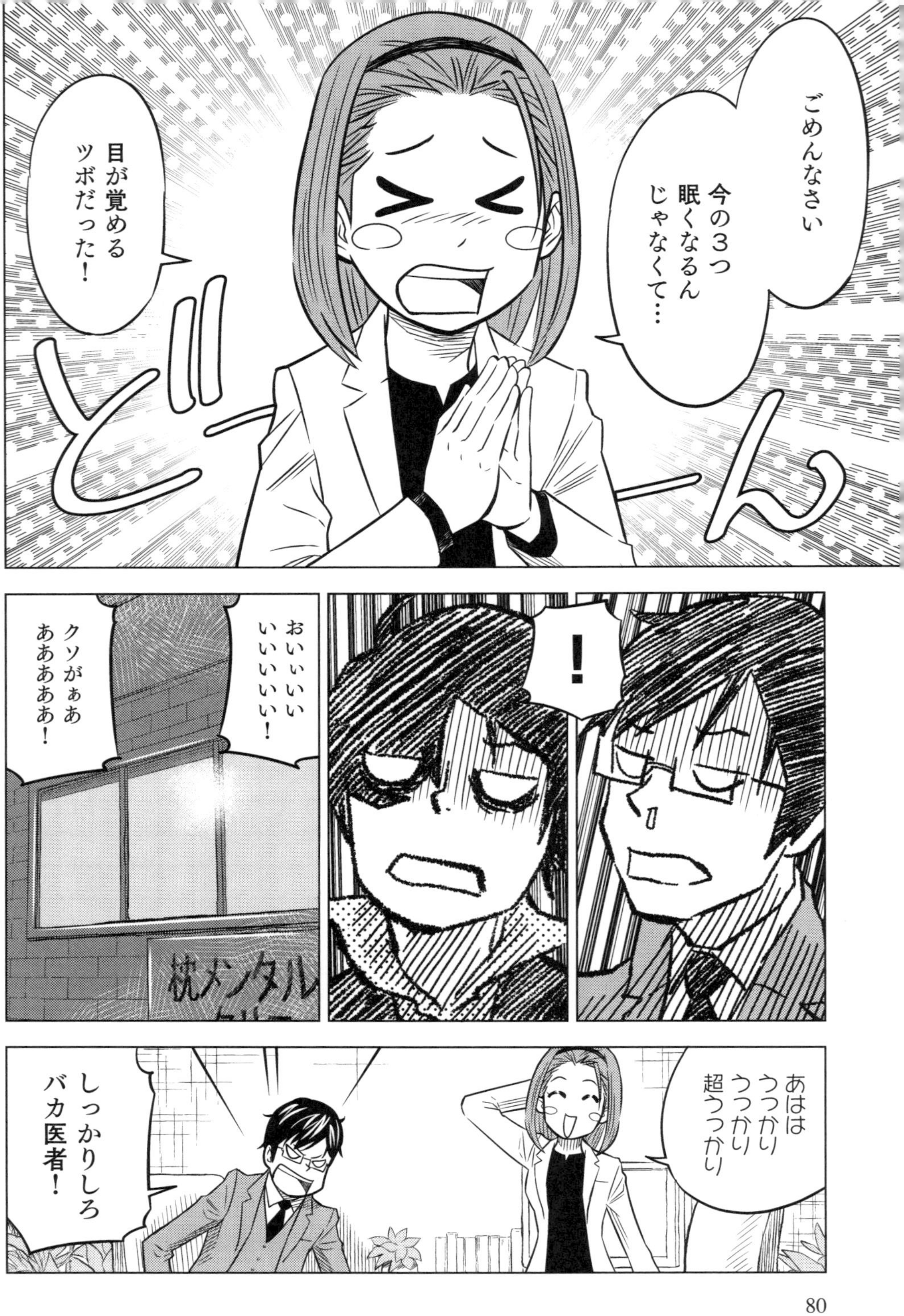
ごめんなさい
今の3つ眠くなるんじゃなくて…
目が覚めるツボだった！
どーーん
！
おいぃいいいいいいいいい！
クソがぁあああああ！
あはは うっかり うっかり 超うっかり
しっかりしろ バカ医者！

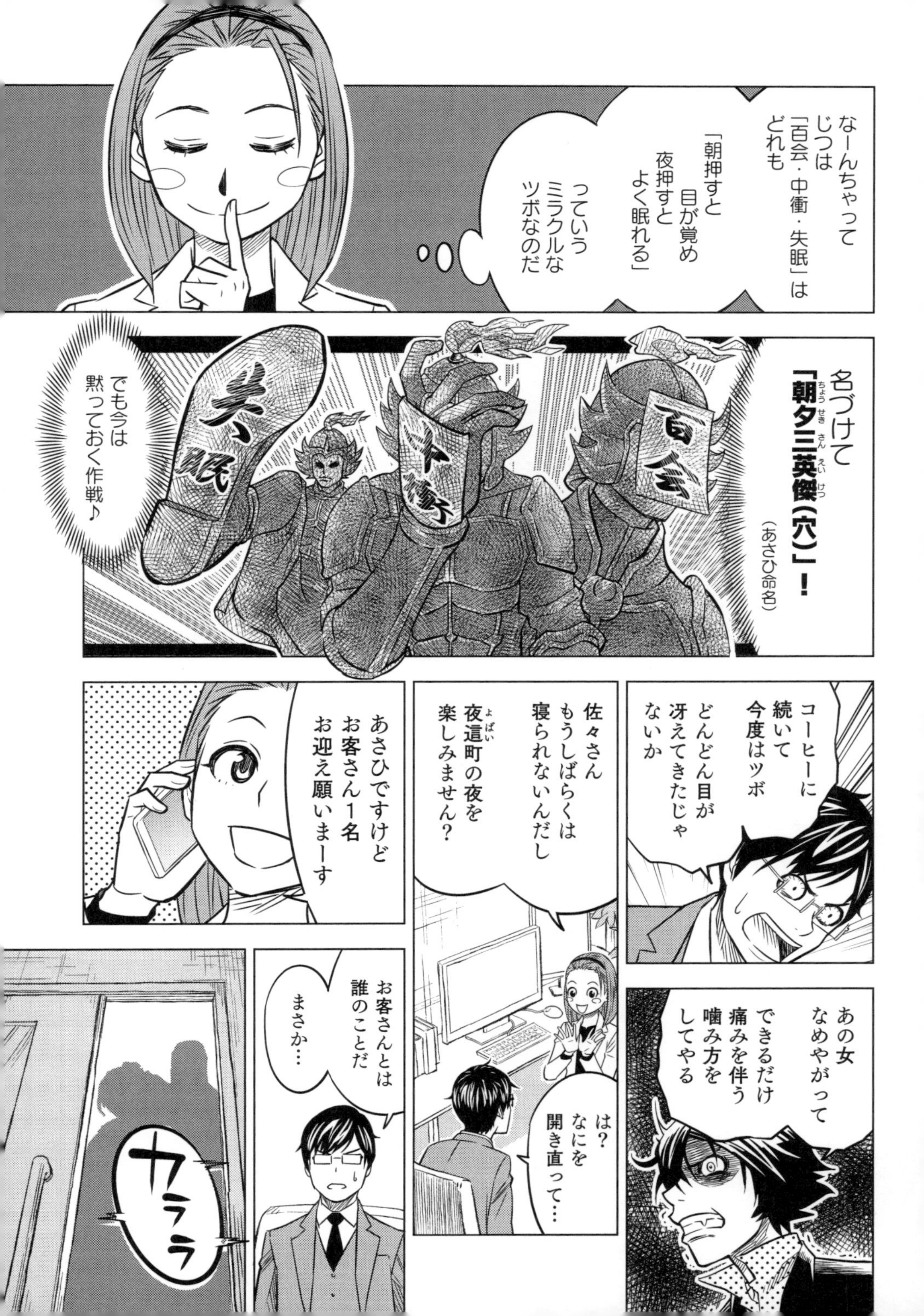

なーんちゃって
じつは「百会・中衝・失眠」は
どれも
「朝押すと目が覚め夜押すとよく眠れる」
っていうミラクルなツボなのだ
名づけて「朝《ちょう》夕《せき》三《さん》英《えい》傑《けつ》(穴)」!
(あさひ命名)
百会
中衝
失眠
でも今は黙っておく作戦♪
コーヒーに続いて今度はツボ
どんどん目が冴えてきたじゃないか
佐々さん もうしばらくは寝られないんだし
夜這《よばい》町の夜を楽しみません?
あさひですけど お客さん1名 お迎え願いまーす
あの女 なめやがって
できるだけ痛みを伴う噛み方をしてやる
は? なにを開き直って…
お客さんとは誰のことだ
まさか…
カララ

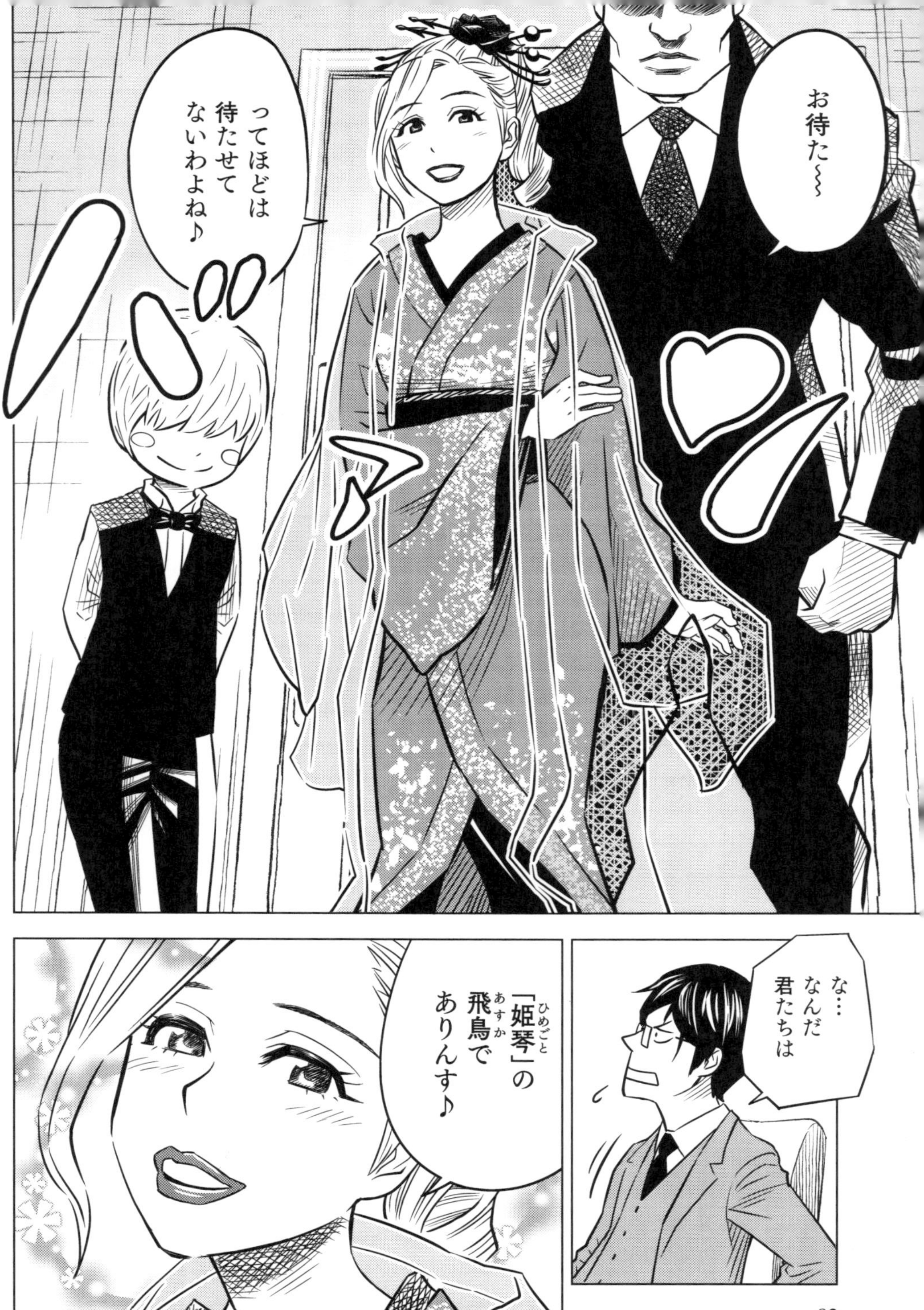
お待た〜〜
ってほどは待たせてないわよね♪
な…なんだ君たちは
「姫琴《ひめごと》」の飛鳥《あすか》でありんす♪

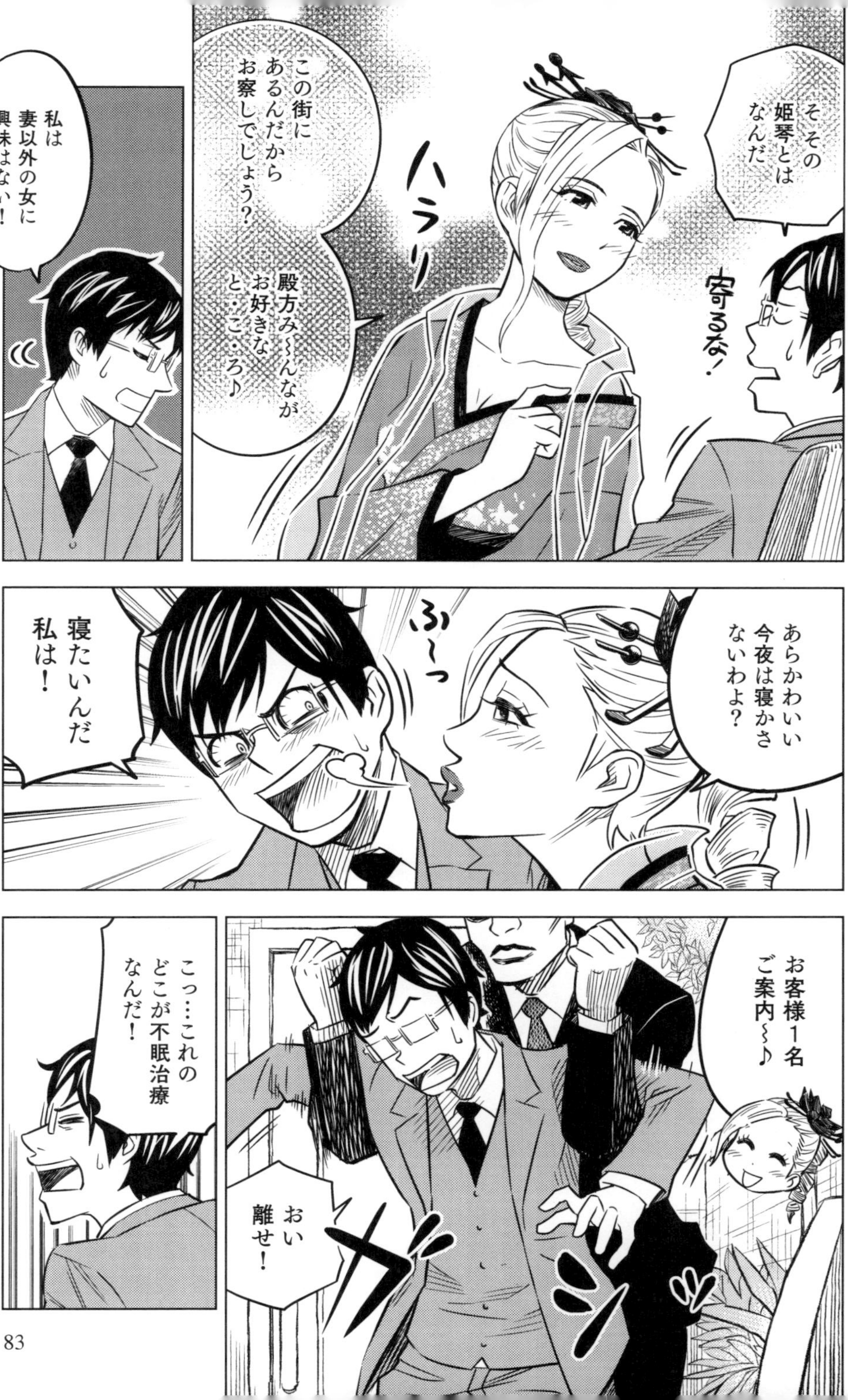
その姫琴とはなんだ
寄るな!
この街にあるんだからお察しでしょう?
殿方み～んながお好きなと・こ・ろ♪
ハラリ
私は妻以外の女に興味はない!
あらかわいい今夜は寝かさないわよ?
ふ～っ
寝たいんだ私は!
お客様1名ご案内～♪
おい離せ!
こっ…これのどこが不眠治療なんだ!

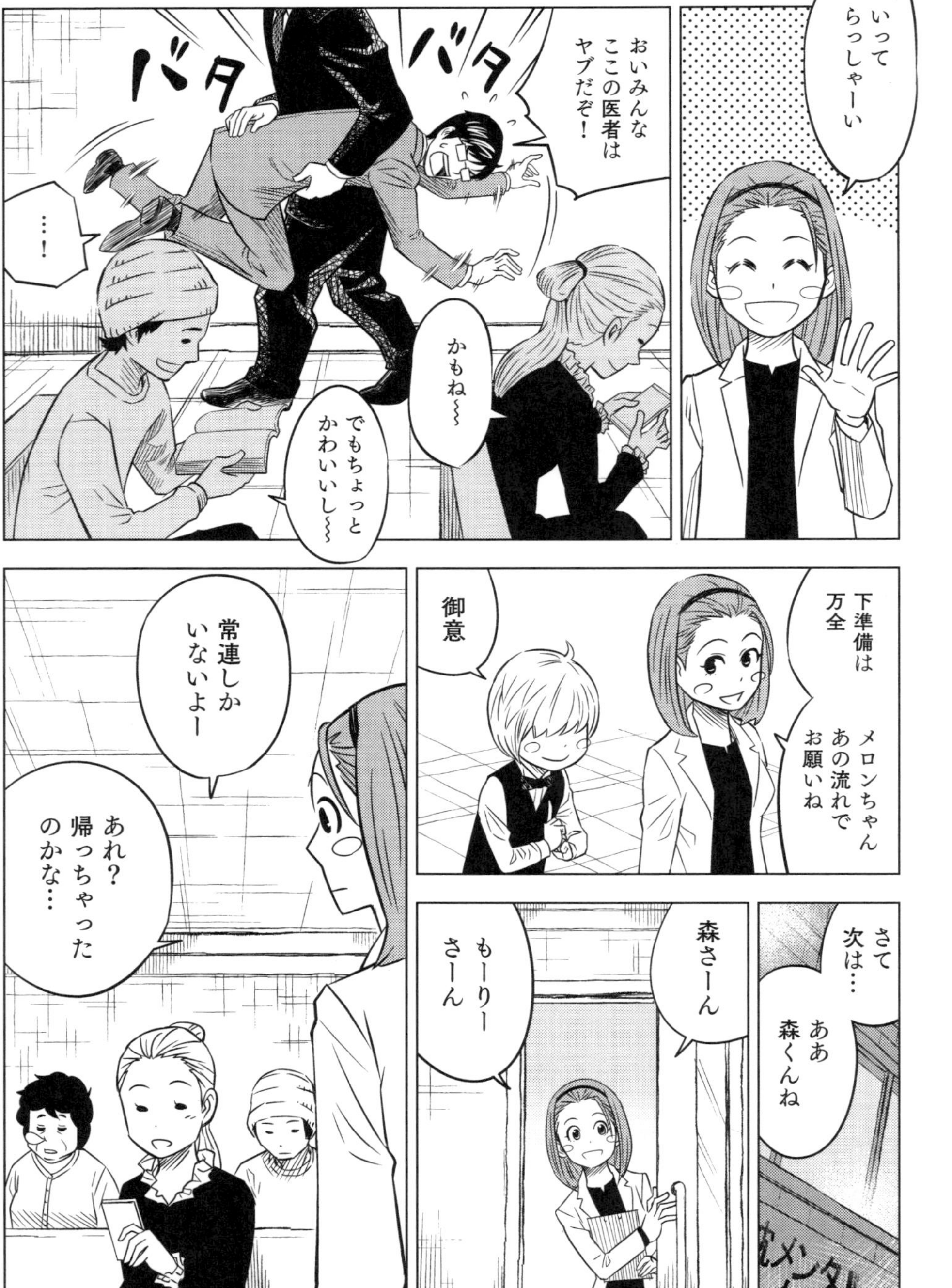
いってらっしゃーい
おいみんな ここの医者は ヤブだぞ！
バタ
バタ
…！
かもね〜〜
でもちょっと かわいいし〜〜
下準備は 万全
メロンちゃん あの流れで お願いね
御意
さて 次は…
ああ 森くんね
森さーん
もーりー さーん
常連しか いないよー
あれ？ 帰っちゃった のかな…

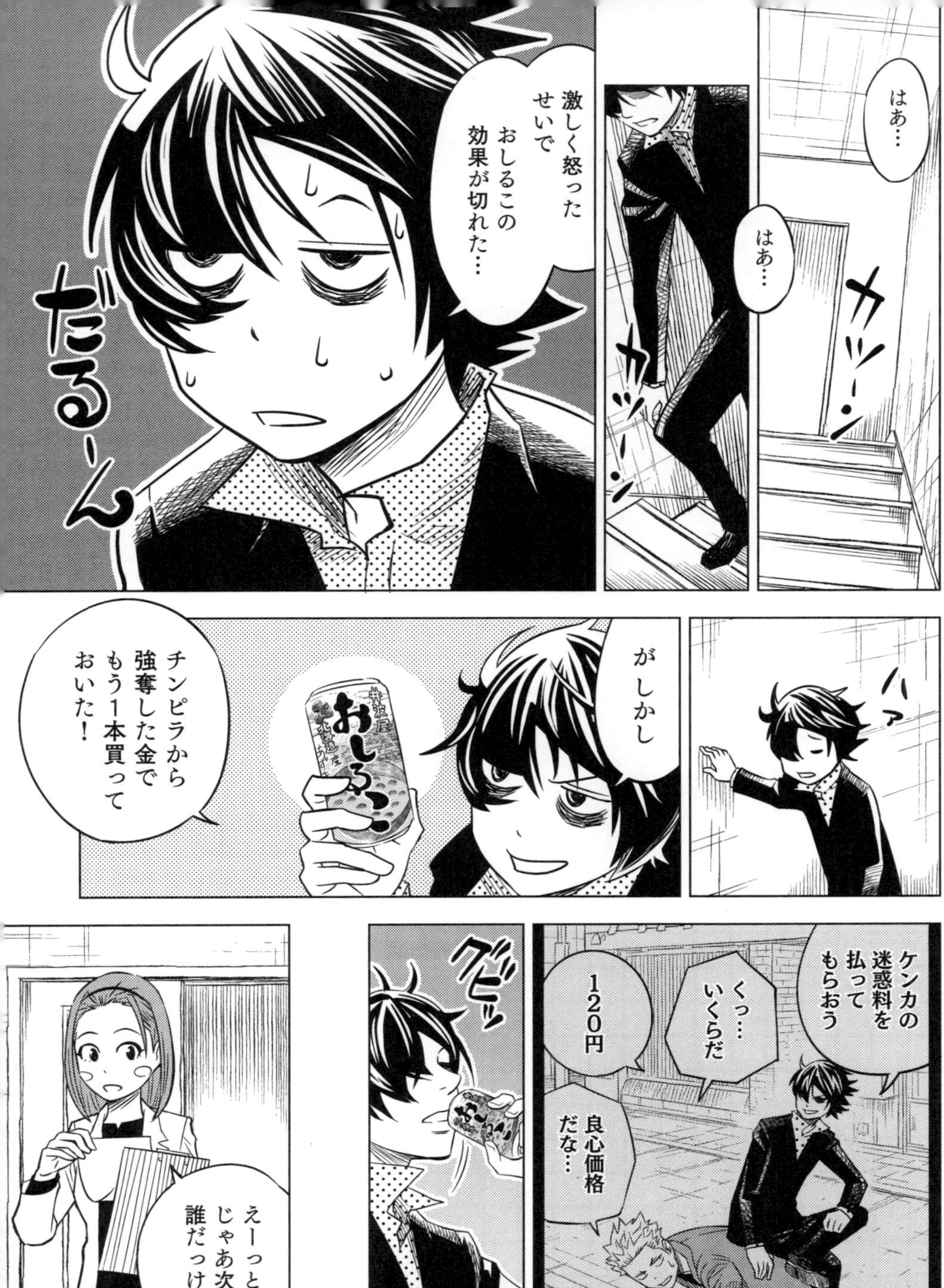
はあ…
はあ…
カツーン
カツーン
激しく怒ったせいでおしるこの効果が切れた…
だるーん
ハア
がしかし
チンピラから強奪した金でもう1本買っておいた！
おしるこ
ケンカの迷惑料を払ってもらおう
くっ…いくらだ
120円
良心価格だな…
グビッ
えーっとじゃあ次は誰だっけ

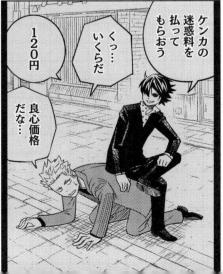

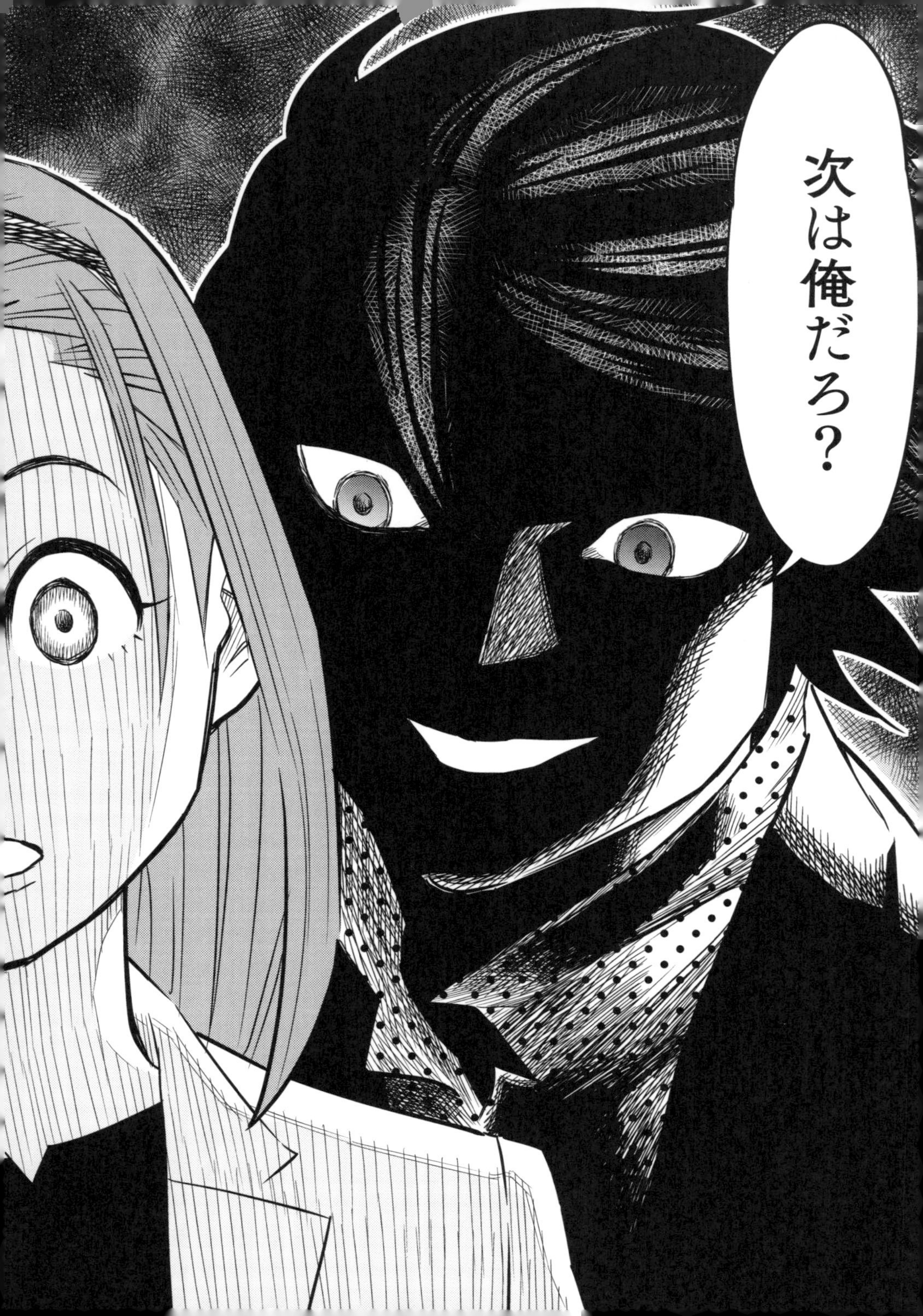
次は俺だろ？

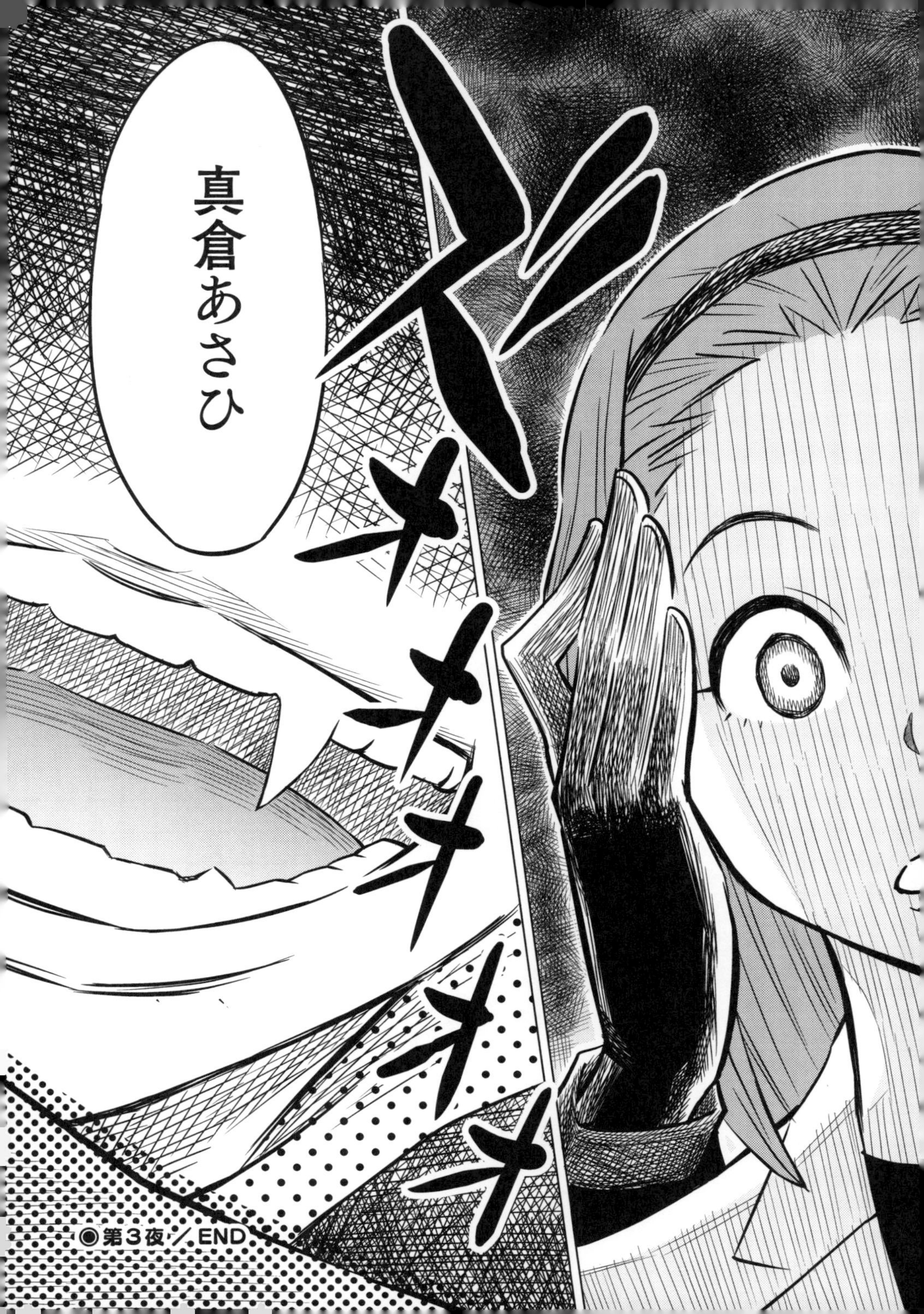

◉第３夜／END

術の3

部屋に聖域を作る

いまこの本をどこで読んでいらっしゃいますか?

お休み前の時間にベッドで横になって読んでいるとしたら、ストップ。それはあなたの睡眠にとってマイナスです。

ベッドは睡眠をとるためだけの場所。それ以外のことをするのは禁止。寝るときですら、15分以上寝付けなかったらいったん出る。

こんな決まりごとを作り、ベッドは特別な場所なんだという意識を作っていきましょう。やがてあなたの脳は、ベッドを「寝るための場所」から「寝られる場所」と認識するようになります。

(**「体を休める」ことと「眠る」ことはまったく別の行為**なので、ちょっと疲れたから横になる、という場合も、ベッドを使うのはNGです)

ベッドがデスクのとなり、といったつねに視界に入ってしまう環境だと、特別な場所だという認識も持ちづらいものです。
だからこそ、寝るとき以外は絶対にベッドに入らないことが重要です。起きているあいだはベッドカバーをかけておいて、見た目の印象を変えてしまうのも手です。

人は寝るつもりで目を閉じて15分で寝付けなかったら、眠れるまでに1時間はかかります。その状態で**ムリにとどまっていると、脳は「ベッドは眠れない場所」というような、まったく逆の認識**をしてしまいます。場所を変えたうえで、好きな本の続きを読むなどして落ち着いた時間を過ごしましょう。

睡眠はネコのごとし

特別扱いされたがる

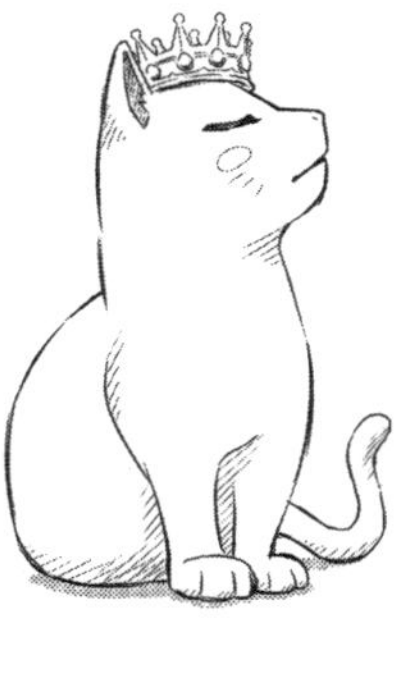

お風呂は体を温めない？

寝具売り場をどれだけまわっても、100％の効果が保証された「眠れるベッド」を見つけることはできません。それでも、聖域化することで、いま使っているベッドを「眠れるベッド」に進化させることはできます。

そのためには、ベッドに入る時点ですでに眠くなっているといいわけですが、寝るつもりの時刻に眠気の訪れを合わせる方法のひとつに、「入浴」があります。

熱めなら寝る2時間前、ぬるめなら1時間前に入ると、寝るのに適した状態で予定の時刻を迎えられます。適した状態とは、体温が下がっていることです。

お風呂は体を温めるために入る、そんな意識をお持ちかもしれません。しかし、睡眠との関わりでいうと、捉え方は逆です。

お風呂は、「体を冷やす効果」に期待して入ります。

体温には、体の内部の温度「**深部体温**」と、体の外側の温度「**皮膚温**」があり、深部体温は皮膚温よりつねに高く、その差は大きいときで2度くらいあります。

深部体温が下がると、人は眠気を感じます。もともと人間の体温は一定ではなく、深部体温の場合、朝は低く、昼は上がり、夜になるとまた下がってきます。適度に下がった時点で脳は眠気を催してくるのですが、**深部体温には、外的な力で上げるとその反動で大きく下がろうとする性質**があります。

つまり、**お風呂に入ることで深部体温を上げておけば、その反動によって1〜2時間後には、通常よりも下がった状態、より寝付きやすい状態で就寝の時刻を迎えられる**のです。

お風呂に入る時間を確保できないときは、足だけでもシャワーを。寝る前に両方の足首を10秒ずつ温めると、血の巡りがよくなり、足先からの放熱につながります。放熱は深部体温を下げるので、あなたを寝やすい状態に導いてくれます。

ちなみに寝る前に足のくるぶしをさわって冷たかったら、その夜の眠りは深くならないのでご注意を。

聖域に持ち込んではいけないもの

ベッドは特別な場所。この言葉は、寝るとき以外は入ってはならない、という「時間制限」を作ることだけを意図しているわけではありません。「持ち込み制限」もあります。

持ち込み禁止となっているもの、それは、睡眠に必要のないものすべてです。**ベッドにいるのに、寝る以外にできることがあると、睡眠中の脳が過敏になり、眠りを浅くします。実際にそれをするかどうかにかかわらず、する可能性があるというだけで、脳は反応してしまう**のです。

多くの方にとって手放せない存在となっているスマホも、たとえ目覚ましとして置いておくだけ、という理由であっても避けたほうがいいでしょう。寝る前のベッドでさわらなくても、朝起きたときに目覚ましを止めるその流れでメールやニュースのチェックをしてしまう可能性があるからです。寝る前だけでなく、起きたときも、ベッドは眠るためだけの場所ということを脳に意識させ続けることが大切です。

物ではありませんが、その1日の反省をする時間も、ベッドには不要です。寝付くまでの時間が延びてしまいますし、そもそも睡眠が持つ役割のひとつは、その日の経験を整理することです。さっさと寝てしまって、**翌朝、睡眠が整理してくれた情報と向き合えばいい**のです。

ベッドに持ち込んでいいのは、目覚まし以外だと、身につけているものくらいです。もし服装に選択肢があるなら、**「吸湿性、通気性を重視した素材」「腰、手首、足首を締めつけないデザイン」「動きやすいゆったりとしたサイズ」**の3点を意識してください。

人は一晩にコップ1杯分の汗をかき、20回以上の寝返りを打ちます。求められるのは、深部体温の自然な変化を支え、血流を妨げず、寝返りが打ちやすいものです。

放熱は手足の先から行われるので、靴下は不要。ただし、レッグウォーマーのように足先を包みこまないものは、血行を促進しつつ放熱のじゃまをしないので効果的です。

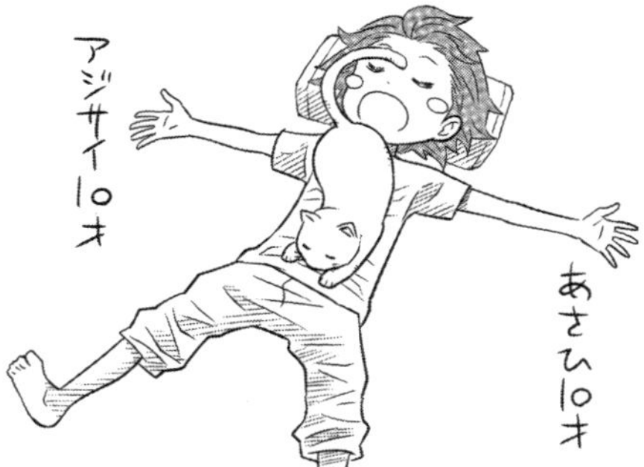

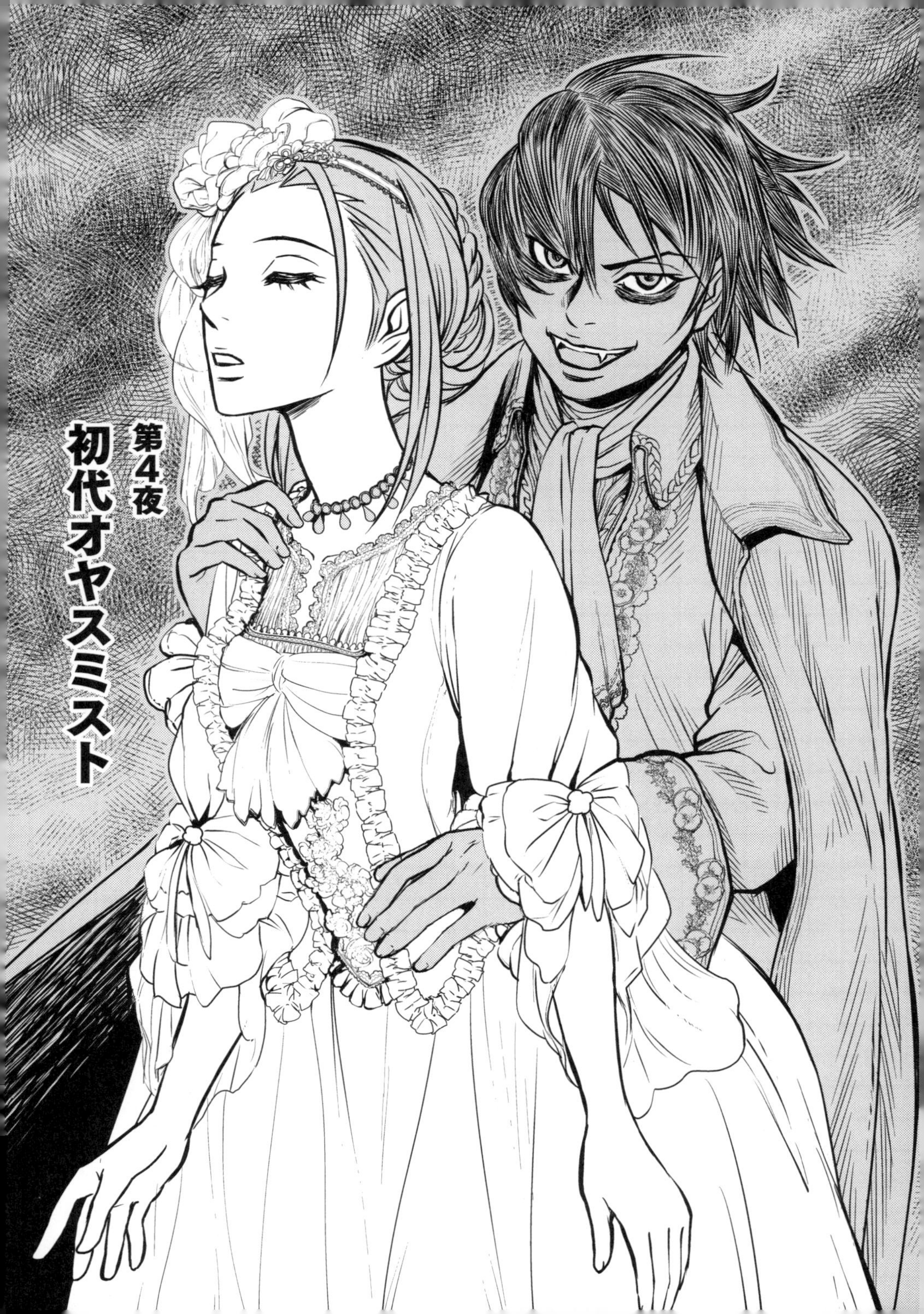
第4夜
初代オヤスミスト

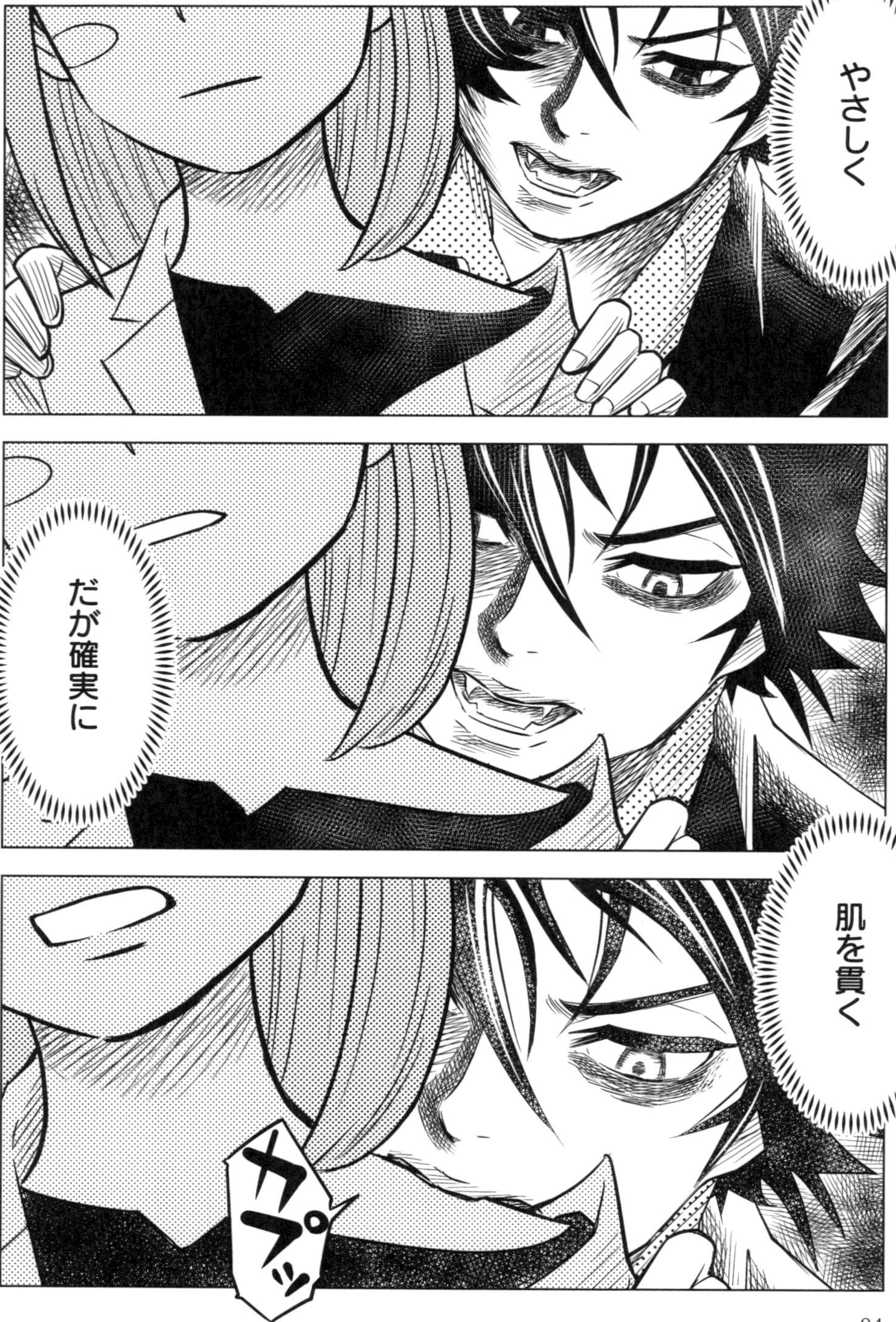
やさしく
だが確実に
肌を貫く
カプッ

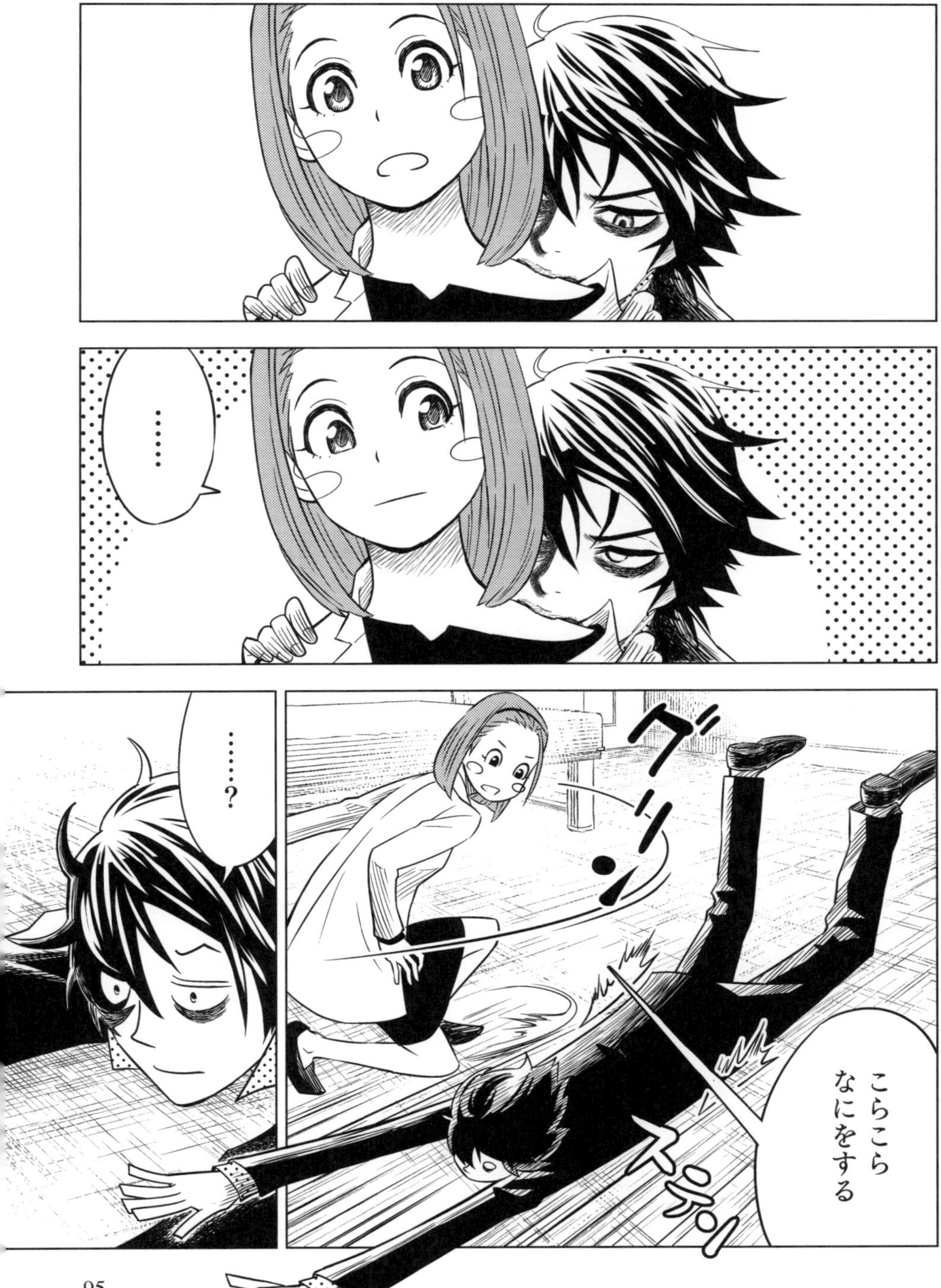
……
……?
グーン
こらこら
なにをする
ステー

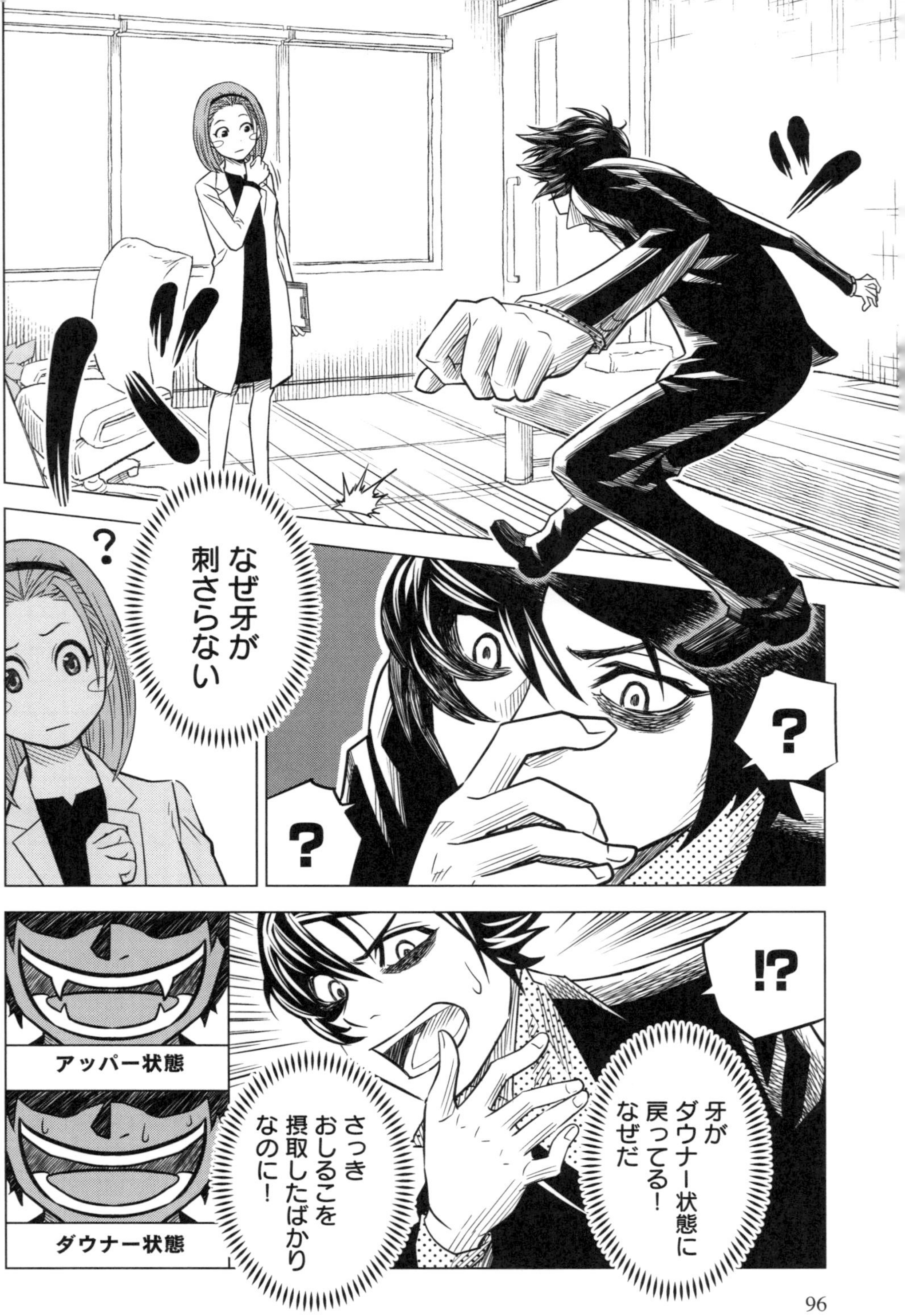
?
なぜ牙が
刺さらない
?
?
!?
牙が
ダウナー状態に
戻ってる!
なぜだ
さっき
おしるこを
摂取したばかり
なのに!
アッパー状態
ダウナー状態

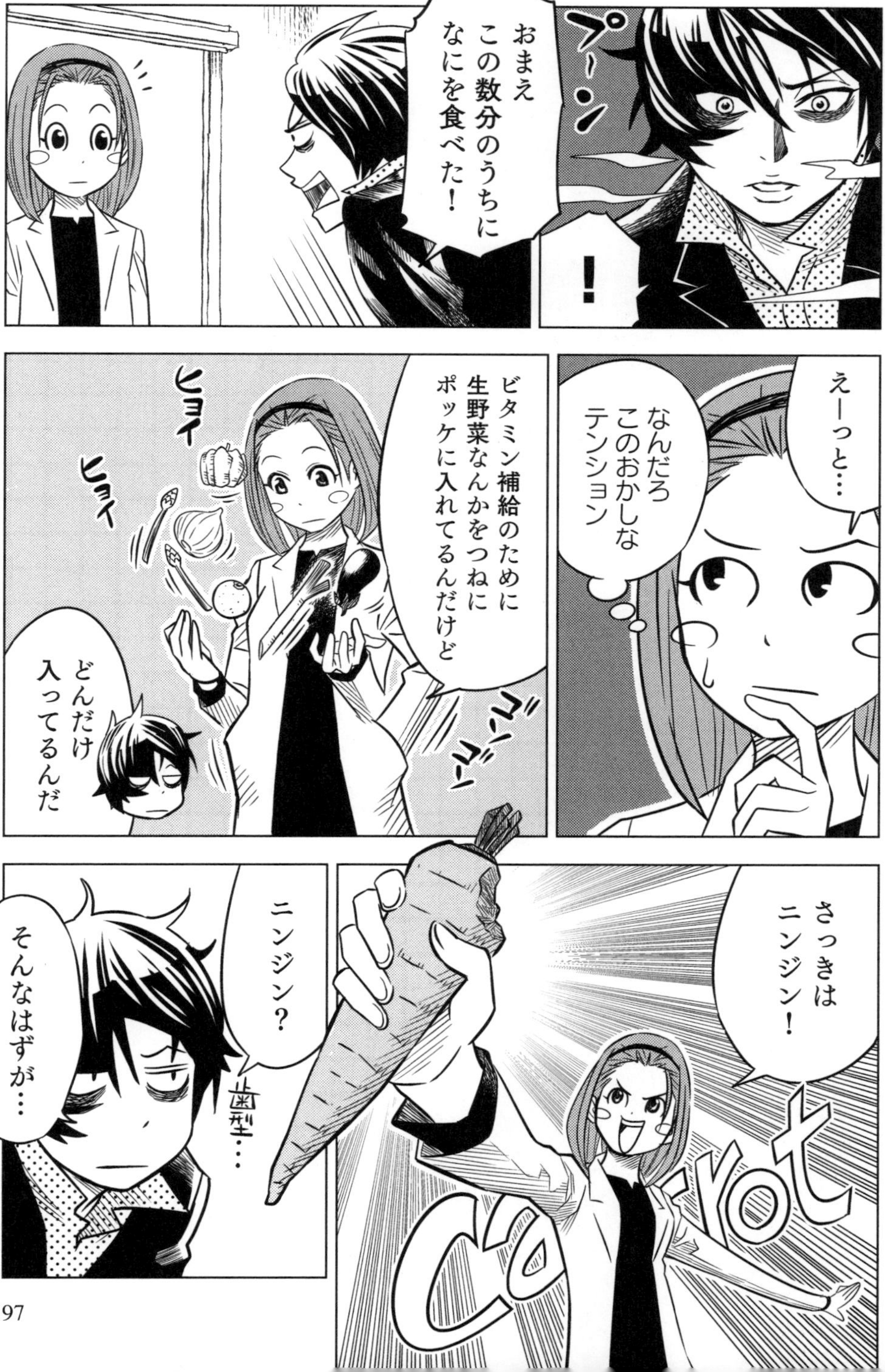
プーン
!
おまえ この数分のうちに なにを食べた!
えーっと…
なんだろ このおかしな テンション
ビタミン補給のために 生野菜なんかをつねに ポッケに入れてるんだけど
ヒョイ
ヒョイ
ゴーゴー
どんだけ 入ってるんだ
さっきは ニンジン!
carrot
ニンジン?
歯型…
そんなはずが…

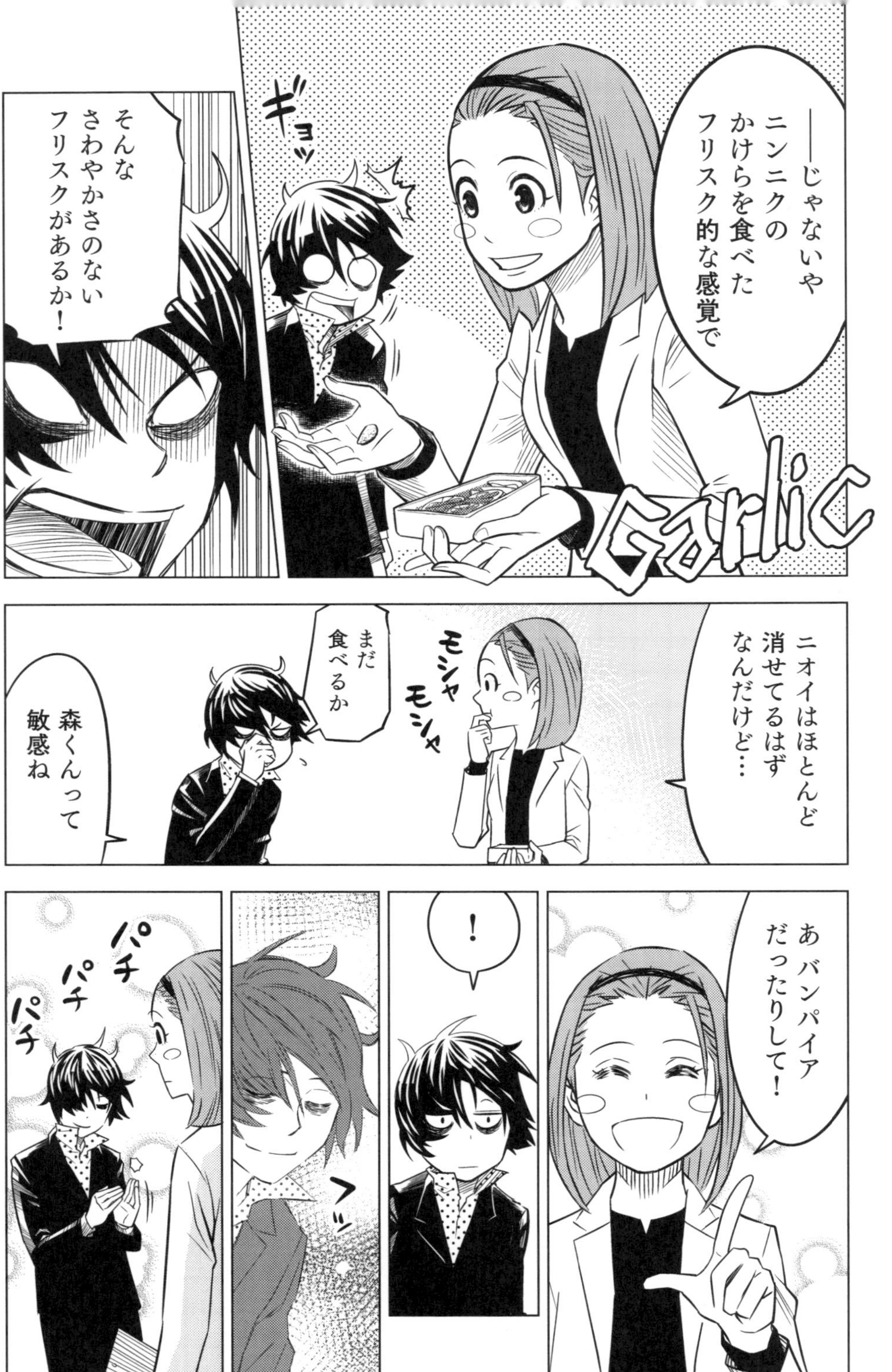

――じゃないや ニンニクの かけらを食べた フリスク的な感覚で
ギョッ
Garlic
そんな さわやかさのない フリスクがあるか！
ニオイはほとんど 消せてるはず なんだけど…
モシャ モシャ
まだ 食べるか
森くんって 敏感ね
あ バンパイア だったりして！
！
フッ
パチ パチ パチ

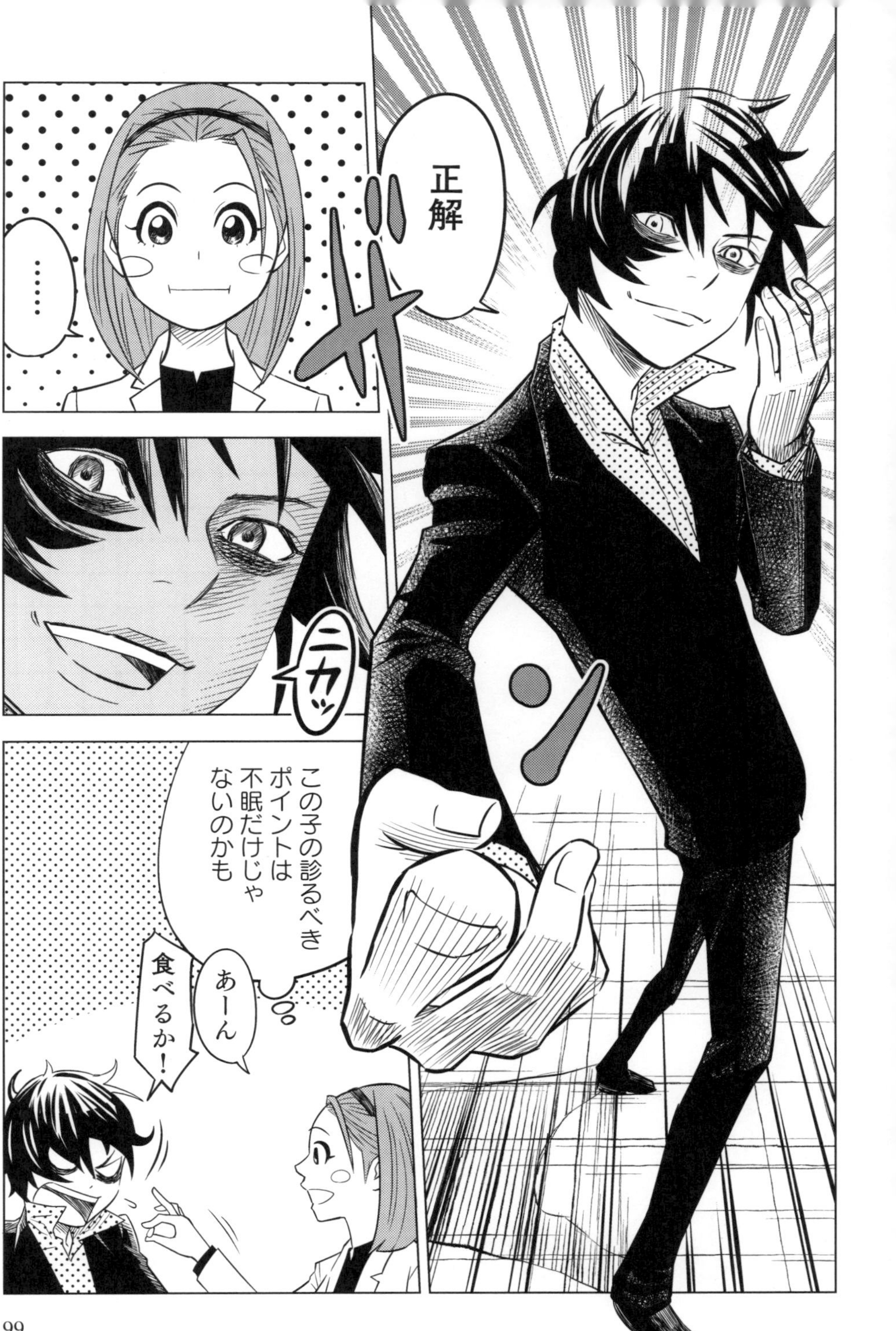
正解
……
ニカッ
この子の診るべきポイントは不眠だけじゃないのかも
あーん
食べるか！

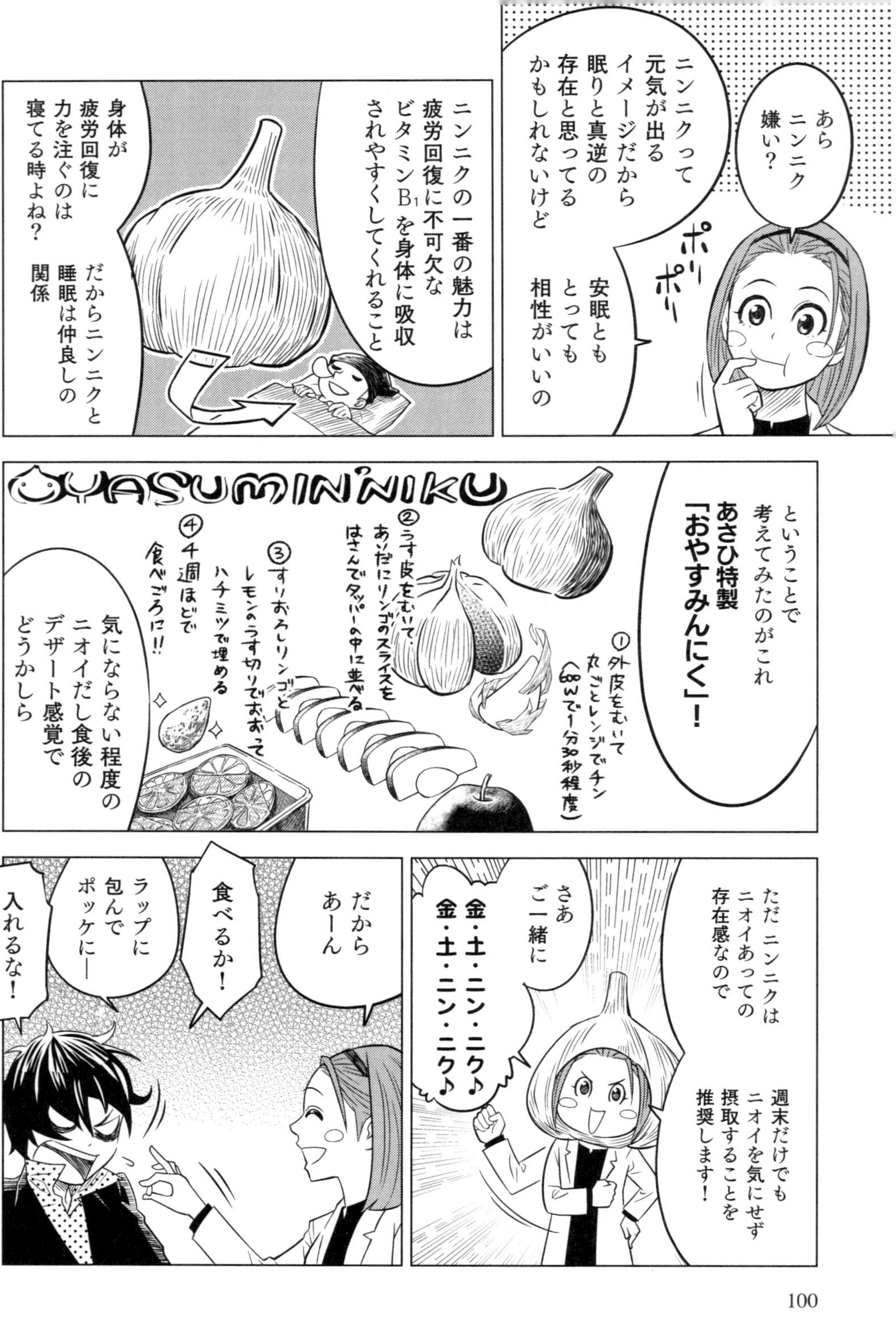
あら ニンニク 嫌い？
ポリポリ
ニンニクって 元気が出る イメージだから 眠りと真逆の 存在と思ってる かもしれないけど
安眠とも とっても 相性がいいの
ニンニクの一番の魅力は 疲労回復に不可欠な ビタミンB_1を身体に吸収 されやすくしてくれること
身体が 疲労回復に 力を注ぐのは 寝てる時よね？
だからニンニクと 睡眠は仲良しの 関係
ということで 考えてみたのがこれ
あさひ特製「おやすみんにく」！
OYASUMININIKU
①外皮をむいて 丸ごとレンジでチン (600Wで1分30秒程度)
②うす皮をむいて、あいだにリンゴのスライスを はさんでタッパーの中に並べる
③すりおろしリンゴと レモンのうす切りでおおって ハチミツで埋める
④1週ほどで 食べごろに!!
気にならない程度の ニオイだし食後の デザート感覚で どうかしら
ただニンニクは ニオイあっての 存在感なので
週末だけでも ニオイを気にせず 摂取することを 推奨します！
さあ ご一緒に
金・土・ニン・ニク♪
金・土・ニン・ニク♪
だから あーん
食べるか！
ラップに 包んで ポッケに—
入れるな！

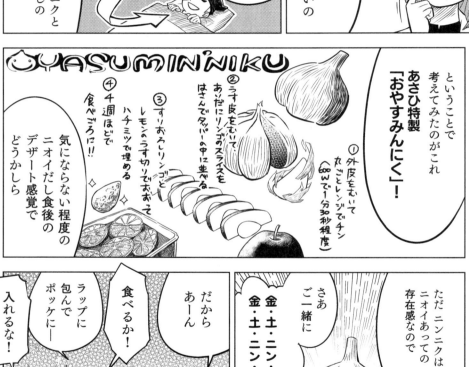

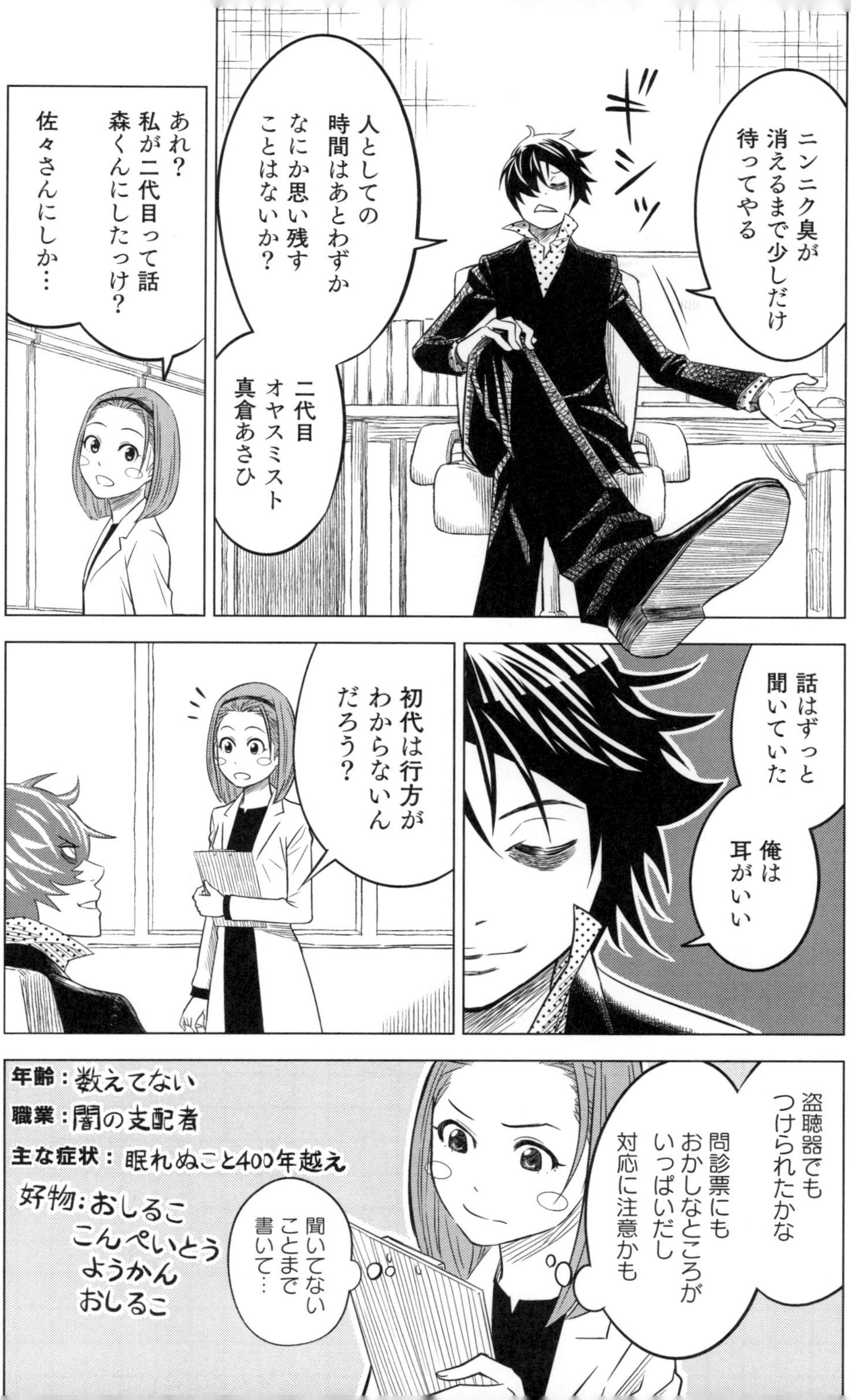
ニンニク臭が消えるまで少しだけ待ってやる
ギシッ
人としての時間はあとわずかなにか思い残すことはないか？
二代目オヤスミスト真倉あさひ
あれ？私が二代目って話森くんにしたっけ？佐々さんにしか…
話はずっと聞いていた
俺は耳がいい
初代は行方がわからないんだろう？
盗聴器でもつけられたかな
問診票にもおかしなところがいっぱいだし対応に注意かも
聞いてないことまで書いて…
年齢：数えてない
職業：闇の支配者
主な症状：眠れぬこと400年越え
好物：おしるこ
こんぺいとう
ようかん
おしるこ

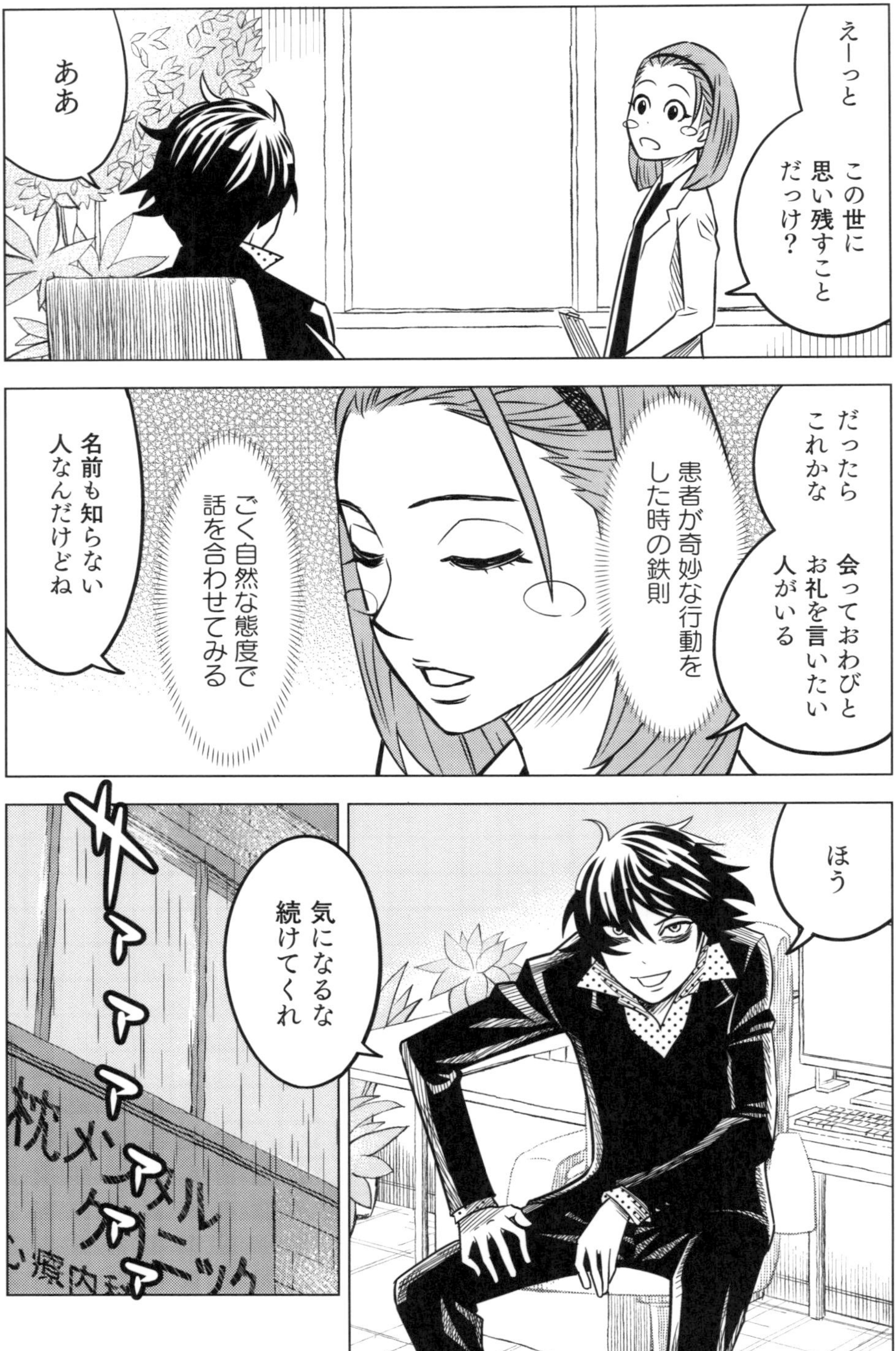
えーっと
この世に思い残すことだっけ？
ああ
だったらこれかな
会っておわびとお礼を言いたい人がいる
患者が奇妙な行動をした時の鉄則
ごく自然な態度で話を合わせてみる
名前も知らない人なんだけどね
ほう
気になるな続けてくれ
ギャアアアアアアア

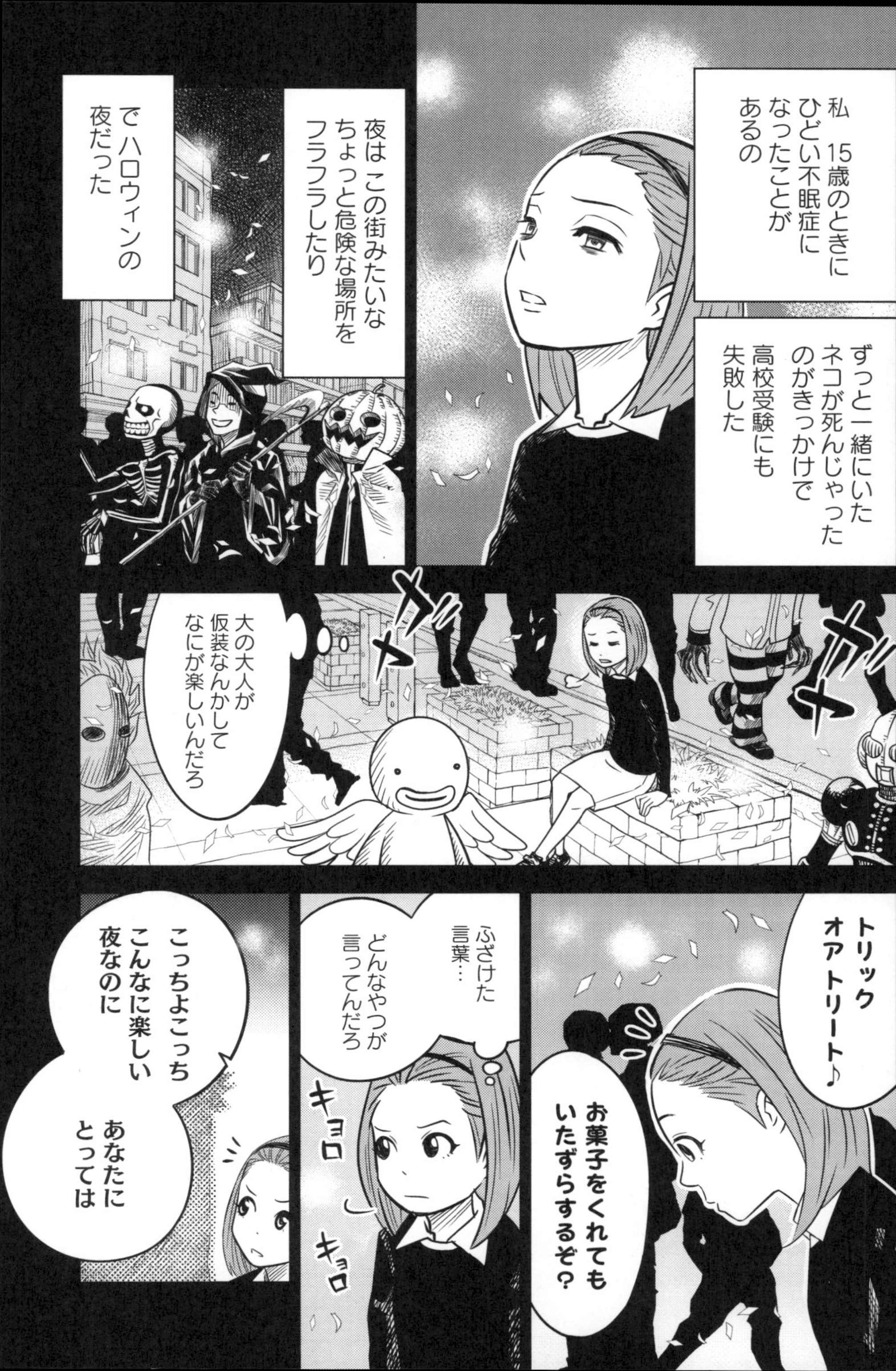

私　15歳のときにひどい不眠症になったことがあるの
ずっと一緒にいたネコが死んじゃったのがきっかけで高校受験にも失敗した
夜はこの街みたいなちょっと危険な場所をフラフラしたり
でハロウィンの夜だった
ガヤ
ガヤ
大の大人が仮装なんかしてなにが楽しいんだろ
トリックオアトリート♪
お菓子をくれてもいたずらするぞ？
ふざけた言葉…
どんなやつが言ってんだろ
キョロ
キョロ
こっちよこっちこんなに楽しい夜なのに
あなたにとっては

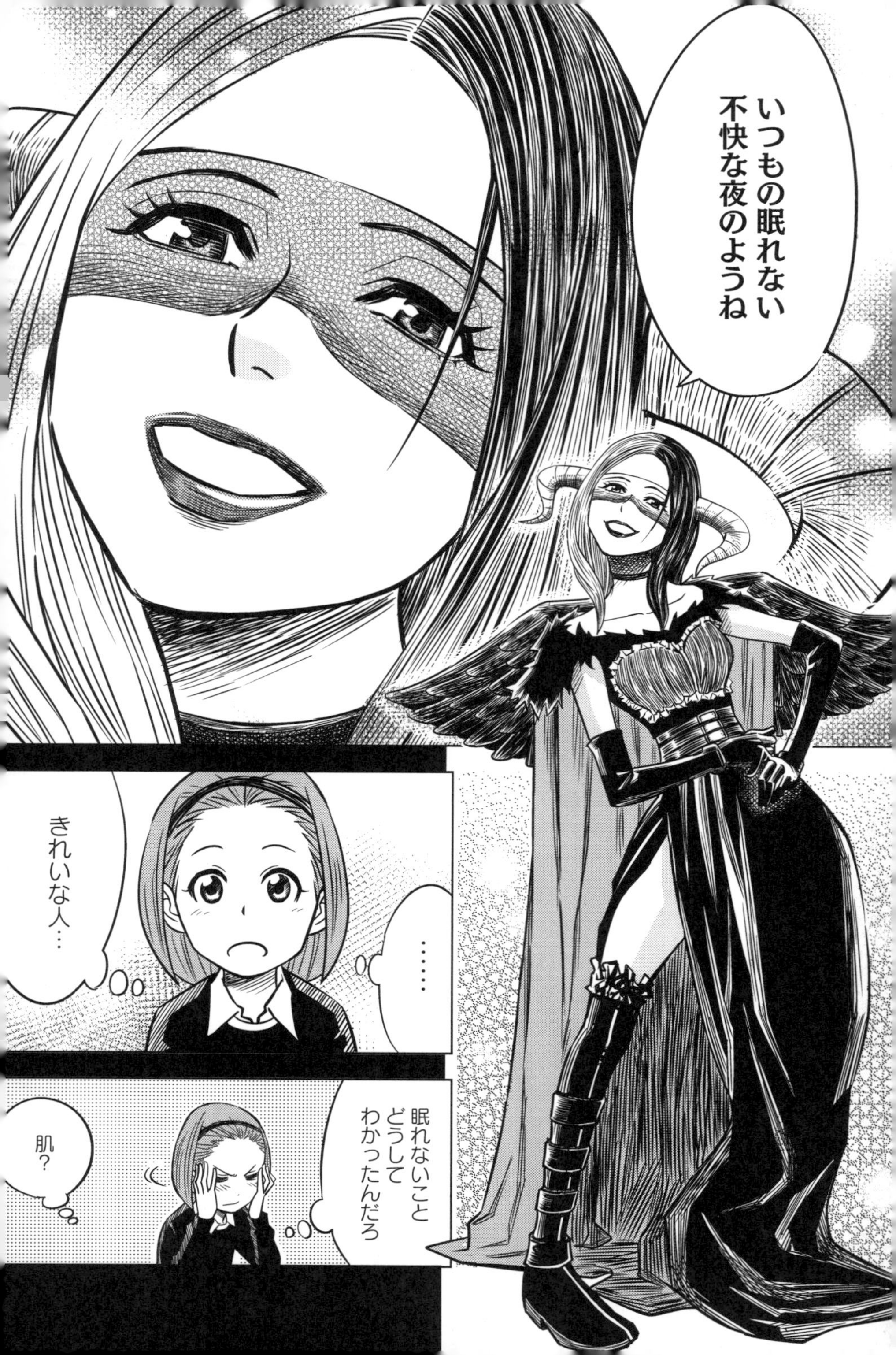
いつもの眠れない不快な夜のようね
……
きれいな人…
眠れないことどうしてわかったんだろ
肌？

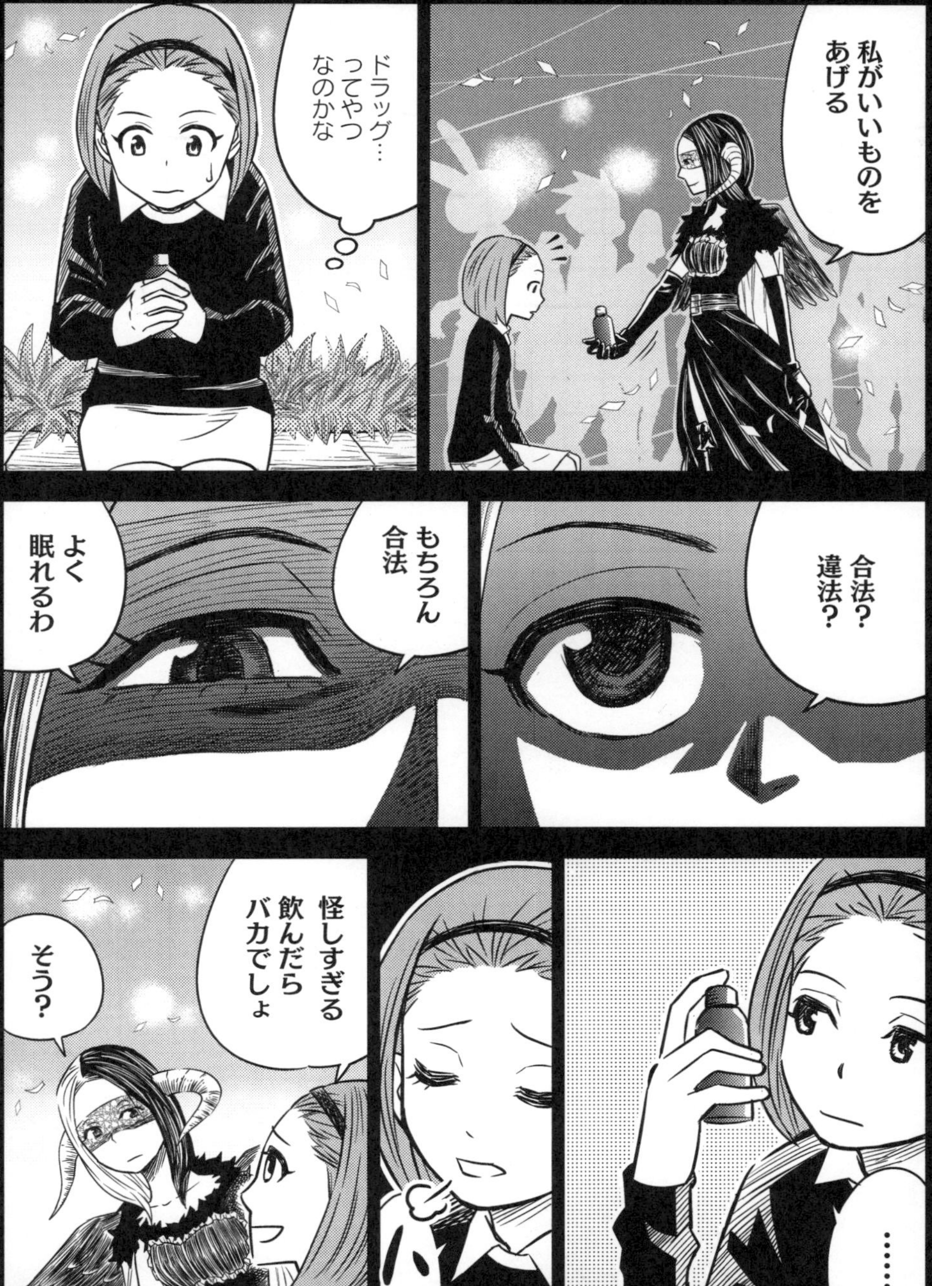
私がいいものをあげる
ドラッグ…ってやつなのかな
合法？違法？
もちろん合法
よく眠れるわ
……
ハァ
怪しすぎる飲んだらバカでしょ
そう？

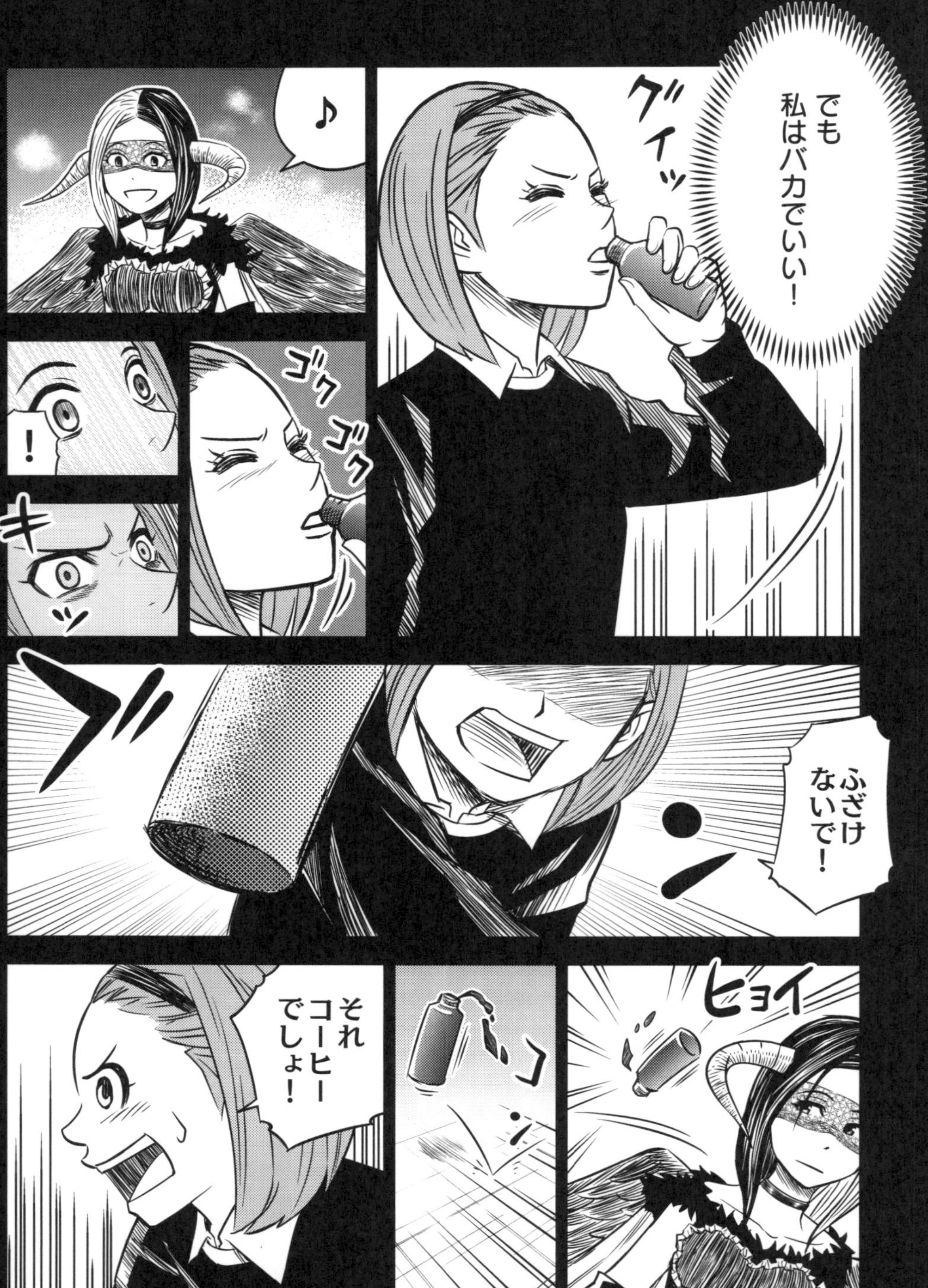
でも
私はバカでいい!
グイッ
♪
ゴクゴク
!
キッ
ふざけないで!
ヒョイ
それ
コーヒー
でしょ!

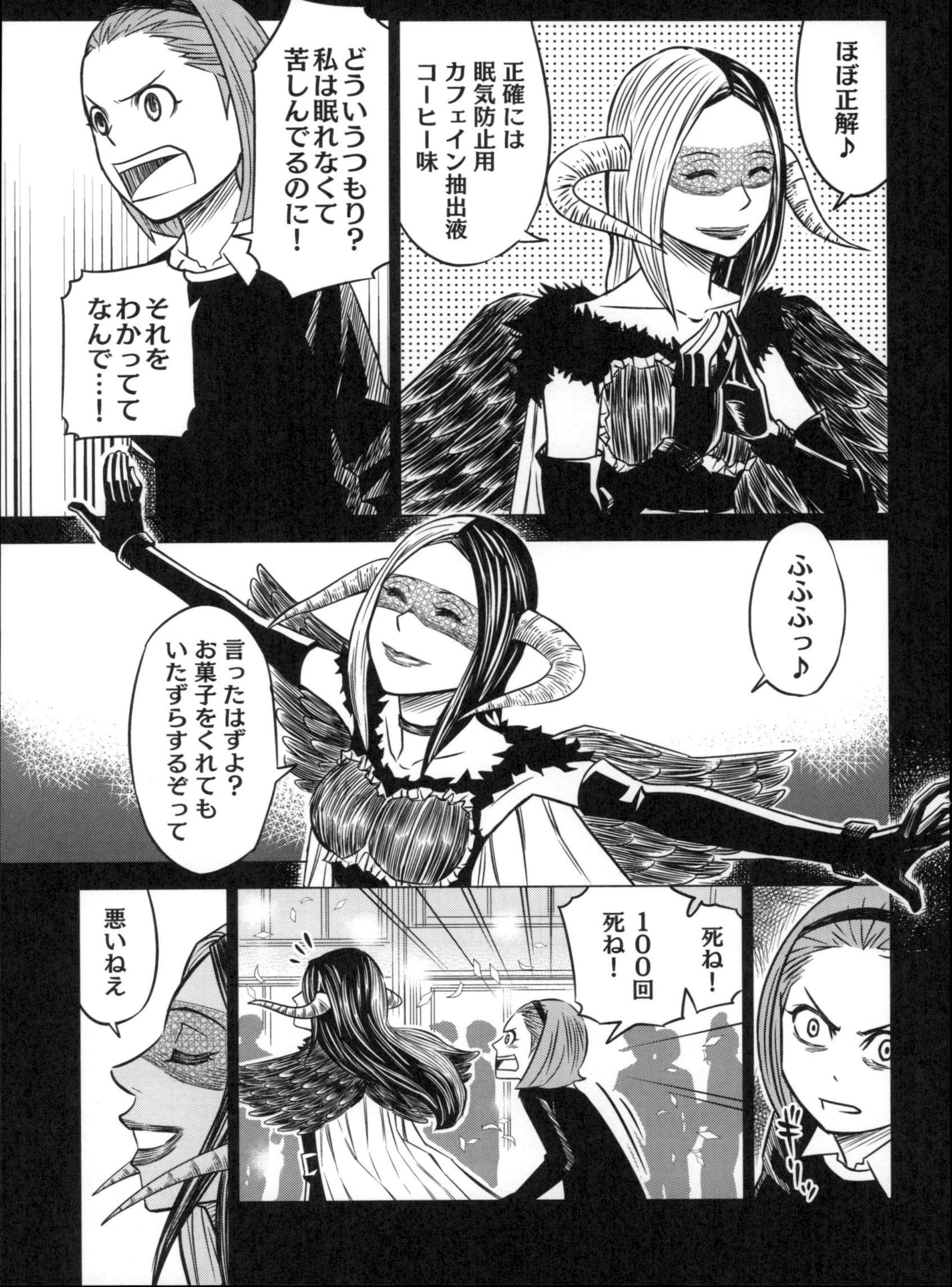
ほぼ正解♪
正確には眠気防止用カフェイン抽出液コーヒー味
どういうつもり？私は眠れなくて苦しんでるのに！
それをわかっててなんで…！
ふふふっ♪
言ったはずよ？お菓子をくれてもいたずらするぞって
死ね！100回死ね！
悪いねえ

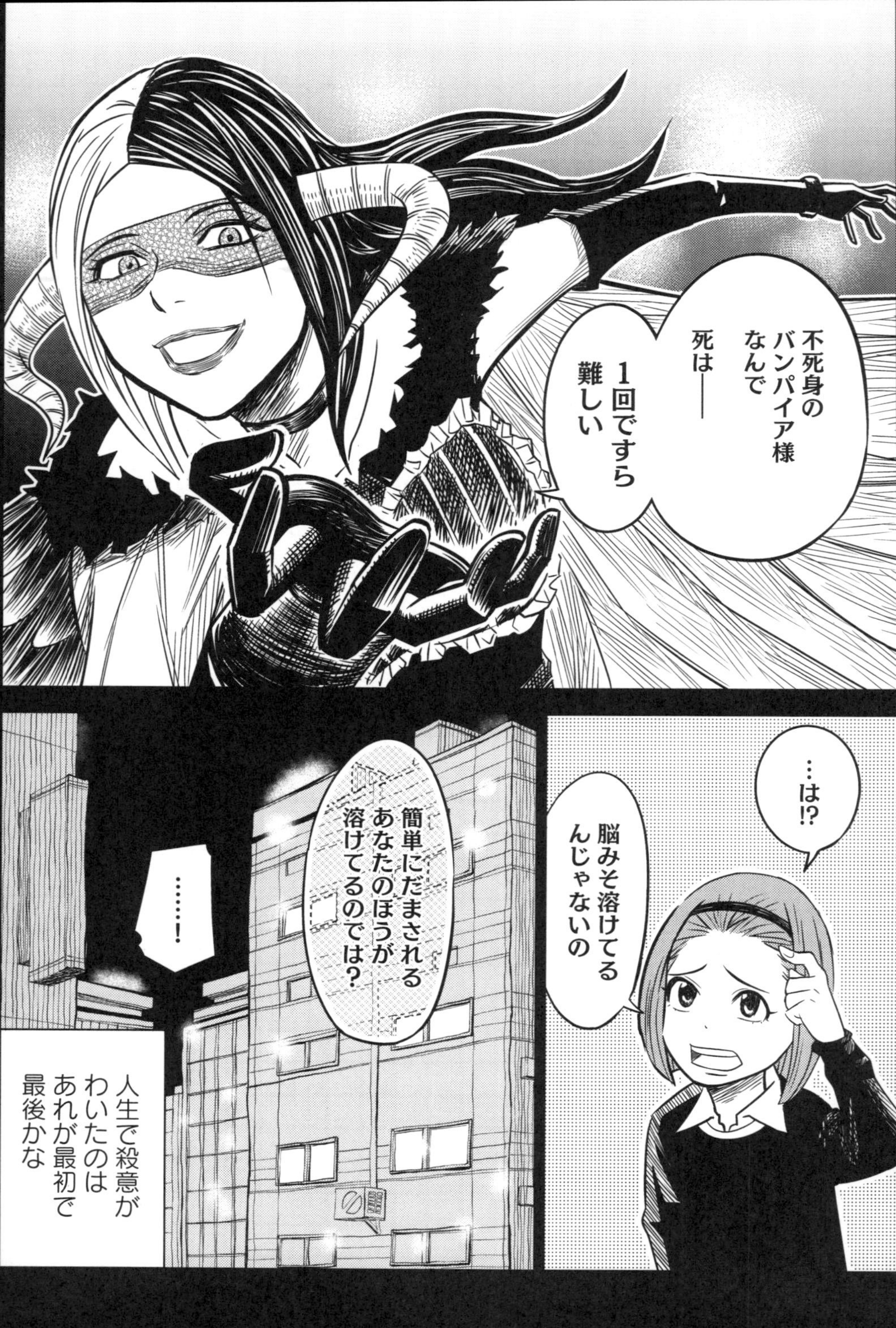
不死身のバンパイア様なんで
死は――
1回ですら難しい
…は!?
脳みそ溶けてるんじゃないの
簡単にだまされるあなたのほうが溶けてるのでは?
……!
人生で殺意がわいたのはあれが最初で最後かな

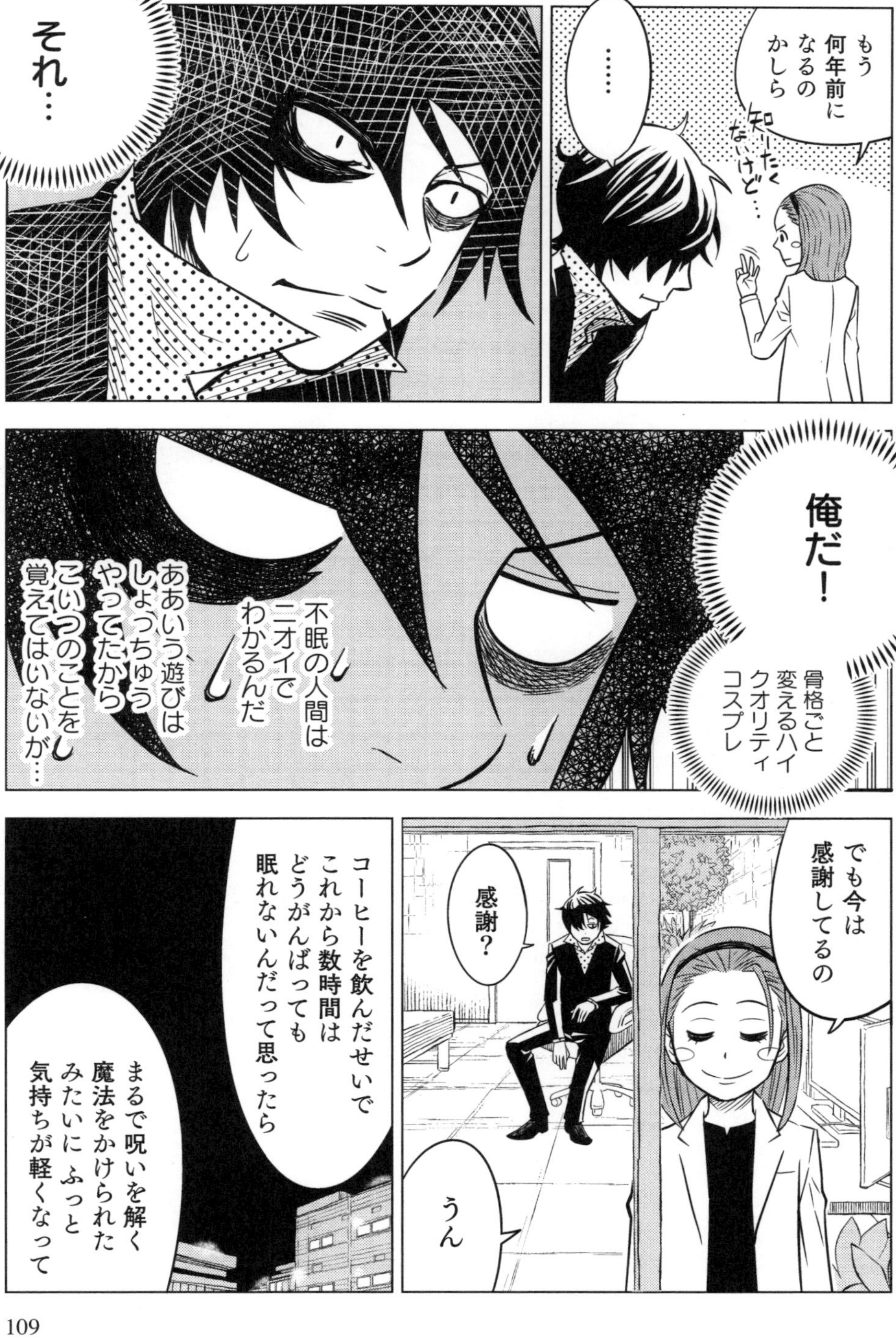
もう何年前になるのかしら
知りたくないけど…
……
それ…
俺だ！
骨格ごと変えるハイクオリティコスプレ
不眠の人間はニオイでわかるんだ
ああいう遊びはしょっちゅうやってたからこいつのことを覚えてはいないが…
でも今は感謝してるの
感謝？
うん
コーヒーを飲んだせいでこれから数時間はどうがんばっても眠れないんだって思ったら
まるで呪いを解く魔法をかけられたみたいにふっと気持ちが軽くなって

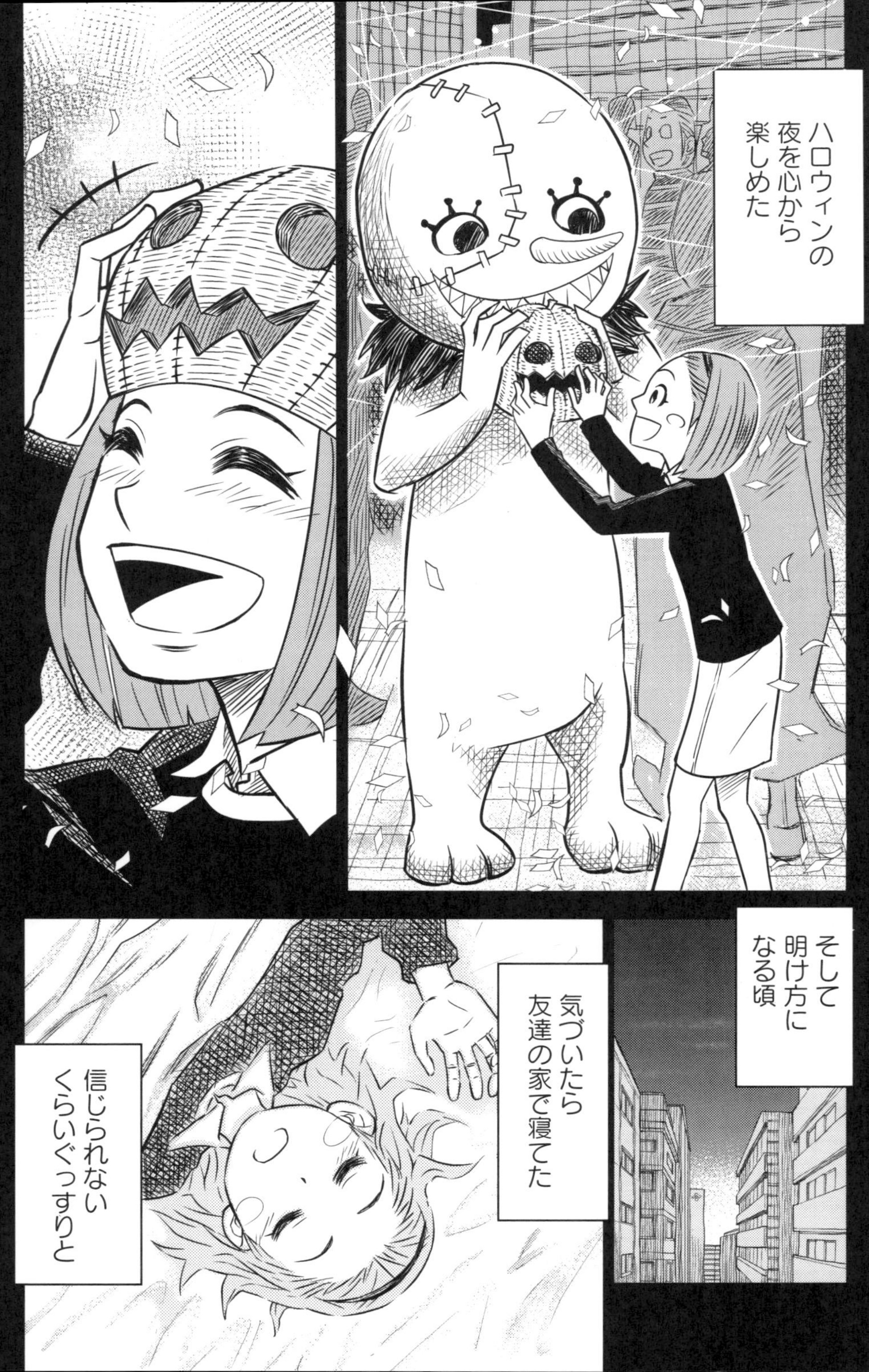
ハロウィンの夜を心から楽しめた
そして明け方になる頃
気づいたら友達の家で寝てた
信じられないくらいぐっすりと

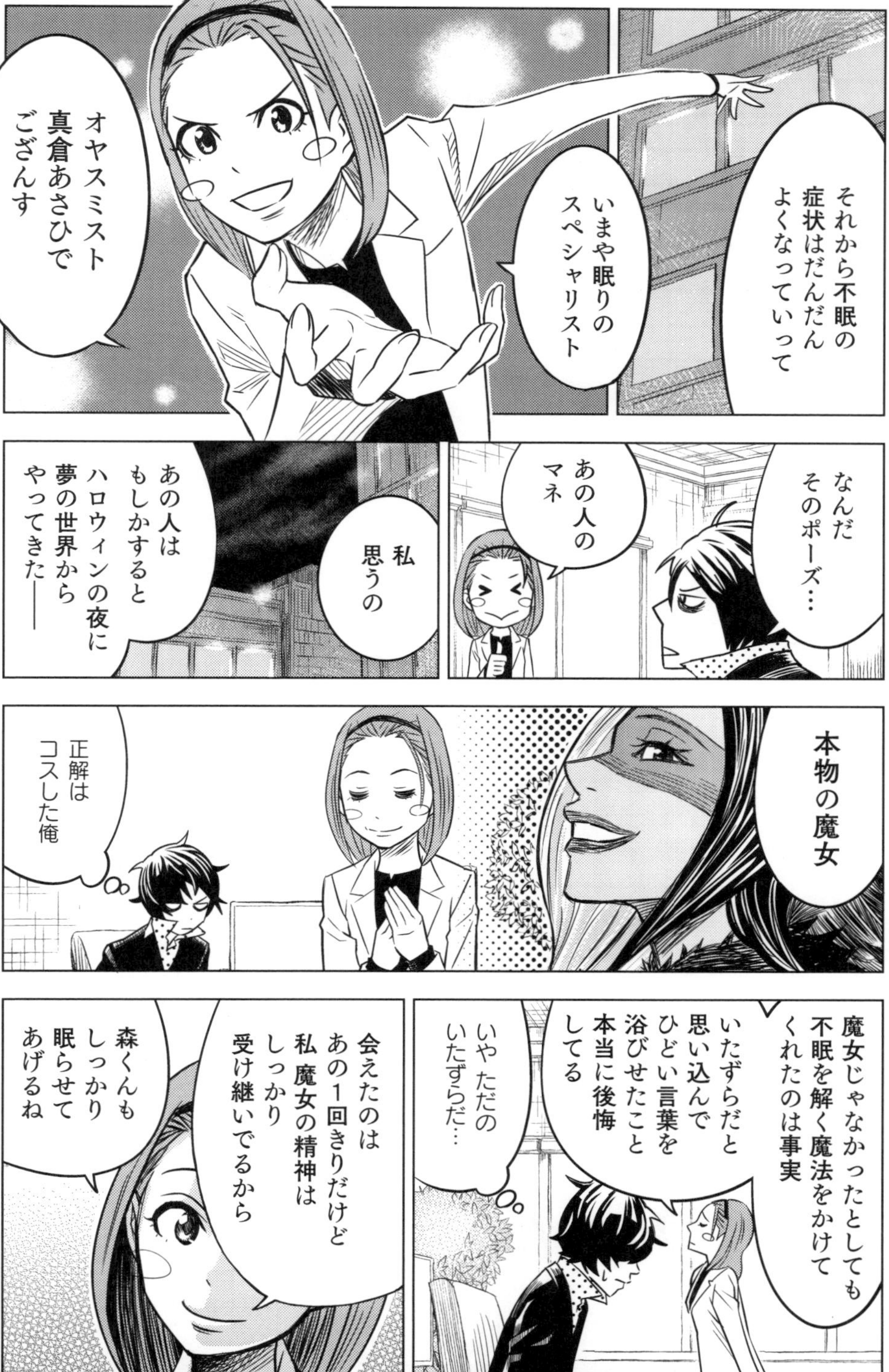

それから不眠の症状はだんだんよくなっていって
いまや眠りのスペシャリスト
オヤスミスト真倉あさひでございんす
なんだそのポーズ…
あの人のマネ
私思うの
あの人はもしかするとハロウィンの夜に夢の世界からやってきた——
本物の魔女
正解はコスした俺
魔女じゃなかったとしても不眠を解く魔法をかけてくれたのは事実
いたずらだと思い込んでひどい言葉を浴びせたこと本当に後悔してる
いやただのいたずらだ…
会えたのはあの1回きりだけど私魔女の精神はしっかり受け継いでるから
森くんもしっかり眠らせてあげるね

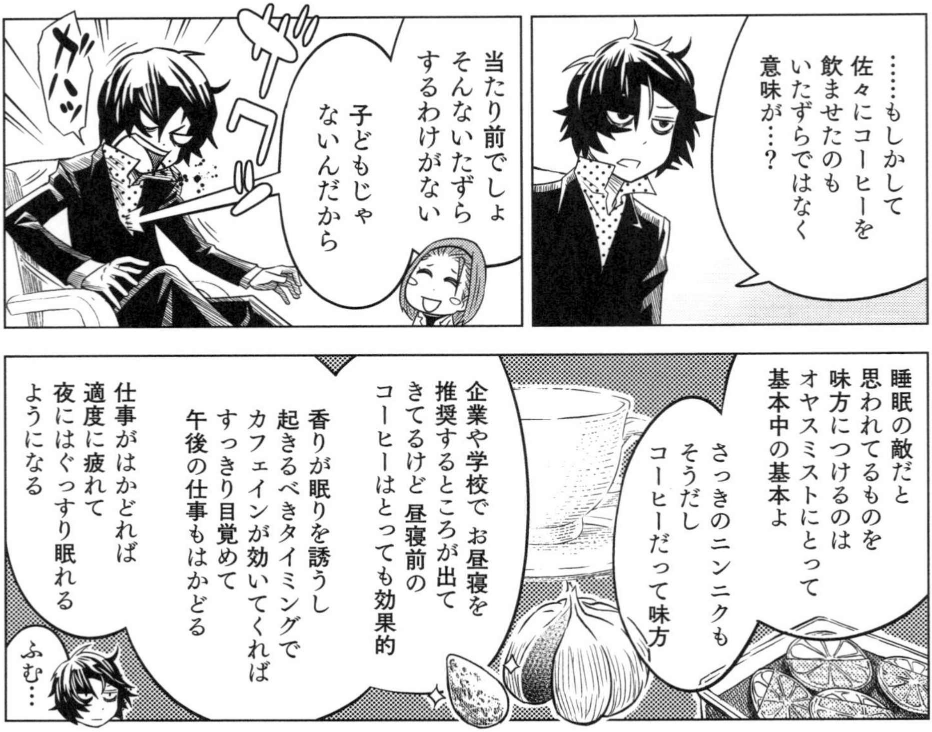
……もしかして 佐々にコーヒーを 飲ませたのも いたずらではなく 意味が…？
ザクッ
ガハッ
当たり前でしょ そんないたずら するわけがない
子どもじゃ ないんだから
睡眠の敵だと 思われてるものを 味方につけるのは オヤスミストにとって 基本中の基本よ
さっきのニンニクも そうだし コーヒーだって味方
企業や学校で お昼寝を 推奨するところが出て きてるけど 昼寝前の コーヒーはとっても効果的
香りが眠りを誘うし 起きるべきタイミングで カフェインが効いてくれば すっきり目覚めて 午後の仕事もはかどる
仕事がはかどれば 適度に疲れて 夜にはぐっすり眠れる ようになる
ふむ…

あさひオススメコーヒー 『お昼寝ブレンド』

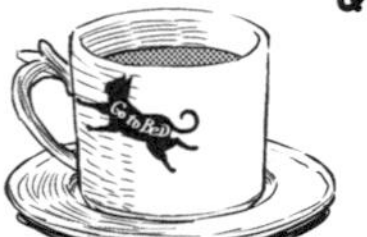

香りが脳のリラックス状態を招くグアテマラをベース（50%）に、苦みによるストレス軽減効果を期待できるマンデリン（25%）、パプアニューギニア（25%）をブレンド。香、苦み、両方のバランスを保つため、水は中硬水を使う。

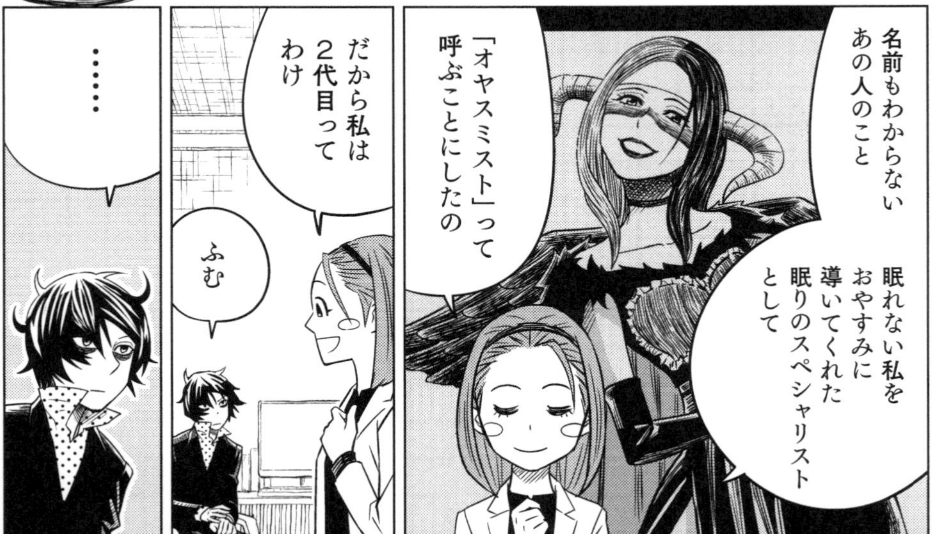
名前も わからない あの人のこと
眠れない私を おやすみに 導いてくれた 眠りのスペシャリスト として
「オヤスミスト」って 呼ぶことにしたの
だから私は 2代目って わけ
ふむ
……

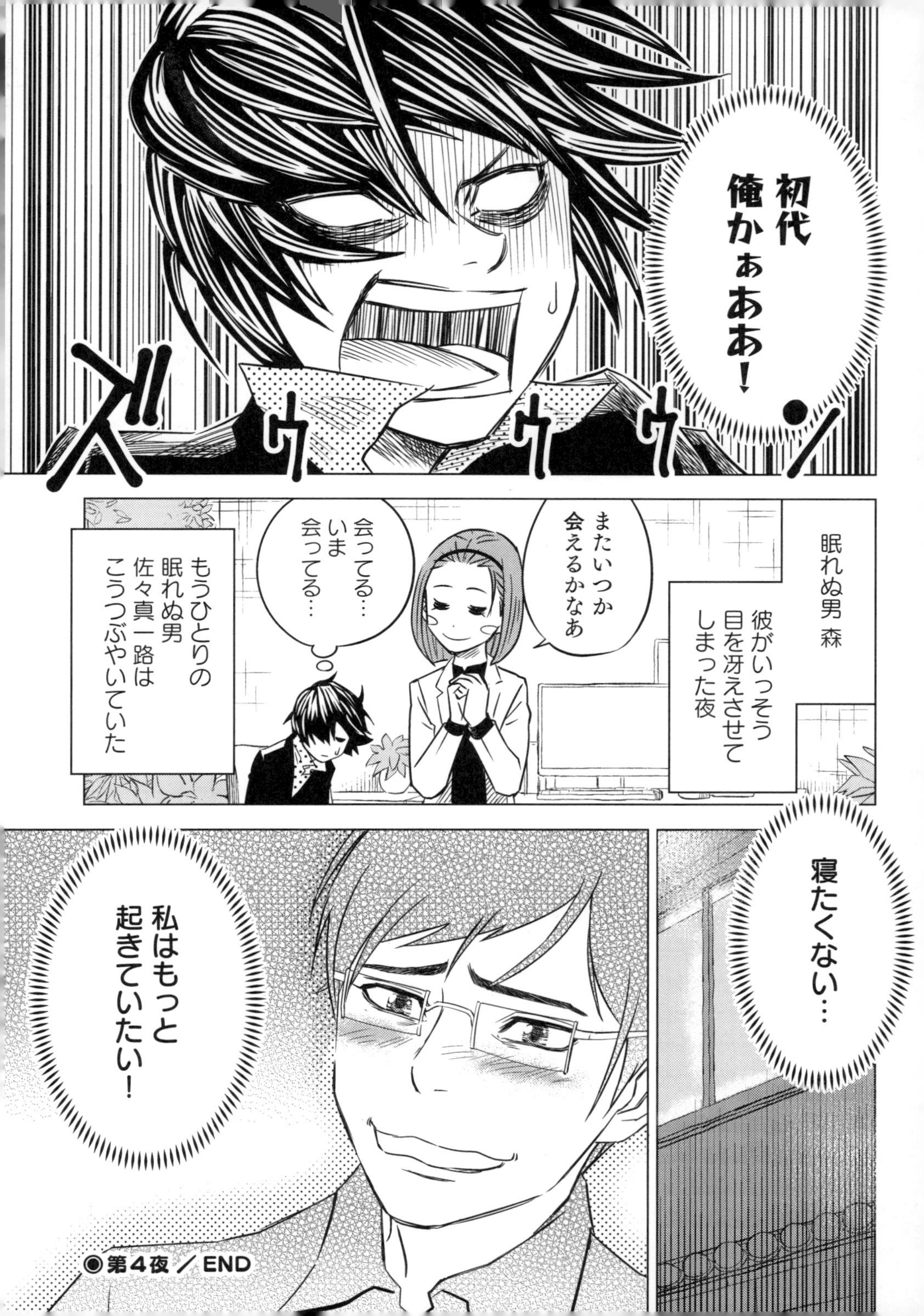
初代
俺かぁああ！
ズゥゥゥン
眠れぬ男 森
彼がいっそう目を冴えさせてしまった夜
またいつか会えるかなあ
会ってる…いま会ってる…
もうひとりの眠れぬ男 佐々真一路はこうつぶやいていた
寝たくない…
私はもっと起きていたい！
◉第４夜／END

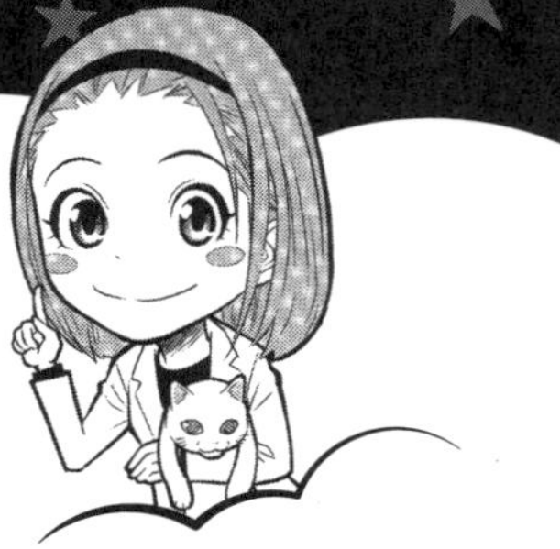

術の4

穴埋め問題に答える

つぎの文章の穴を埋めてください。

――私は眠くなると、○○が○○になる。

言い回しが変わってもかまいません。思いつくだけ書き出してください。たとえば――

私は眠くなると、目がごろごろする。
ぼくは眠くなると、後頭部が重く感じられる。
自分は眠くなると、やっていることに飽きてくる。

あくびがでる、といった誰にでも当てはまることから、足の指先がかゆくなる、といった個性的なものまでパターンは人それぞれなので、今夜も眠くなってきたら、自分の身体にどんな変化が出ているか確認してみてください。

この問いの意味は、**自分が無意識に発している「眠気のサイン」を把握**してもらうことにあります。

質の悪い睡眠が続くと、人は自分の眠気に気づけなくなってきます。本当のあなたはもう寝たいと感じているのに、自覚ができないため、寝るべきタイミングを逃してしまうのです。

人のあくびを見たらつられてあくびがでて、急に眠くなったことはありませんか？　こういう方は、自分の眠気に鈍感になっています。

じつは**眠気には、意識することでより強くなる性質**もあります。サインをひとつ発見することが、一歩も二歩もあなたを安眠に近づけるのです。身近な人に尋ねてみるのもいいでしょう。あなただけが気づいていないない、おもしろいサインがあるかもしれません。

睡眠はネコのごとし

それぞれにくせがあるので知っておこう

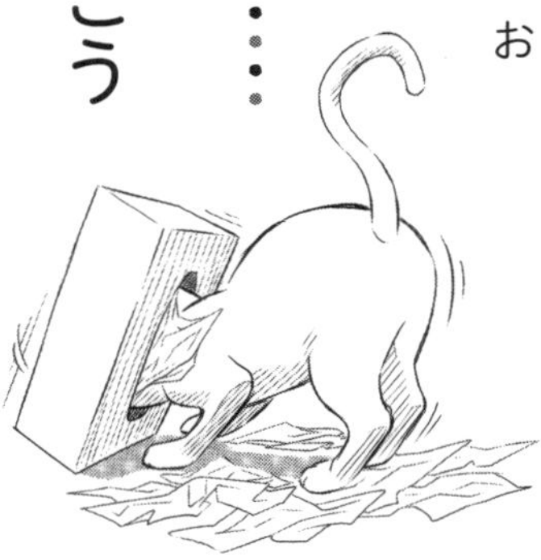

ノンレムという海に潜る！

33ページで必要な睡眠量についてふれましたが、適切な睡眠のとり方についてしっかり考えるなら、「量」だけでなく「質」についても考える必要があります。

質とはなにか、を端的にいうなら、それは「深さ」です。

眠っている状態の脳内には、**「レム睡眠」**と**「ノンレム睡眠」**という2種の睡眠が、一晩あたり4、5回、交互にやってきます。浅い眠りがレム睡眠、深い眠りがノンレム睡眠という認識をされていて、脳はこの2つのあいだを行ったり来たりしながら、その1日の整理や翌日への準備を進めます。

その夜の「最初」にやってくるノンレム睡眠を「早く」「深い」ものに導ければ、その睡眠は「質の高い」睡眠になります。

なぜ「最初」が肝心かというと、睡眠の深さの限界値は、その日最初のノンレム睡眠の深さに設定されるからです。

つまり最初のノンレム睡眠を浅いものにしてしまうと、それ以降のノンレム睡眠も、それとおなじ、もしくはそれ以下の深

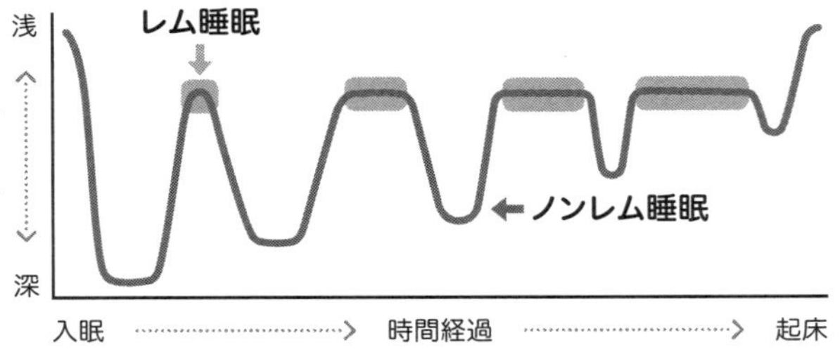

レム睡眠
眠っていても眼球に動きが見られる状態で、脳は活動的。

ノンレム睡眠
眼球に動きが見られない状態で、脳の活動は休止ぎみ。

さにしかならなくなるのです。

結果として、たとえ長く眠ろうと満たされないまま朝を迎えてしまい、その日を、たくさん寝たのに睡眠不足、という納得のいかない状態でスタートさせることになります。量が充分だからといって、油断しないようにしましょう。

睡眠の質が見えるようにする

質を上げれば量を減らせる。そんな解釈はおすすめできませんが、質を上げることで量の不足を少しでも補いたい、そんな思いを抱く人は少なくないでしょう。

質のよしあしは、量の多い少ないにくらべて判断しづらいものですが、睡眠記録を見れば問題点を把握することができます。

みなさんの記録に、つぎのような点は見られませんか？　これらは睡眠の質を下げる要因なので、改善できればより心地よい眠りにつながります。

・起床時間が曜日によってばらばら。
……→**可能な曜日だけでもそろえる**（64ページ参照）。
・就寝後3時間以内に目が覚めている。
……→**お風呂など、就寝時の眠気を強くする方法を試す**（90ページ参照）。
・眠りに落ちるまでに時間がかかっている。

……→**いったんベッドから出る（88ページ参照）**。

・30分以上の昼寝をとっている。

……→**適切な長さか検討する（170ページ参照）**。

・夕方にうとうと、居眠りするのが習慣になっている。

……→**体を動かすなどして眠らない日を作っていく（196ページ参照）**。

記録に残さなくても、自覚ができることで改善の余地があるものとして、**夕方以降のカフェインの摂取、夕食後の過度な運動、夜に強い光を浴びる、寝る直前までネットやゲームをする、酒酔いを寝るきっかけにする**、といったことが挙げられます。

こういった眠りを浅くする要因を控えつつ、本書の中でできそうだと思えたことは試してみてください。自分に合いそうだと感じられたら、継続してみましょう。

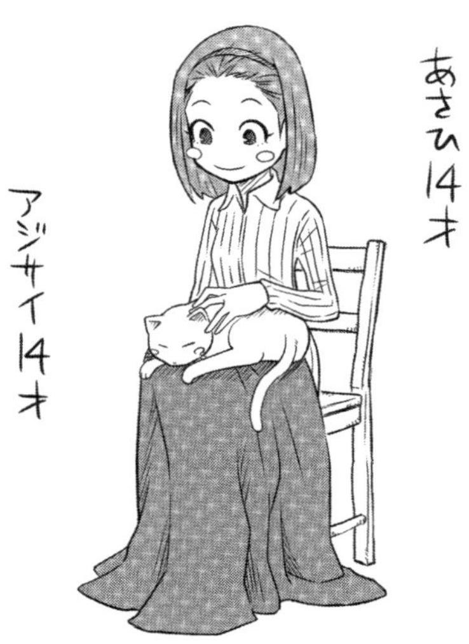

第5夜
21st June 1582

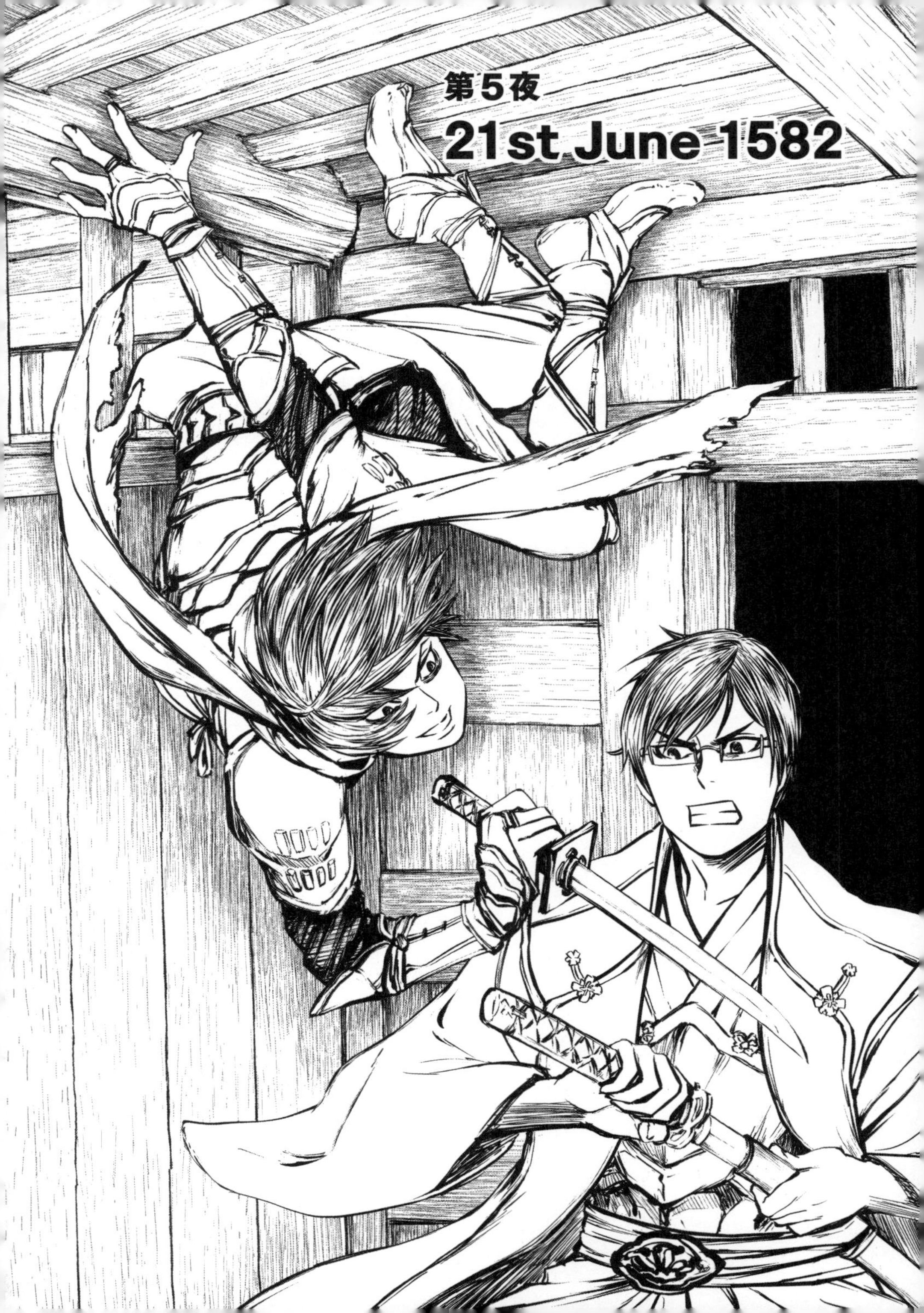

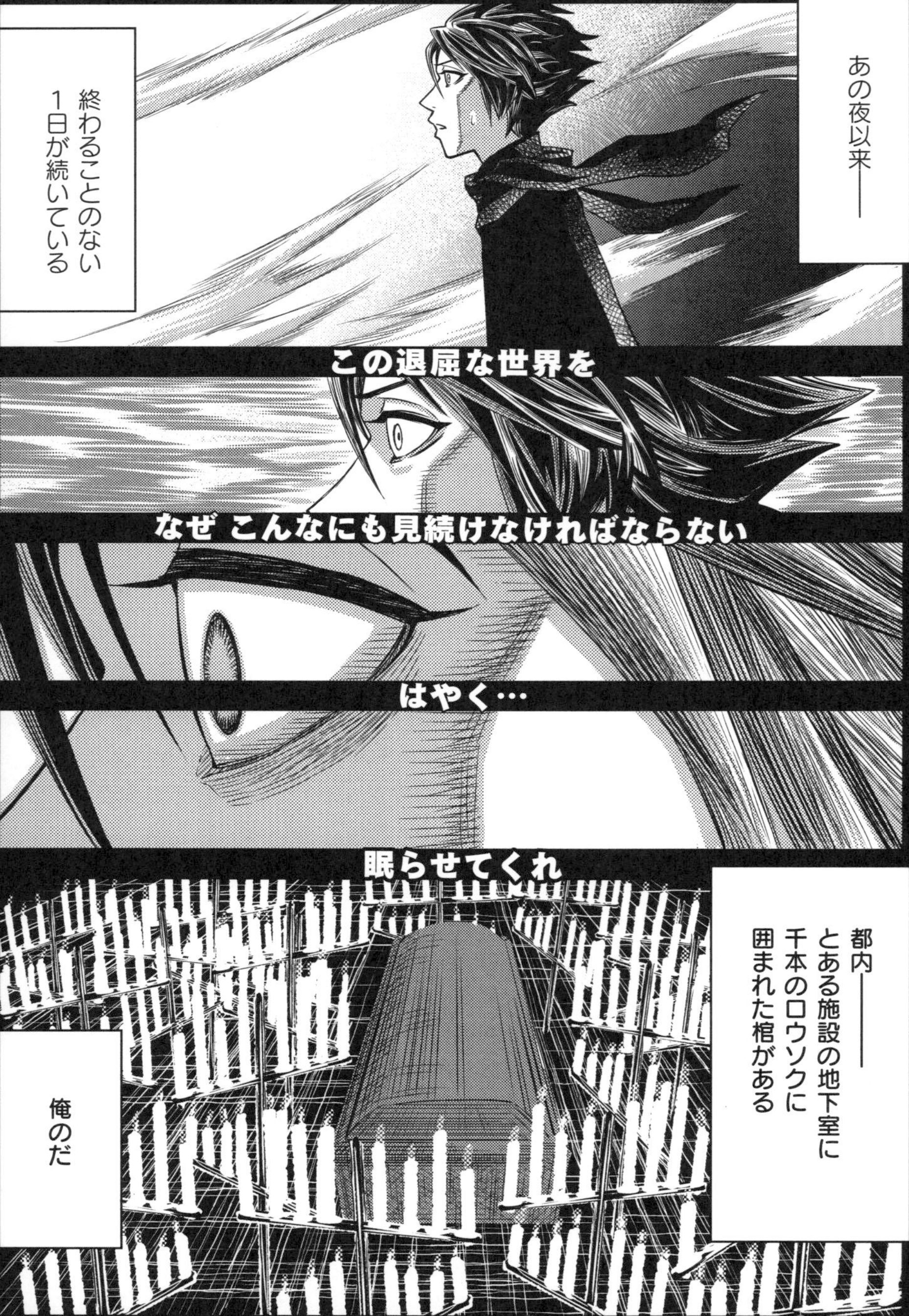

あの夜以来――
終わることのない1日が続いている
この退屈な世界を
なぜ こんなにも見続けなければならない
はやく…
眠らせてくれ
都内―― とある施設の地下室に千本のロウソクに囲まれた棺がある
俺のだ

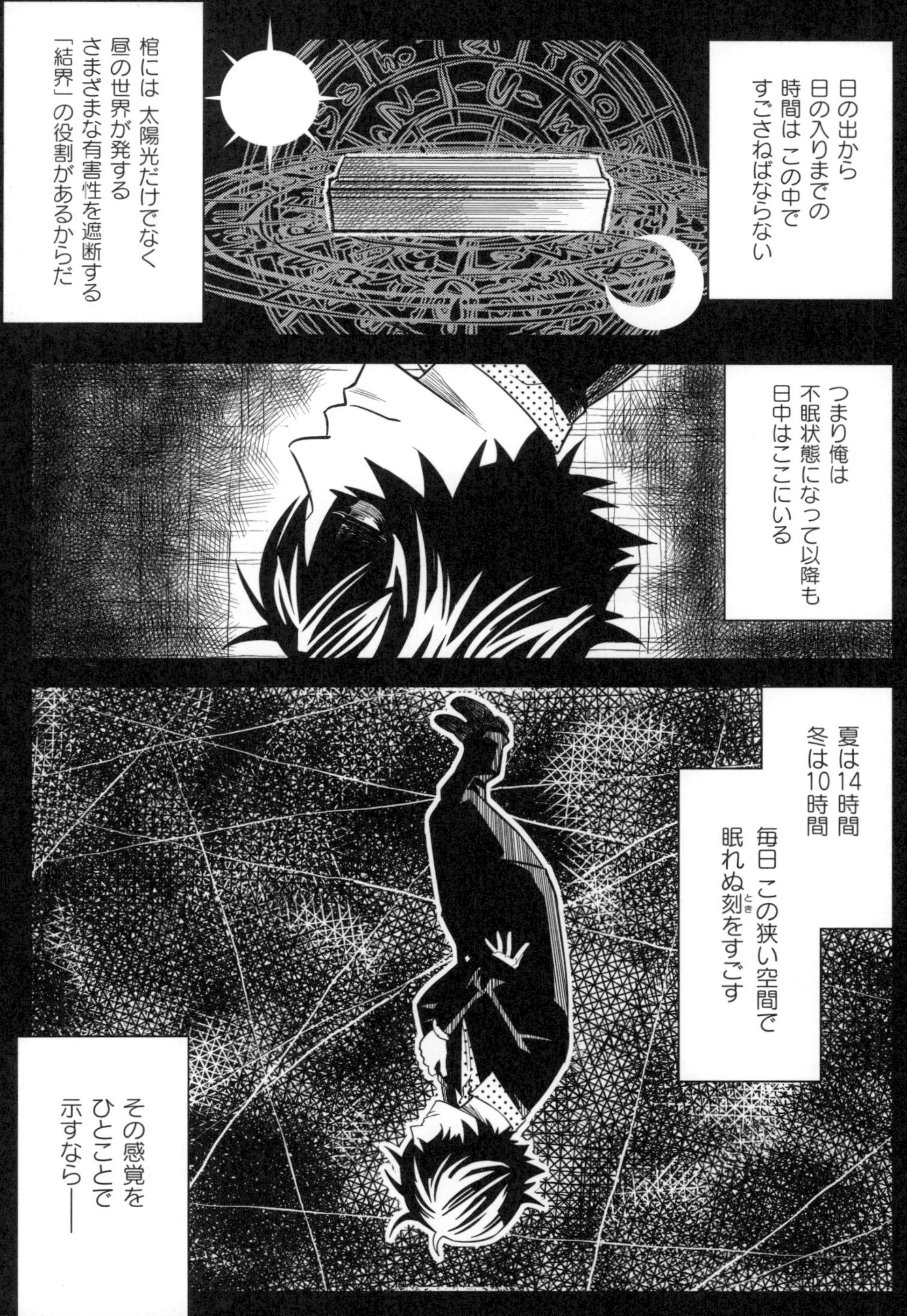
日の出から
日の入りまでの
時間は この中で
すごさねばならない
棺には 太陽光だけでなく
昼の世界が発する
さまざまな有害性を遮断する
「結界」の役割があるからだ
つまり俺は
不眠状態になって以降も
日中はここにいる
夏は14時間
冬は10時間
毎日 この狭い空間で
眠れぬ刻《とき》をすごす
その感覚を
ひとことで
示すなら——

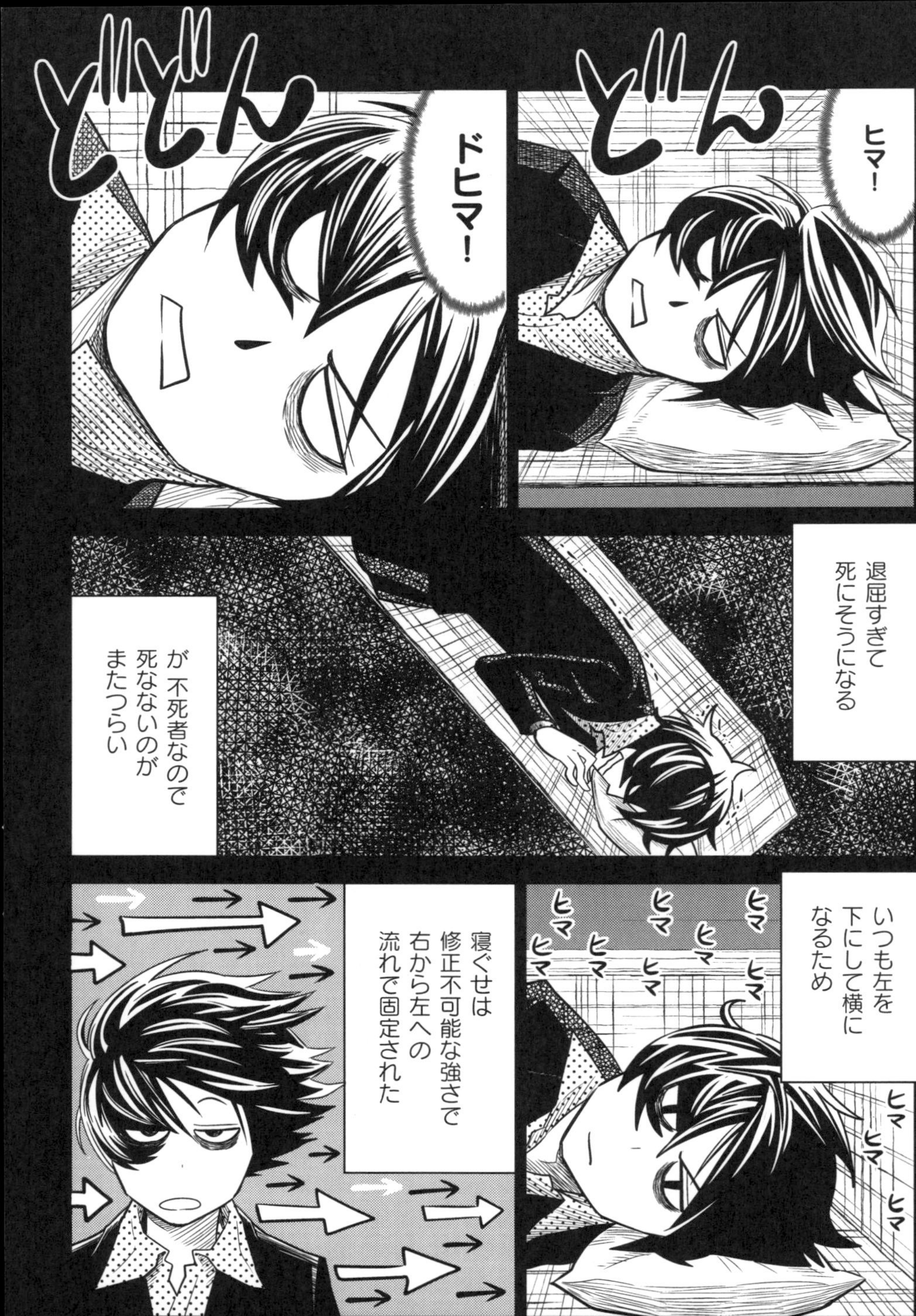
どでん
ヒマ!
どでん
ドヒマ!
退屈すぎて
死にそうになる
が不死者なので
死なないのが
またつらい
いつも左を
下にして横に
なるため
ヒマ ヒマ ヒマ ヒマ ヒマ ヒマ ヒマ ヒマ ヒマ
ヒマ ヒマ ヒマ
寝ぐせは
修正不可能な強さで
右から左への
流れで固定された

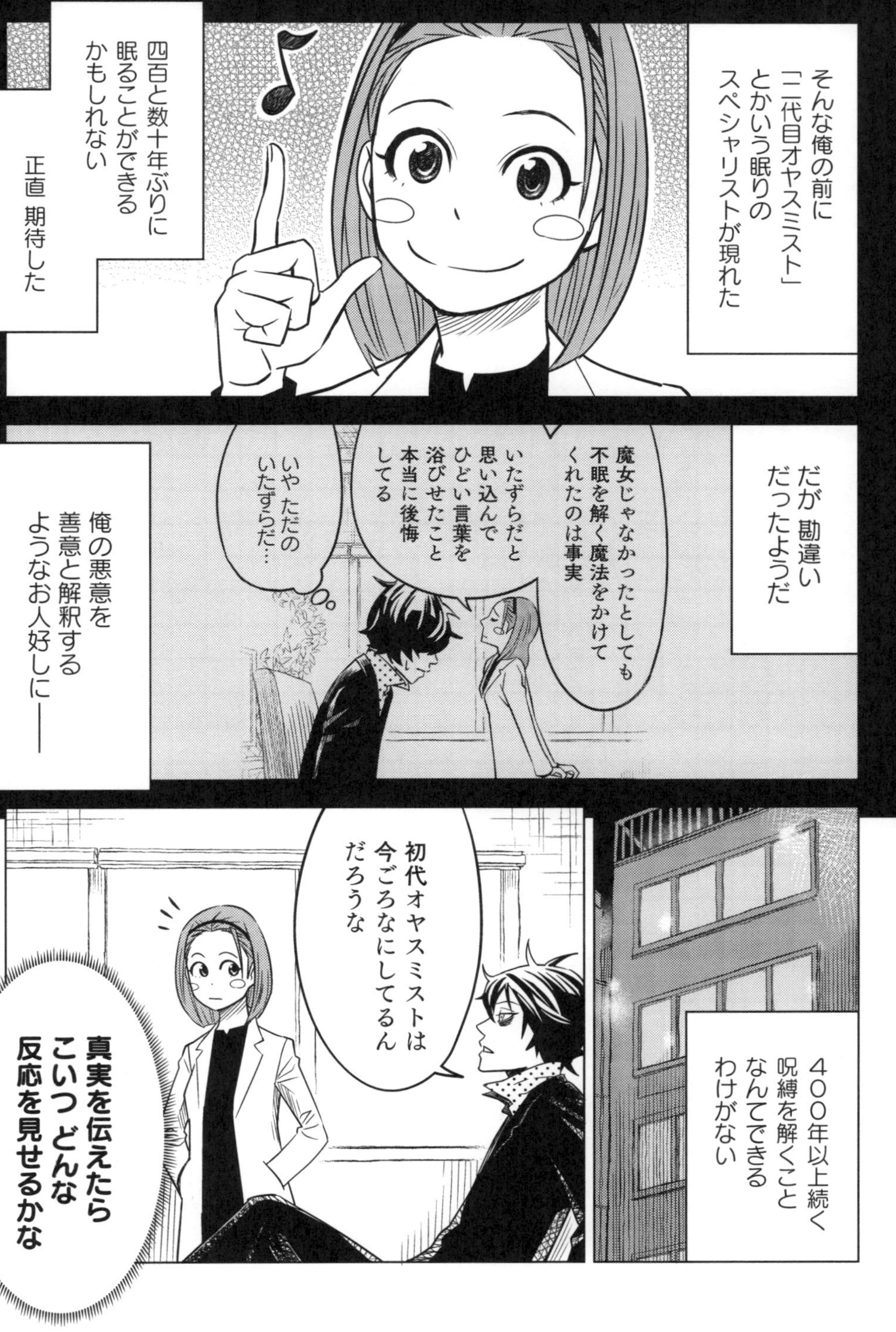
そんな俺の前に「二代目オヤスミスト」とかいう眠りのスペシャリストが現れた
四百と数十年ぶりに眠ることができるかもしれない
正直 期待した
だが 勘違いだったようだ
魔女じゃなかったとしても不眠を解く魔法をかけてくれたのは事実
いたずらだと思い込んでひどい言葉を浴びせたこと本当に後悔してる
いや ただのいたずらだ…
俺の悪意を善意と解釈するようなお人好しに――
400年以上続く呪縛を解くことなんてできるわけがない
初代オヤスミストは今ごろなにしてるんだろうな
真実を伝えたら こいつ どんな反応を見せるかな

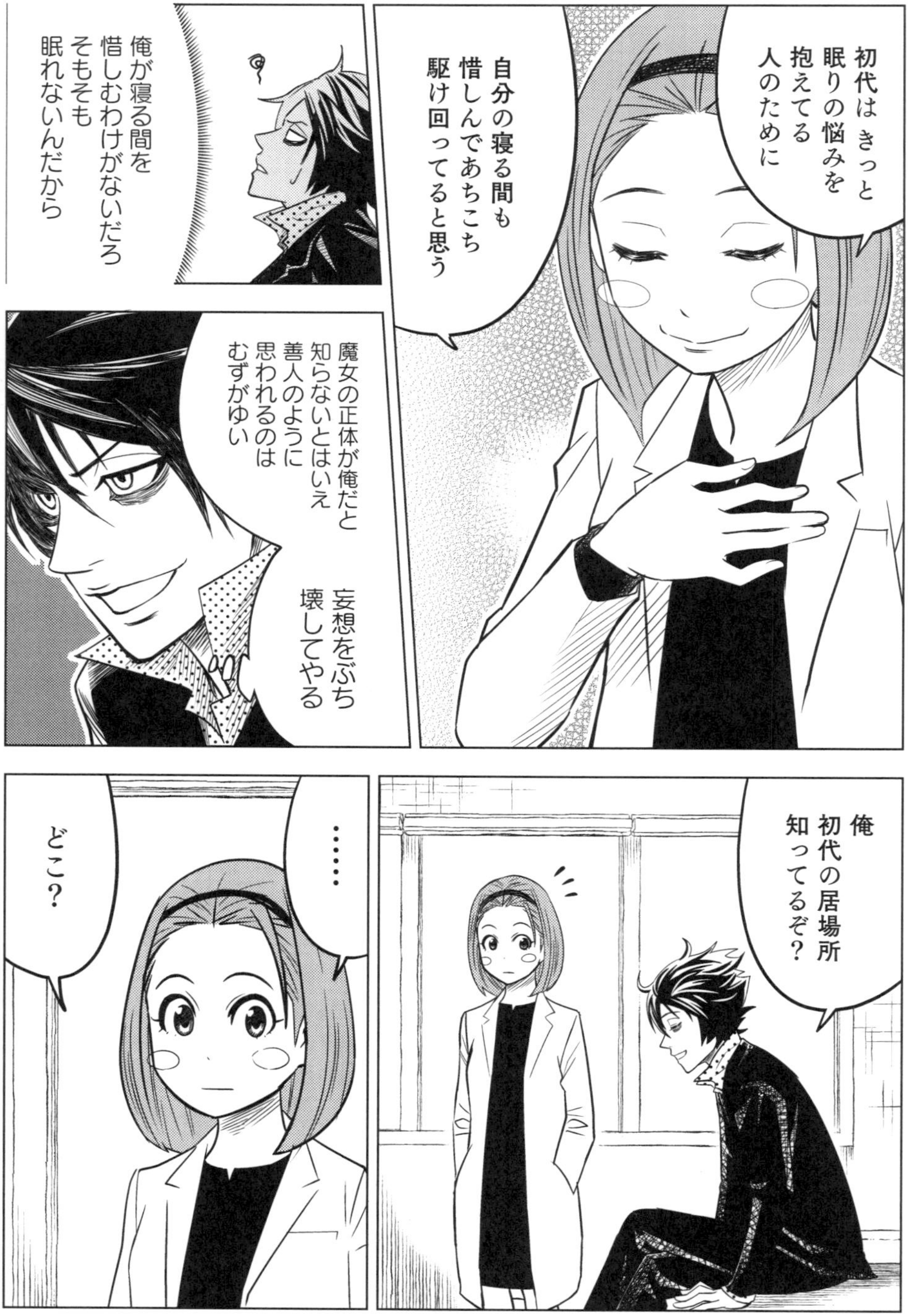
初代はきっと
眠りの悩みを
抱えてる
人のために
自分の寝る間も
惜しんであちこち
駆け回ってると思う
俺が寝る間を
惜しむわけがないだろ
そもそも
眠れないんだから
魔女の正体が俺だと
知らないとはいえ
善人のように
思われるのは
むずがゆい
妄想をぶち
壊してやる
俺
初代の居場所
知ってるぞ？
……
どこ？

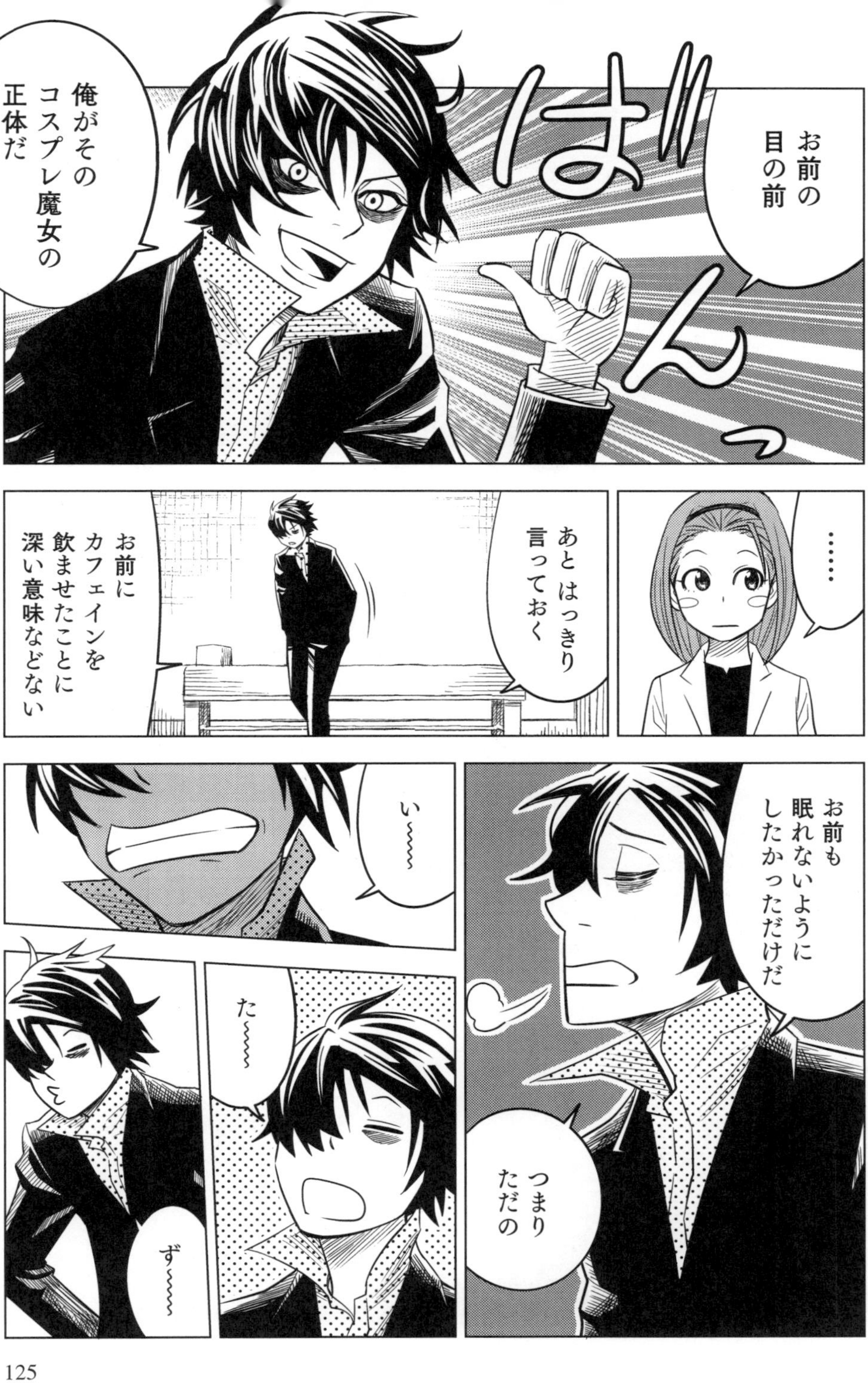
ばぁんっ
お前の目の前
俺がそのコスプレ魔女の正体だ
……
あとはっきり言っておく
お前にカフェインを飲ませたことに深い意味などない
お前も眠れないようにしたかっただけだ
い〜〜〜〜
つまりただの
た〜〜〜〜
ず〜〜〜〜

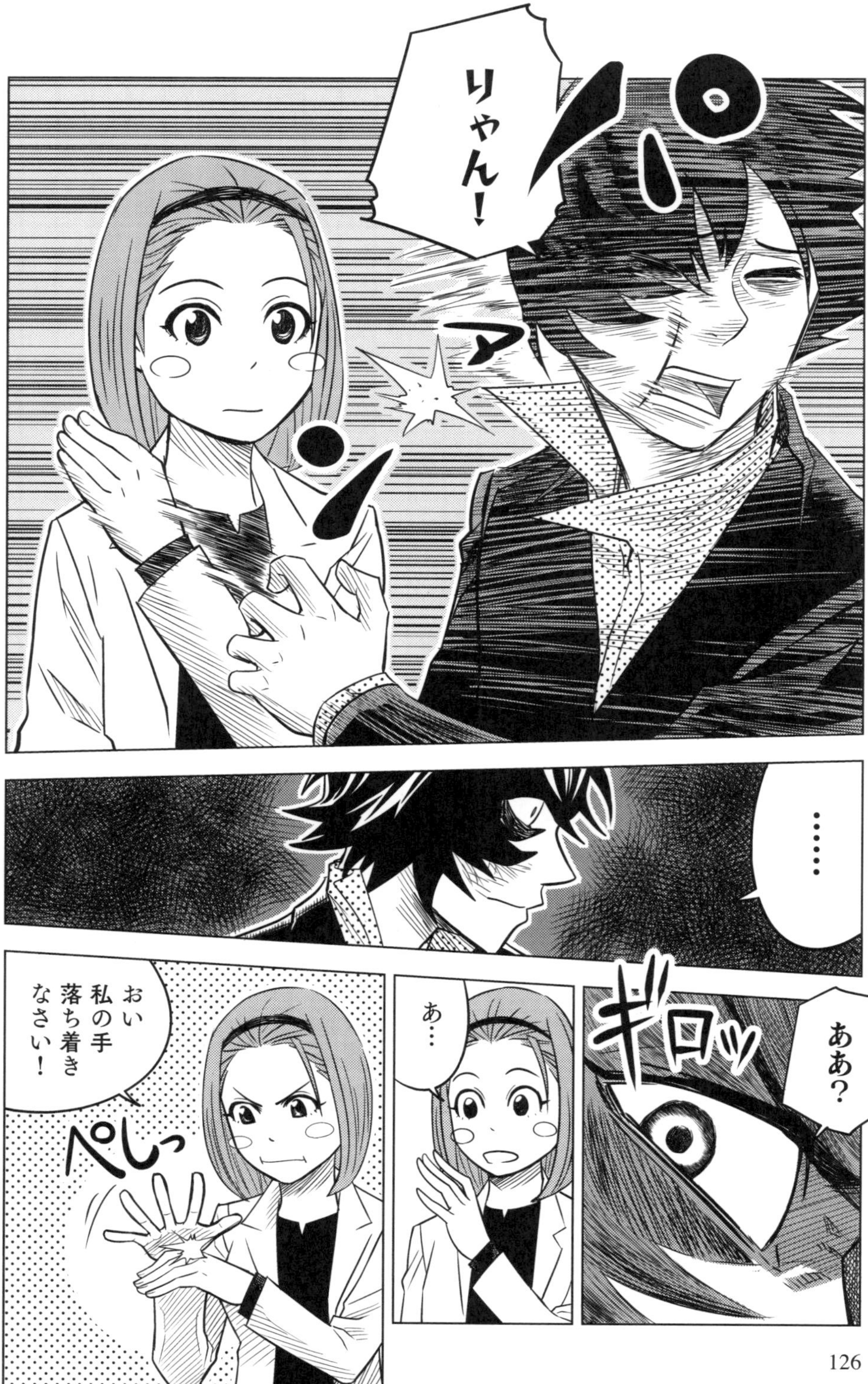
パりゃん！
パ
……
ああ？
ギロッ
あ…
おい
私の手
落ち着き
なさい！
ぺしっ

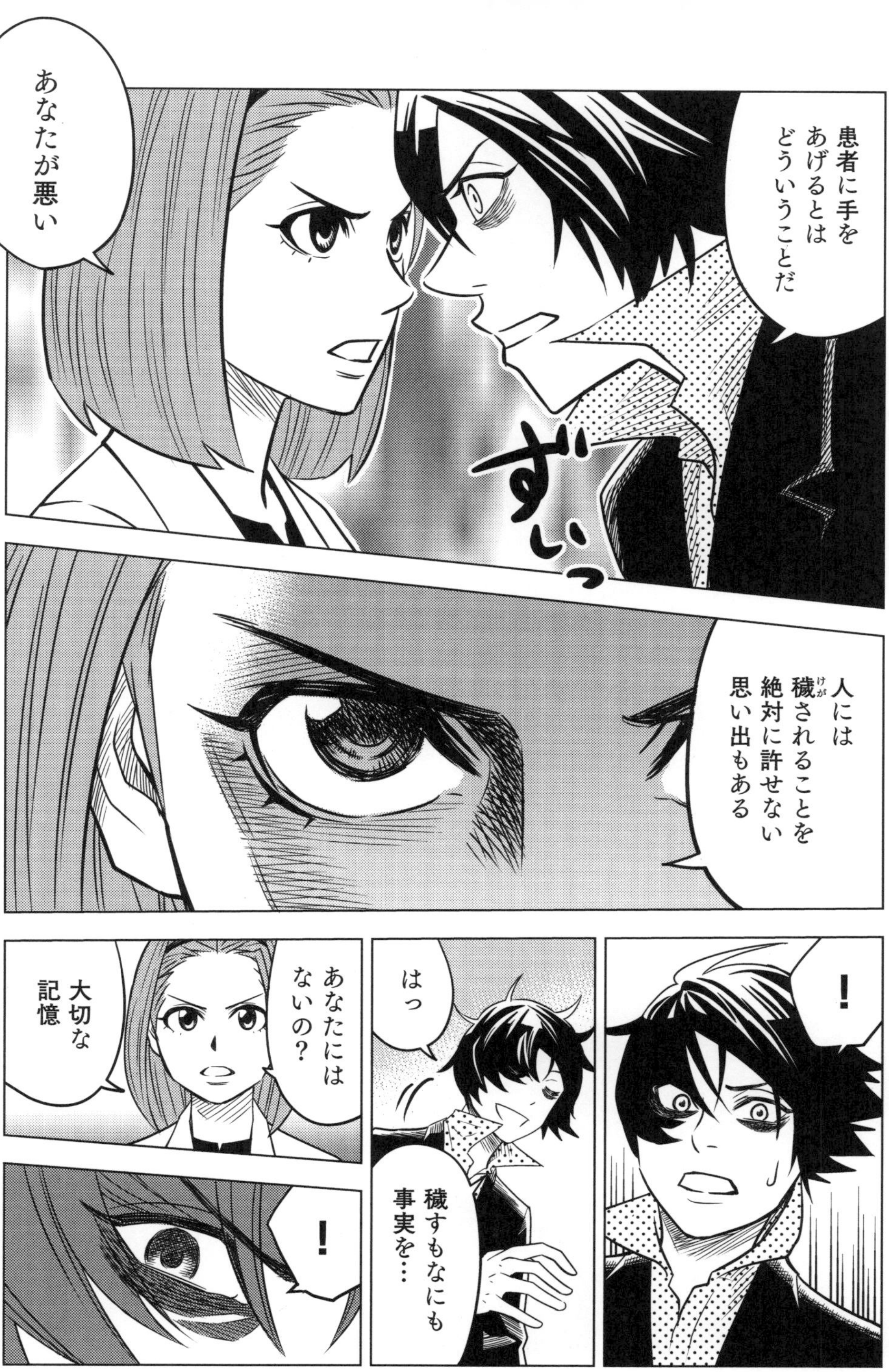
患者に手をあげるとはどういうことだ
あなたが悪い
ずいっ
人には穢《けが》されることを絶対に許せない思い出もある
!
はっ
あなたにはないの?
大切な記憶
!
穢すもなにも事実を…

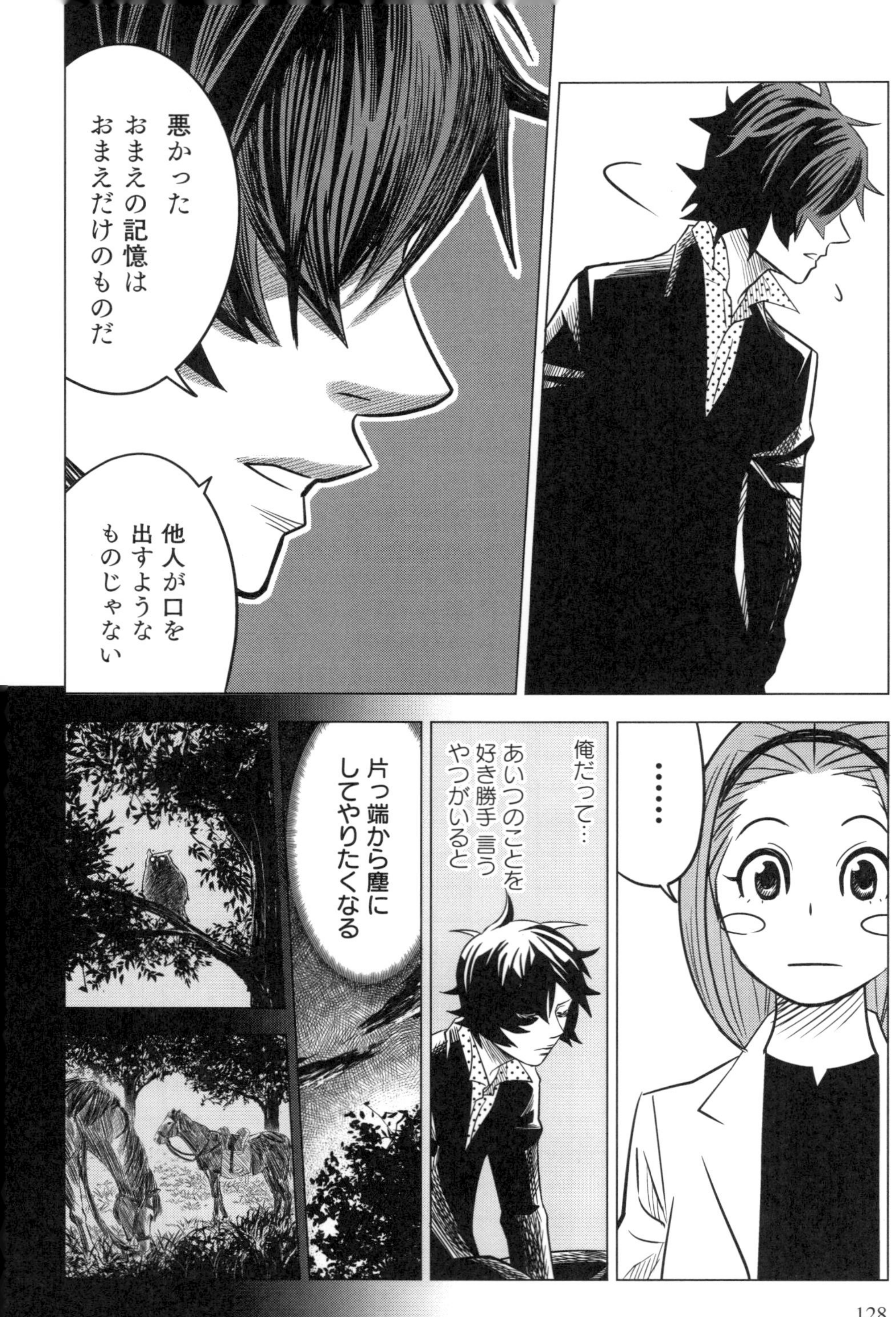
悪かった
おまえの記憶は
おまえだけのものだ
他人が口を
出すような
ものじゃない
……
俺だって…
あいつのことを
好き勝手 言う
やつがいると
片っ端から塵に
してやりたくなる

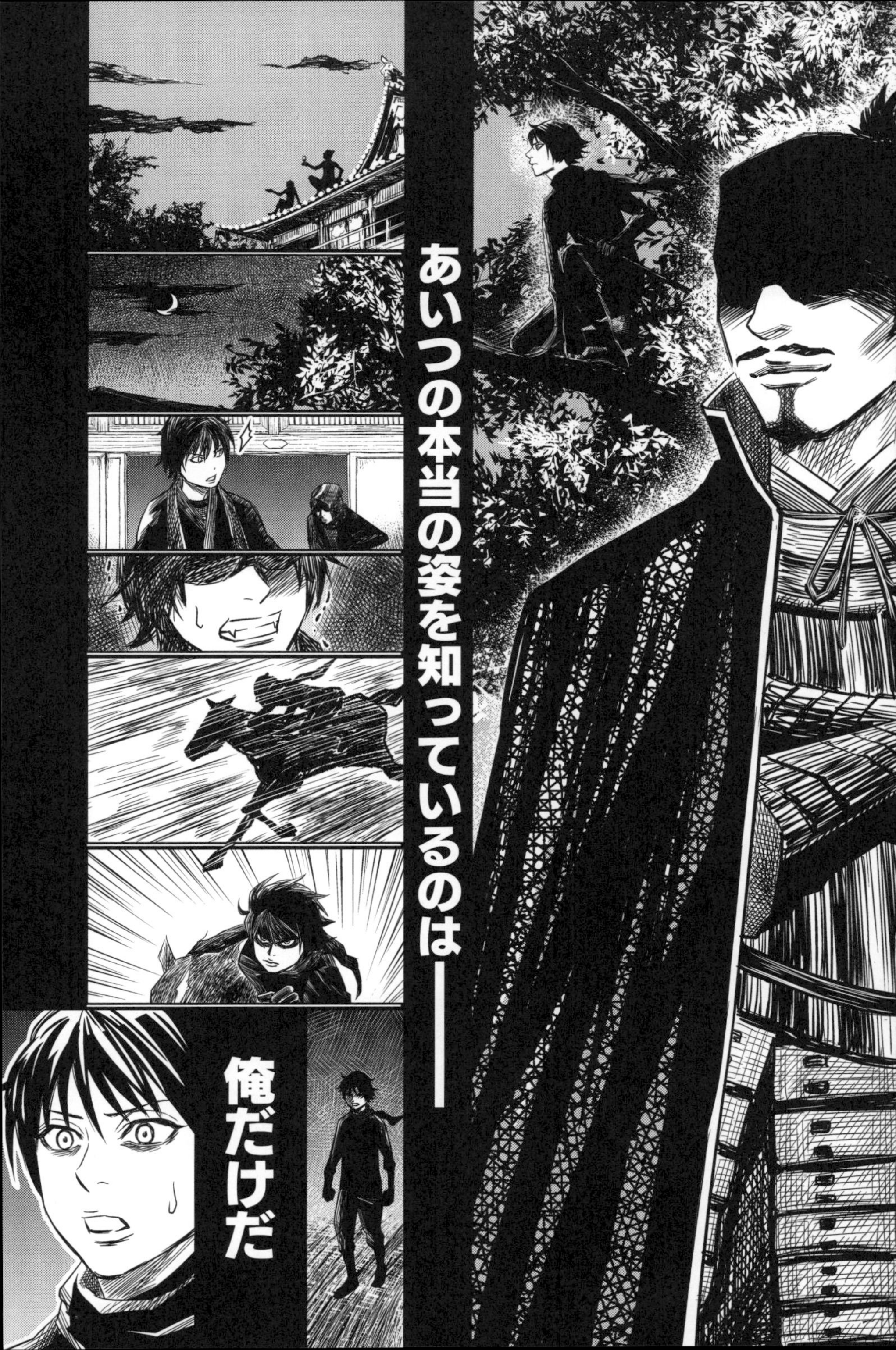
あいつの本当の姿を知っているのは――
俺だけだ

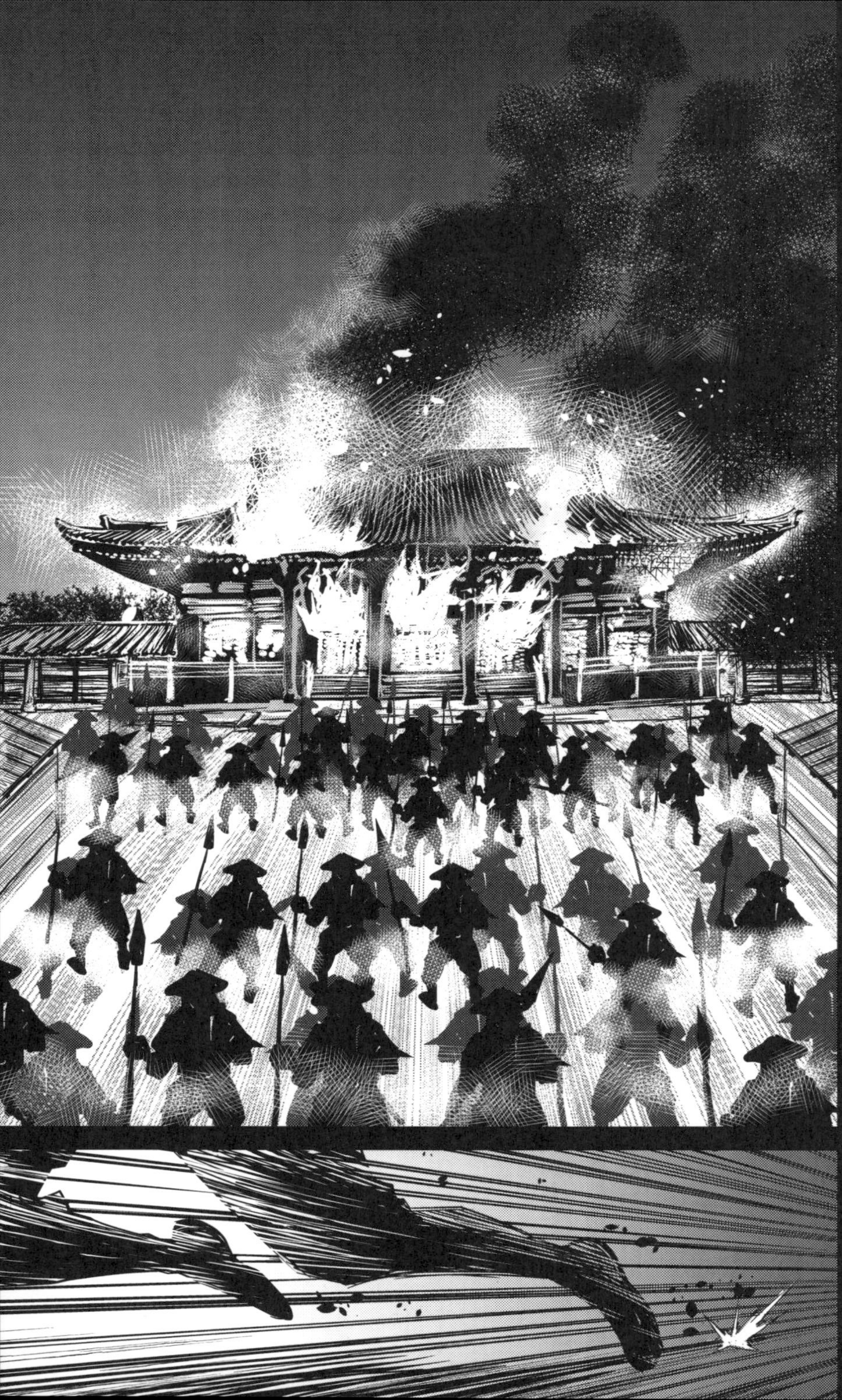

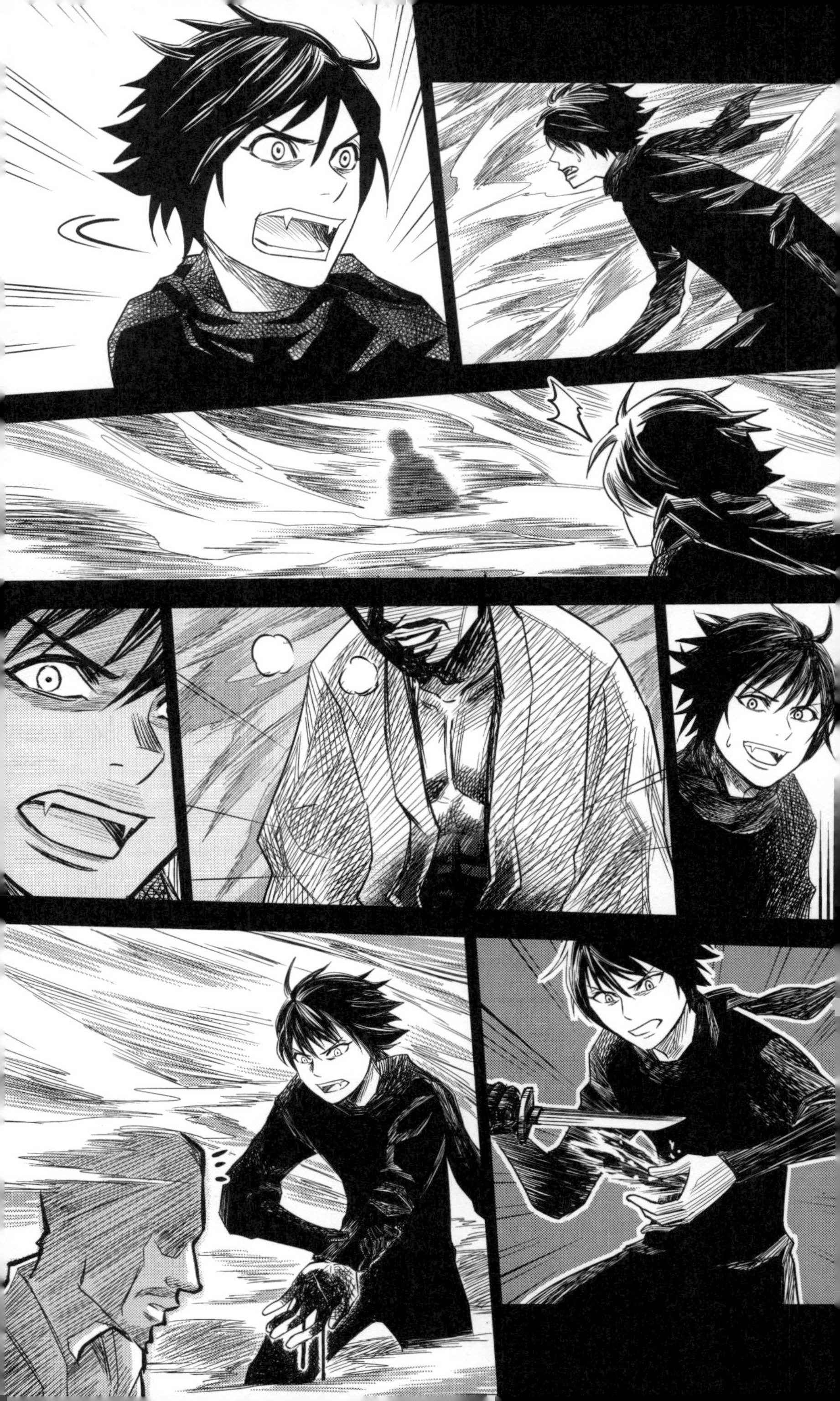

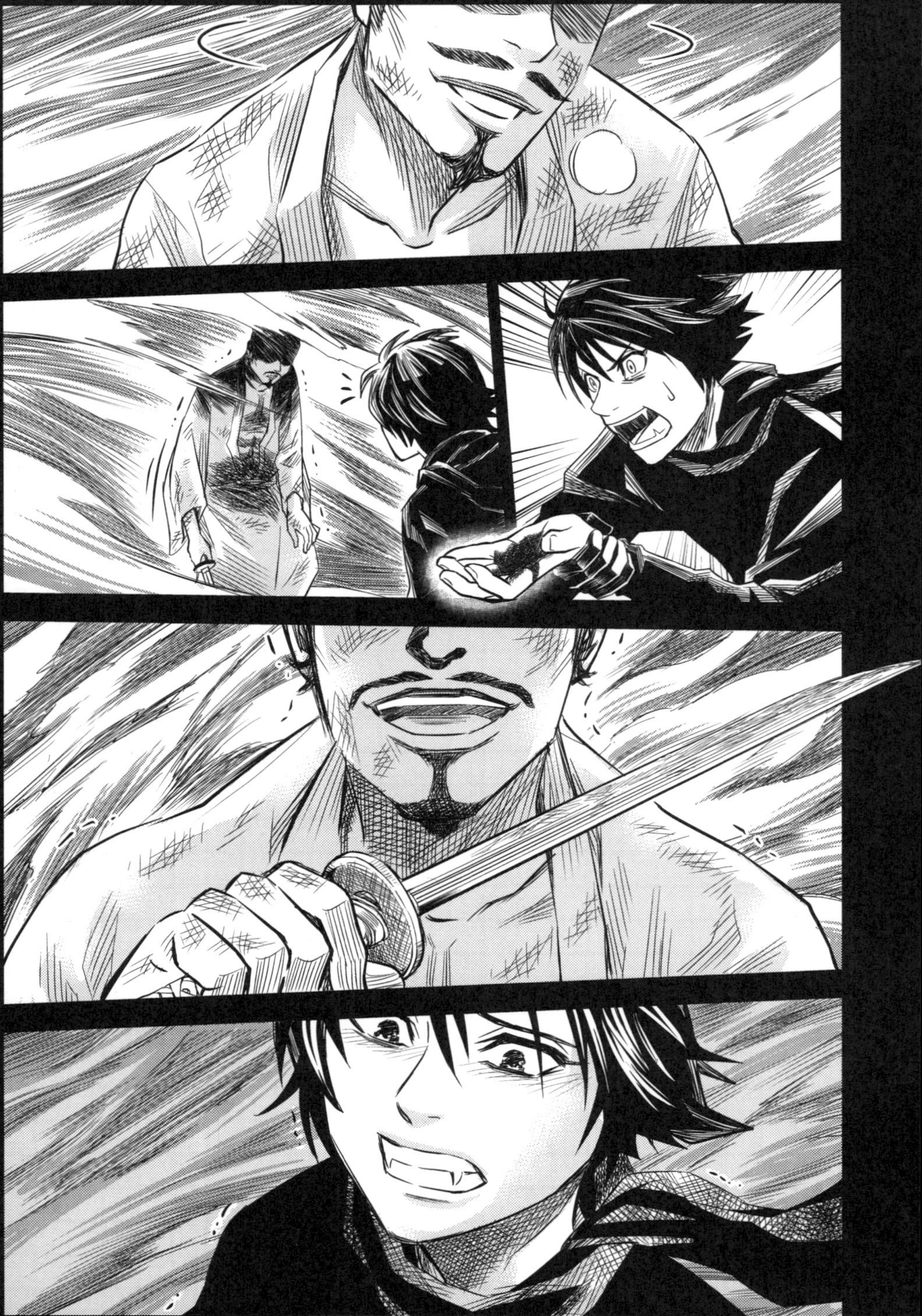

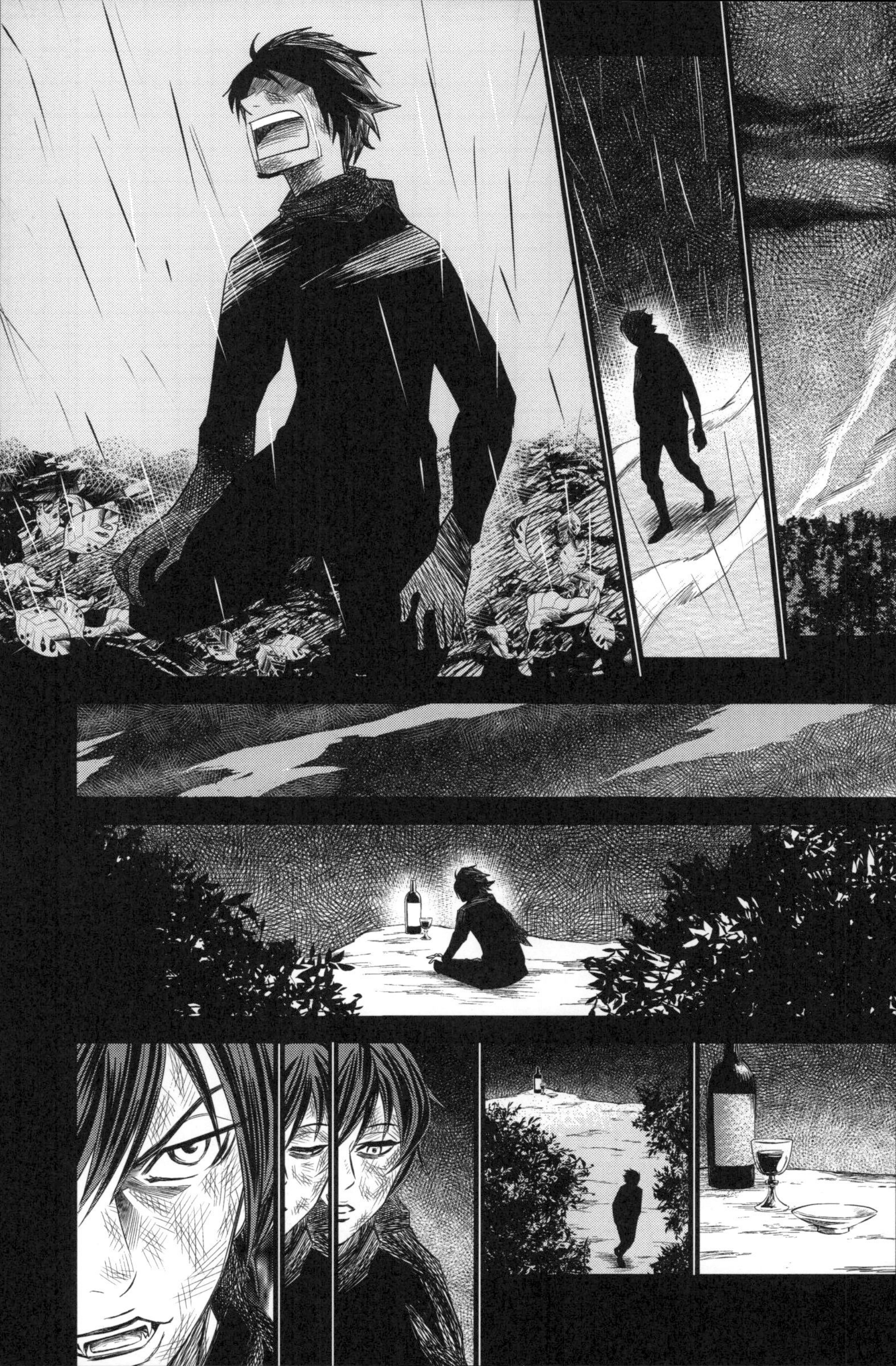

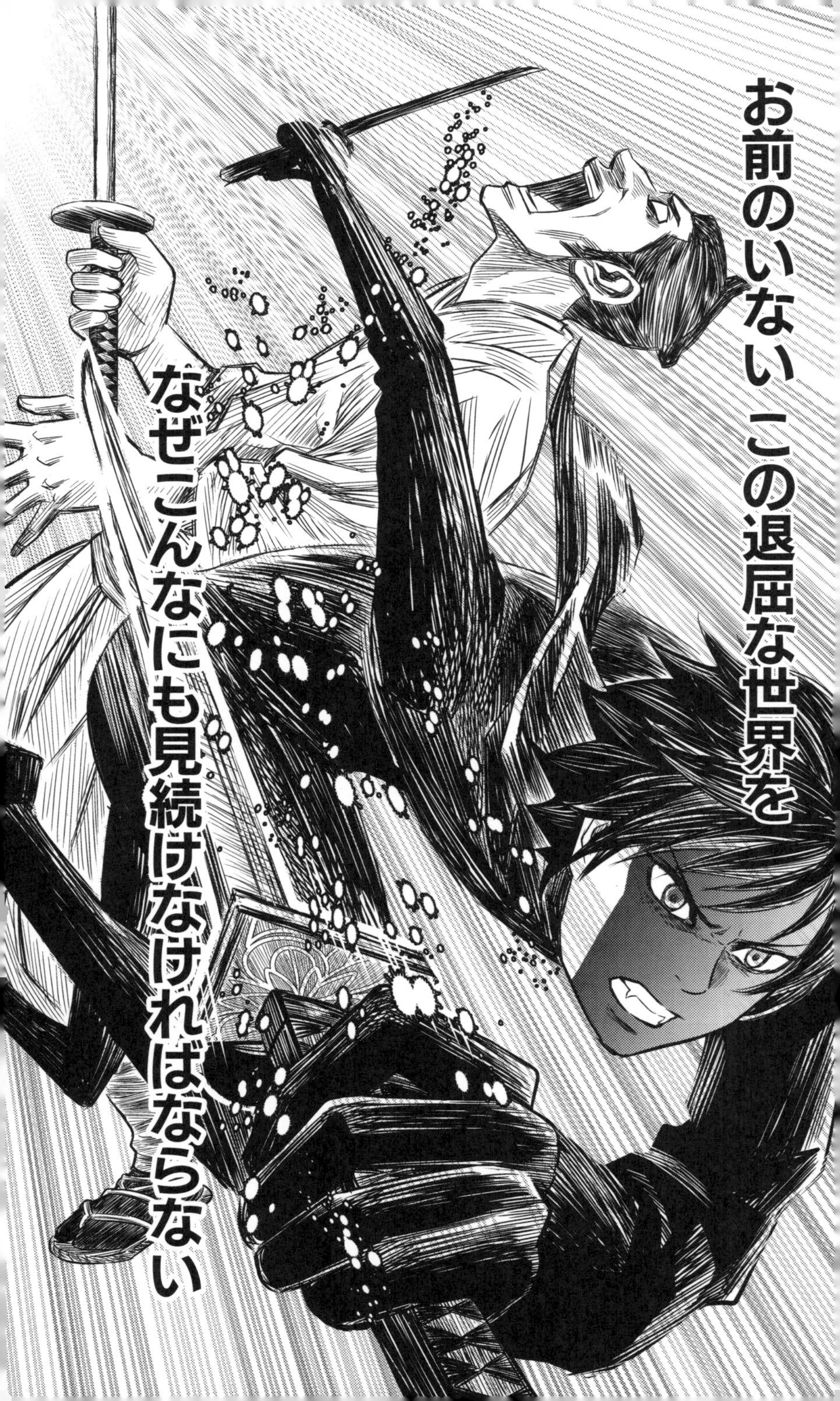
お前のいない この退屈な世界を
なぜこんなにも見続けなければならない

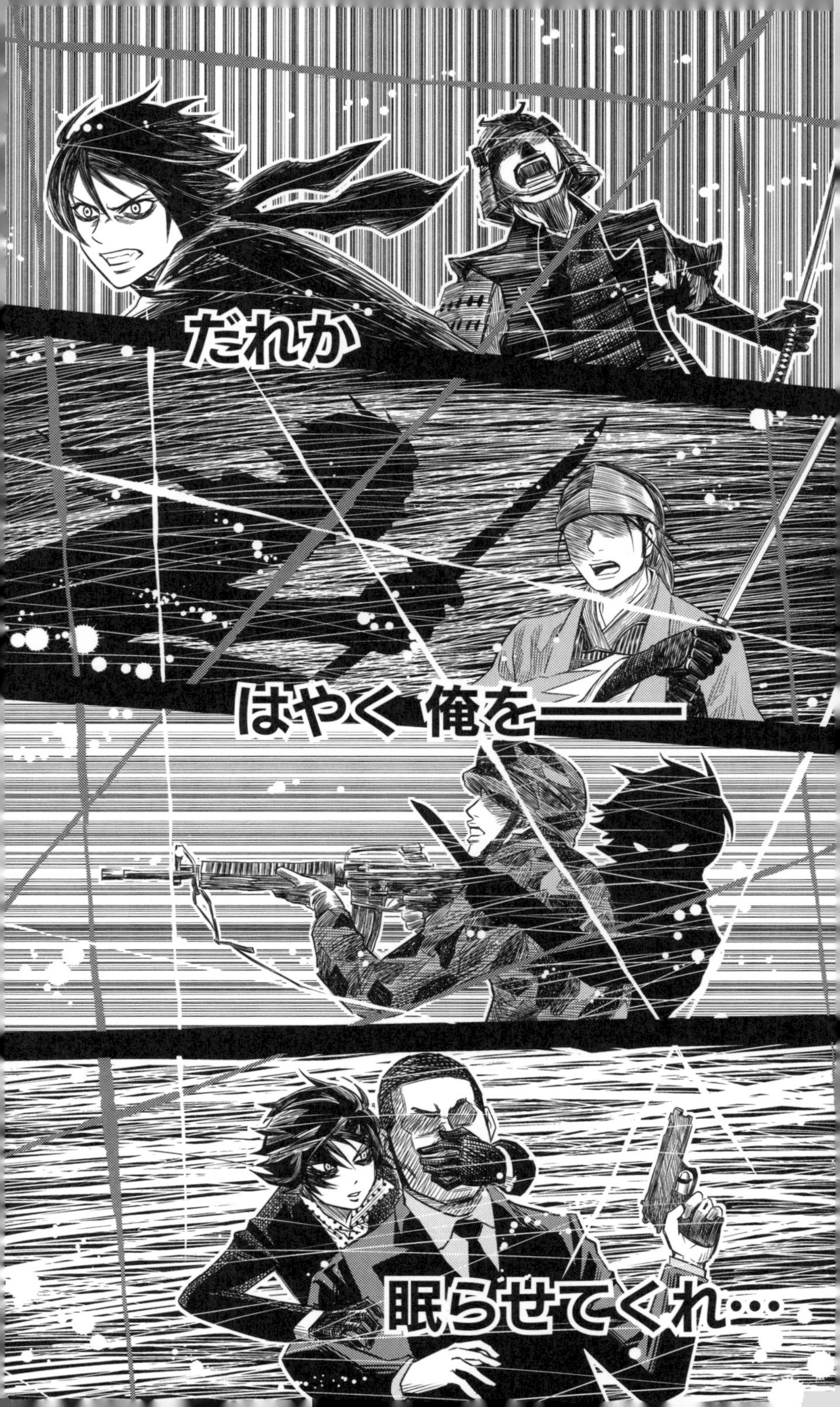
だれか
はやく 俺を――
眠らせてくれ…

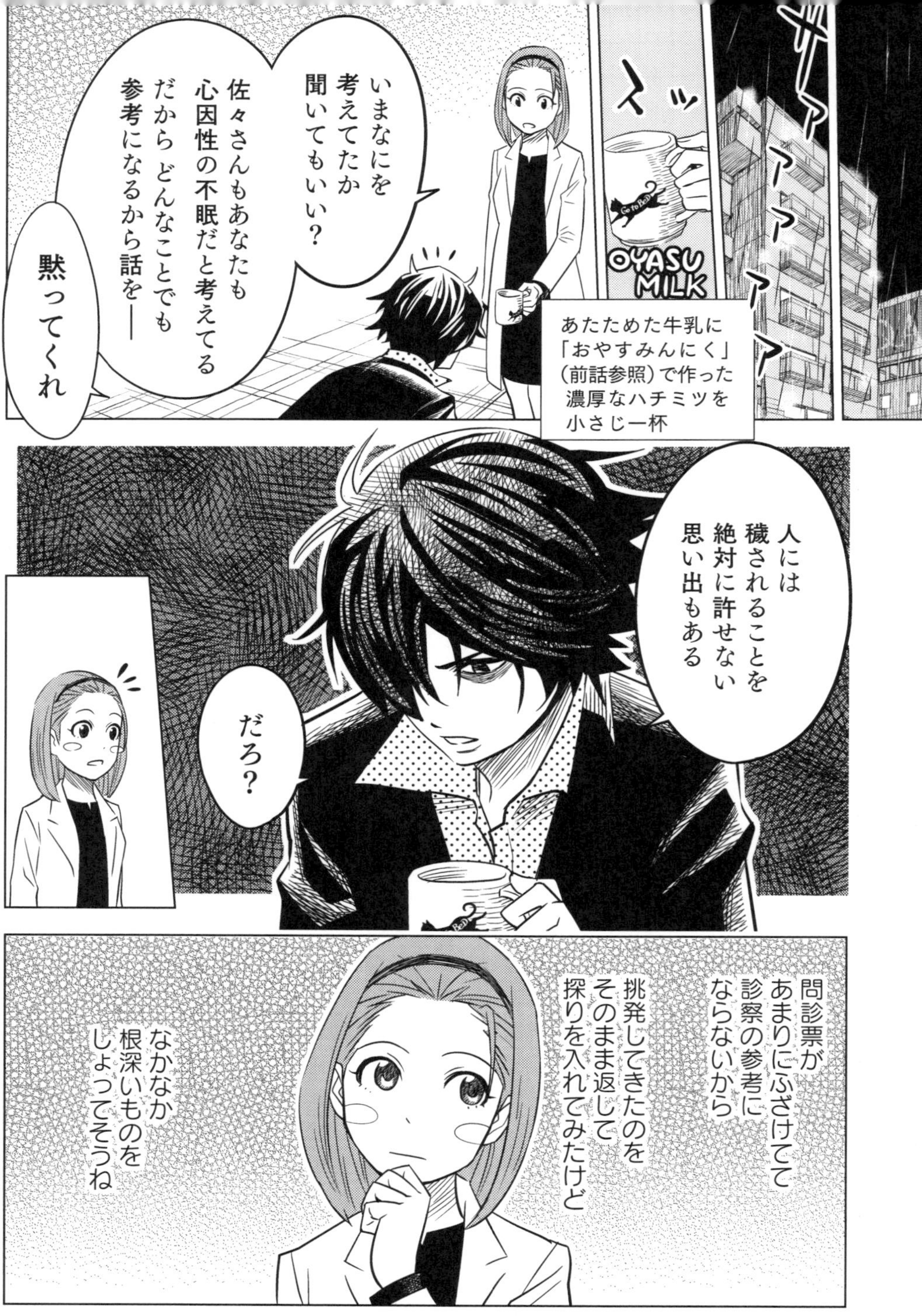
OYASU MILK
あたためた牛乳に「おやすみんにく」（前話参照）で作った濃厚なハチミツを小さじ一杯
いまなにを考えてたか聞いてもいい？
佐々さんもあなたも心因性の不眠だと考えてる だから どんなことでも参考になるから話を――
黙ってくれ
人には穢されることを絶対に許せない思い出もある
だろ？
問診票があまりにふざけてて診察の参考にならないから
挑発してきたのをそのまま返して探りを入れてみたけど
なかなか根深いものをしょってそうね

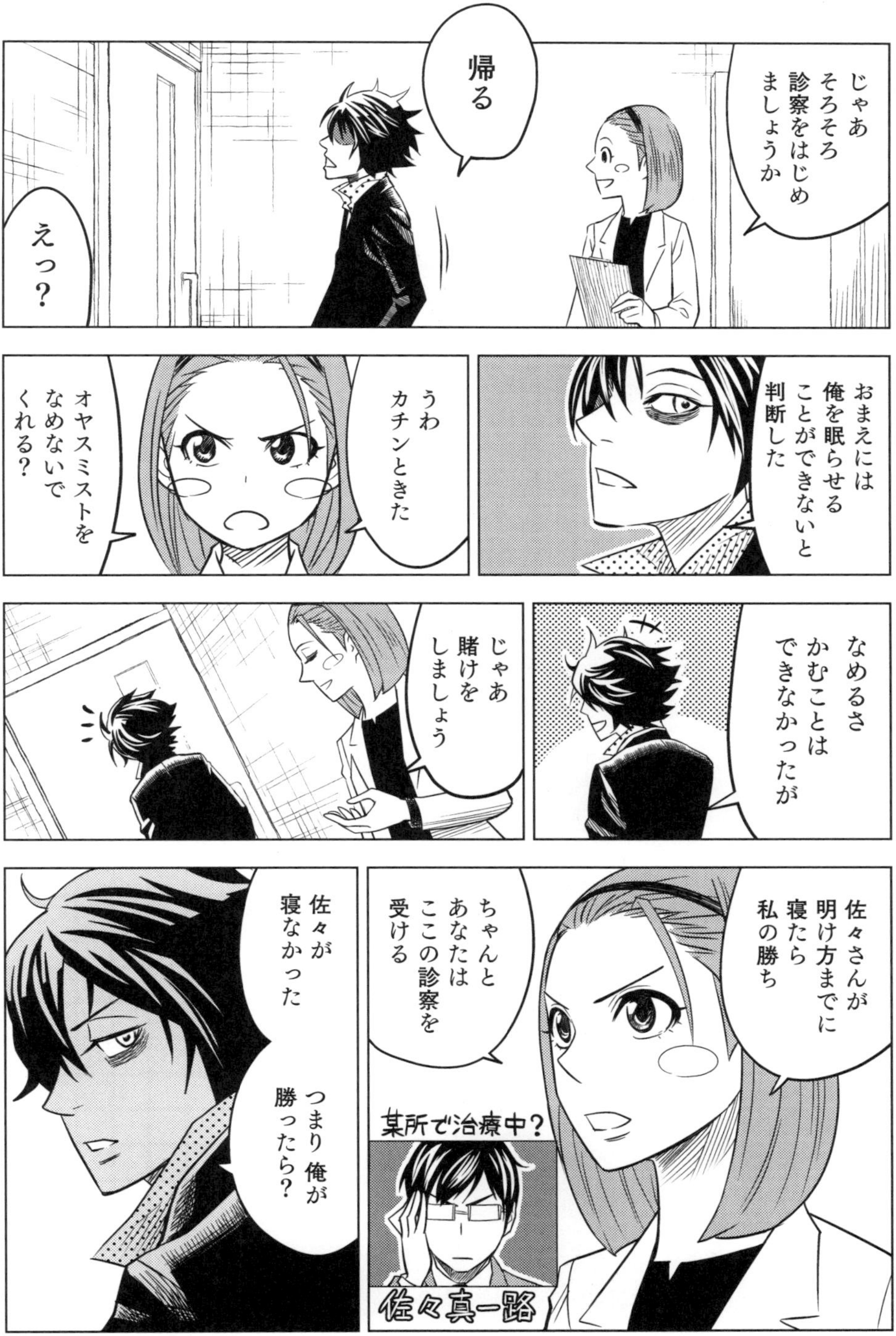

じゃあ
そろそろ
診察をはじめ
ましょうか
帰る
えっ?
おまえには
俺を眠らせる
ことができないと
判断した
うわ
カチンときた
オヤスミストを
なめないで
くれる?
なめるさ
かむことは
できなかったが
じゃあ
賭けを
しましょう
佐々さんが
明け方までに
寝たら
私の勝ち
ちゃんと
あなたは
ここの診察を
受ける
某所で治療中?
佐々真一路
佐々が
寝なかった
つまり俺が
勝ったら?

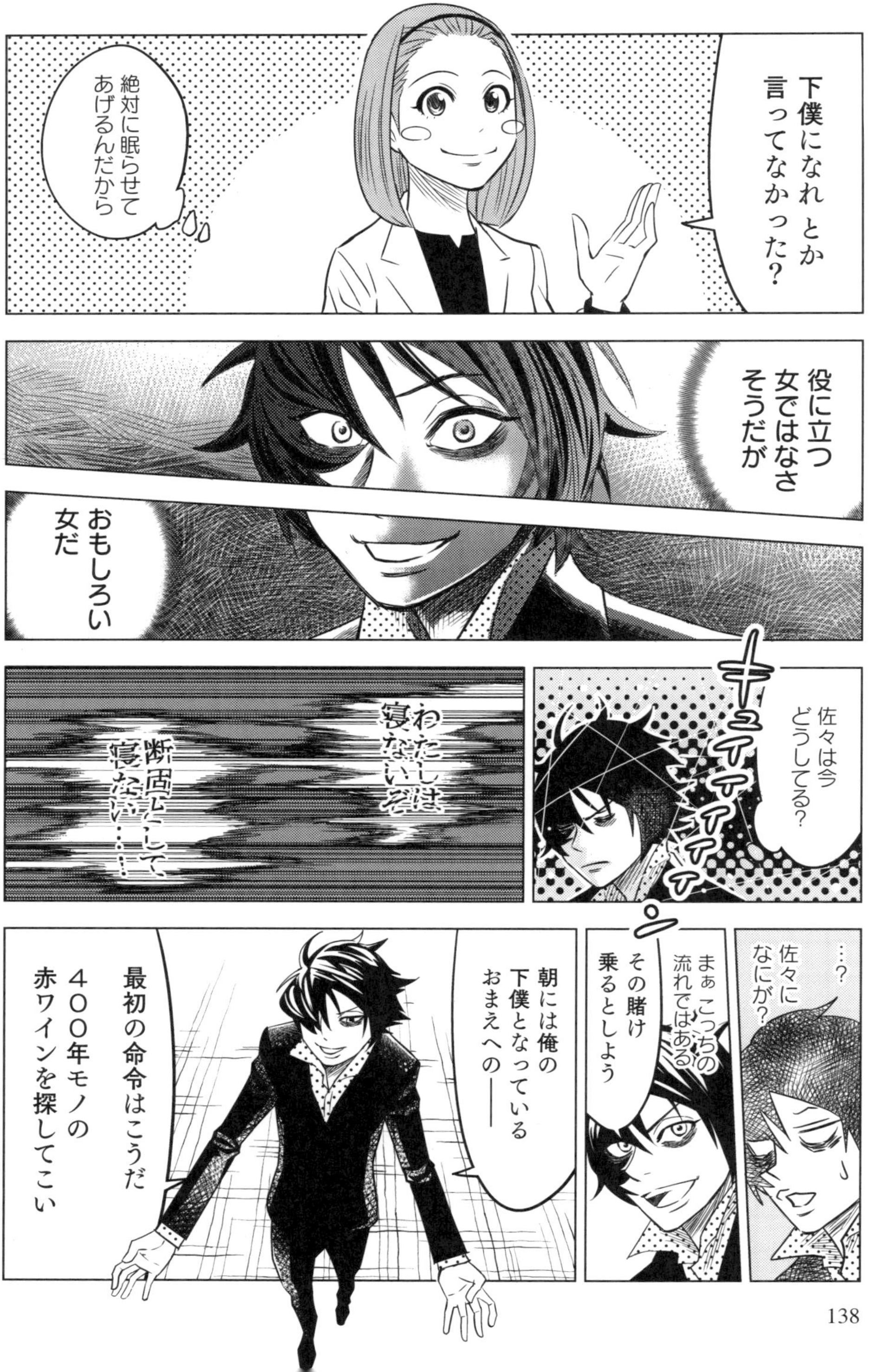
下僕になれ とか言ってなかった?
絶対に眠らせてあげるんだから
役に立つ女ではなさそうだが
おもしろい女だ
佐々は今どうしてる?
キュイィィィィィィン
わたしは寝ないぞ
断固として寝ない……!
…? 佐々になにが?
まぁこっちの流れではある その賭け乗るとしよう
朝には俺の下僕となっているおまえへの――
最初の命令はこうだ ４００年モノの赤ワインを探してこい

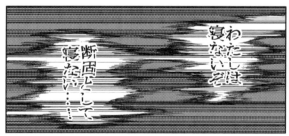

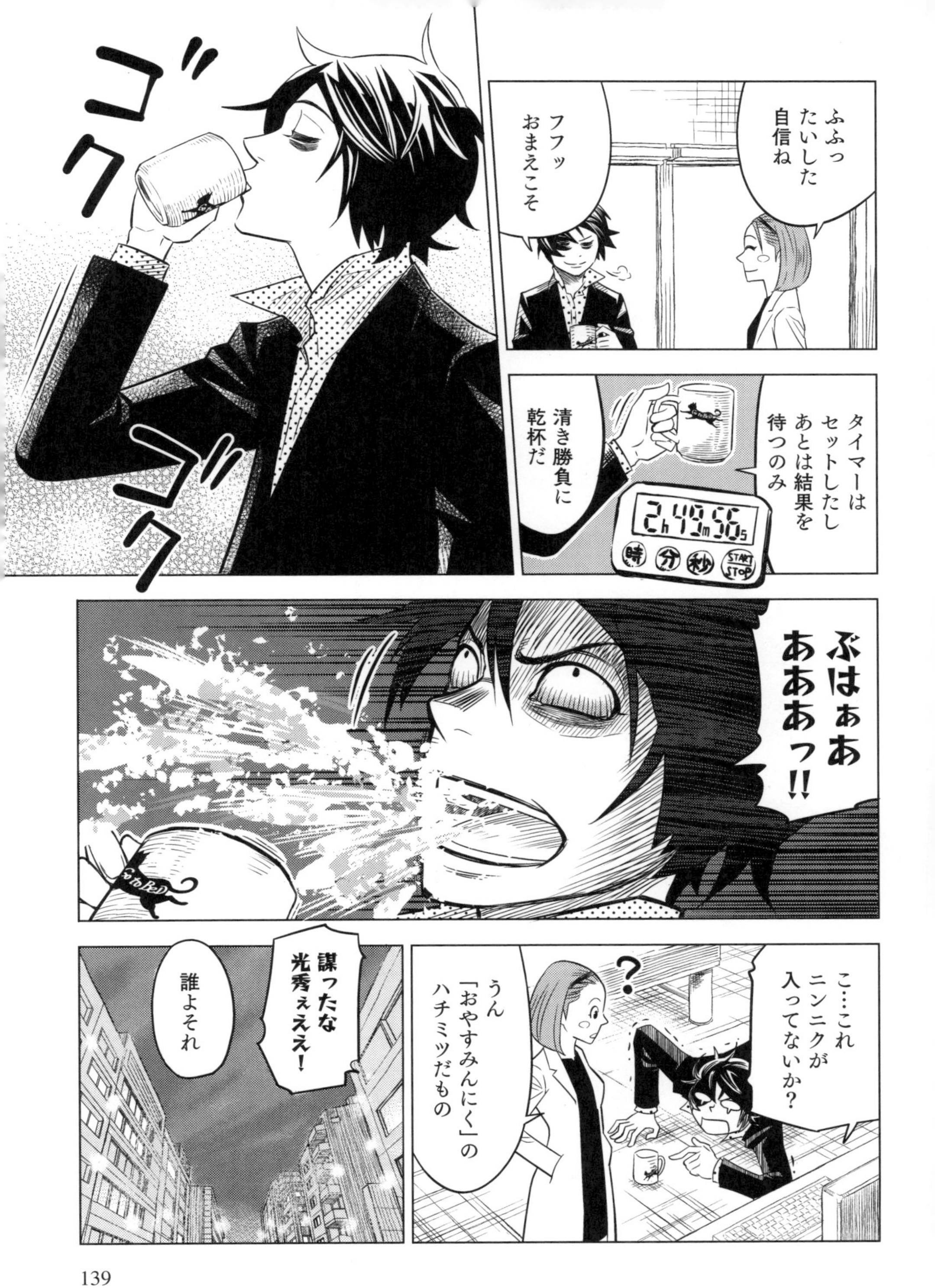
ふふっ
たいした
自信ね
フフッ
おまえこそ
タイマーは
セットしたし
あとは結果を
待つのみ
清き勝負に
乾杯だ
ゴク
ゴク
ぶはぁああっ!!
こ…これ
ニンニクが
入ってないか?
?
うん
「おやすみんにく」の
ハチミツだもの
謀ったな
光秀ぇぇぇ!
誰よそれ

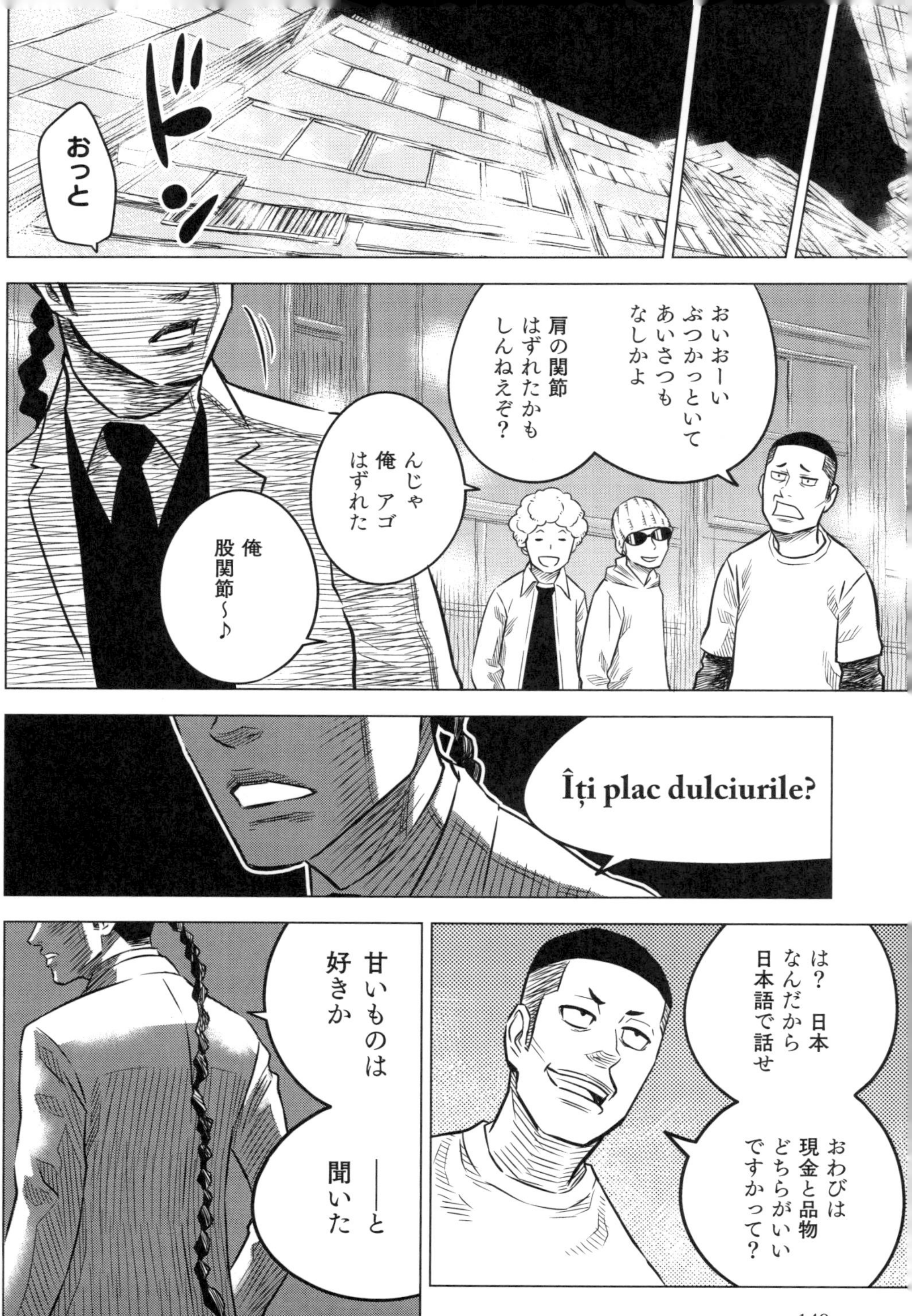
ドン
おっと
おいおーい
ぶつかっといて
あいさつも
なしかよ
肩の関節
はずれたかも
しんねえぞ？
んじゃ
俺　アゴ
はずれた
俺
股関節～♪
Îți plac dulciurile?
は？　日本
なんだから
日本語で話せ
おわびは
現金と品物
どちらがいい
ですかって？
甘いものは
好きか
――と
聞いた

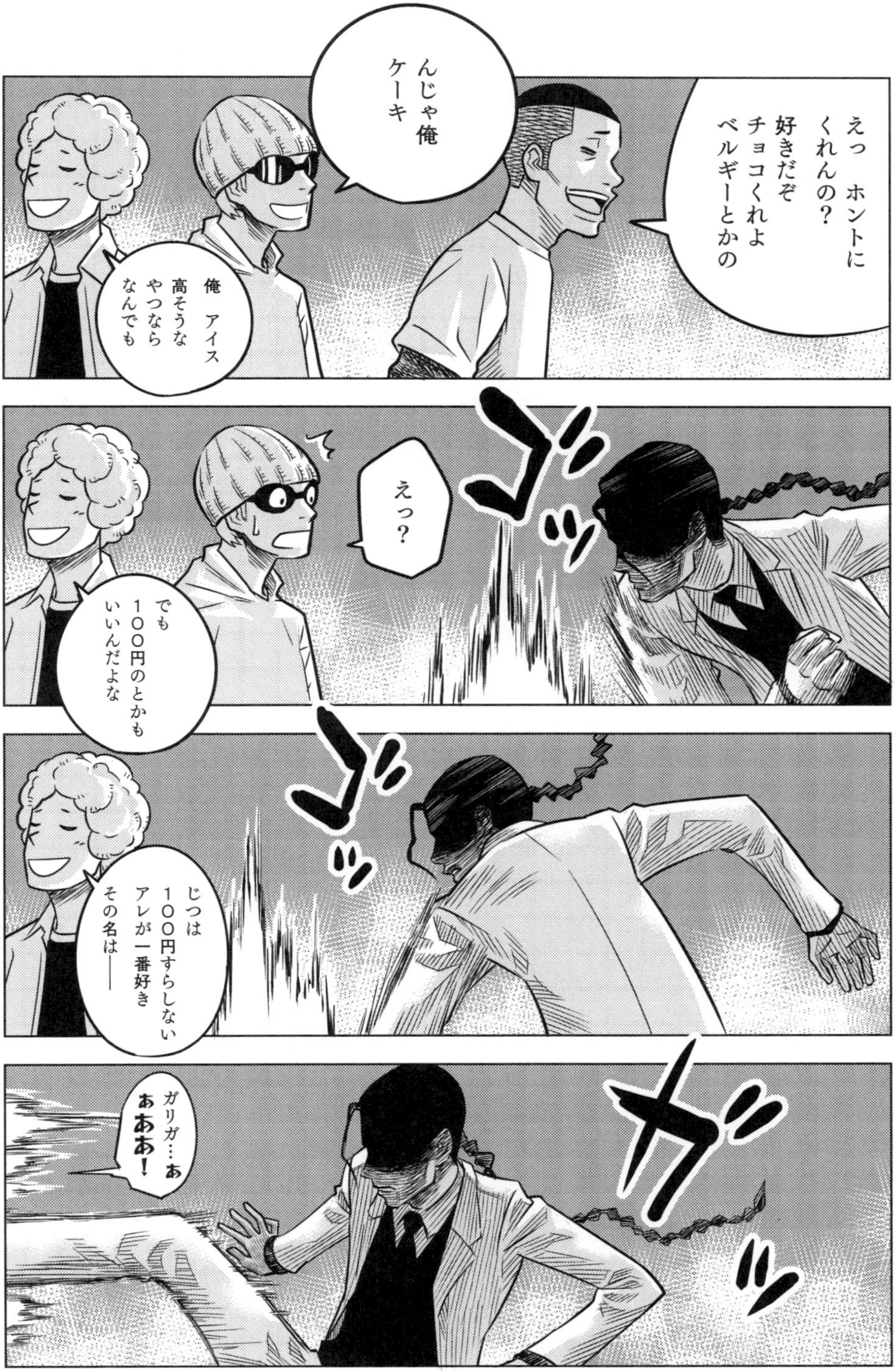
えっ ホントに くれんの？ 好きだぞ チョコくれよ ベルギーとかの
んじゃ俺 ケーキ
俺 アイス 高そうな やつなら なんでも
ゴッ
えっ？
でも 100円のとかも いいんだよな
ゴッ
じつは 100円すらしない アレが一番好き その名は――
ガッ
ガリガ…ぁ ぁあぁ！

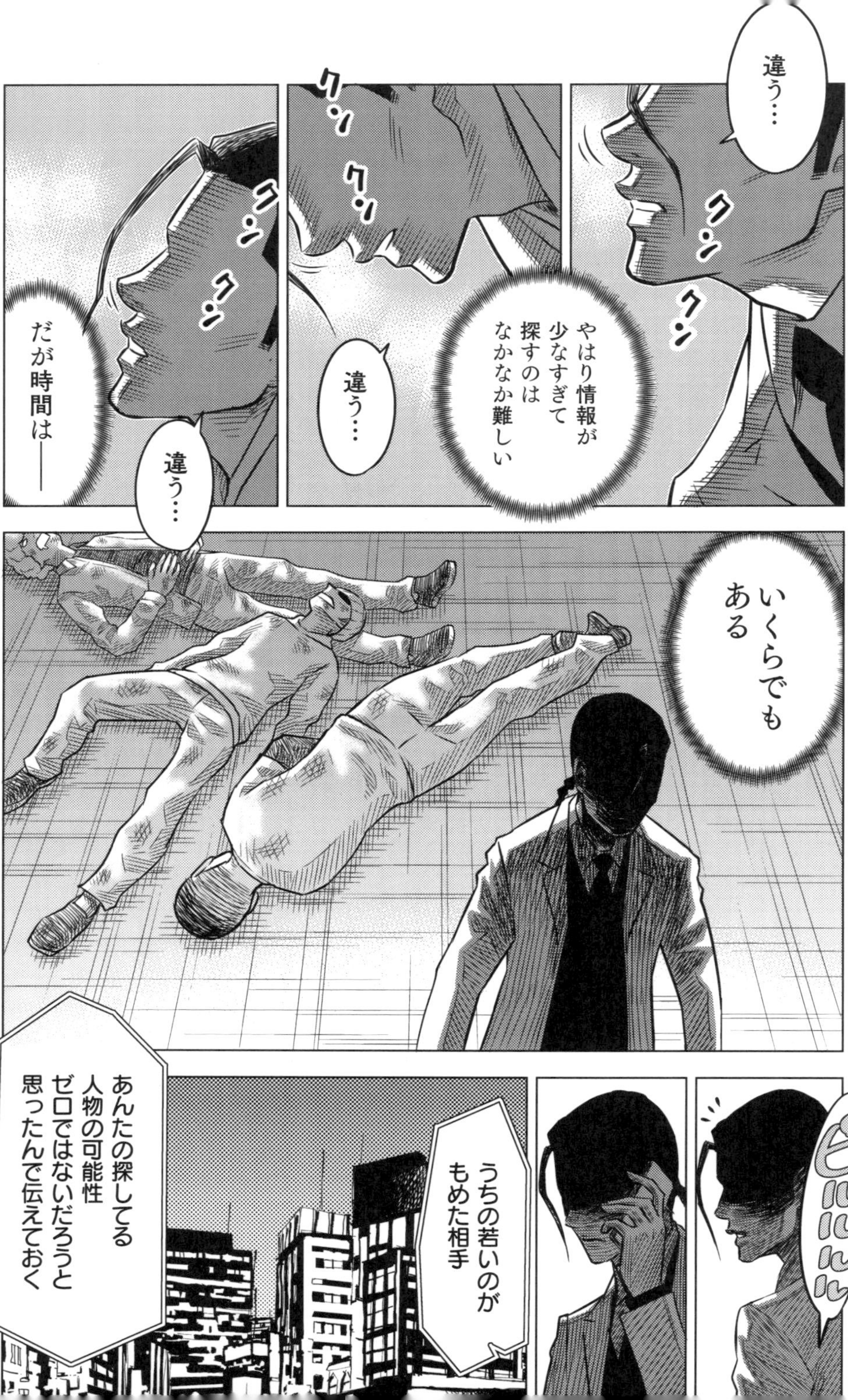
違う…
クンクン
クンクン
やはり情報が
少なすぎて
探すのは
なかなか難しい
違う…
クンクン
違う…
だが時間は——
いくらでも
ある
ピルルルル
うちの若いのが
もめた相手
あんたの探してる
人物の可能性
ゼロではないだろうと
思ったんで伝えておく

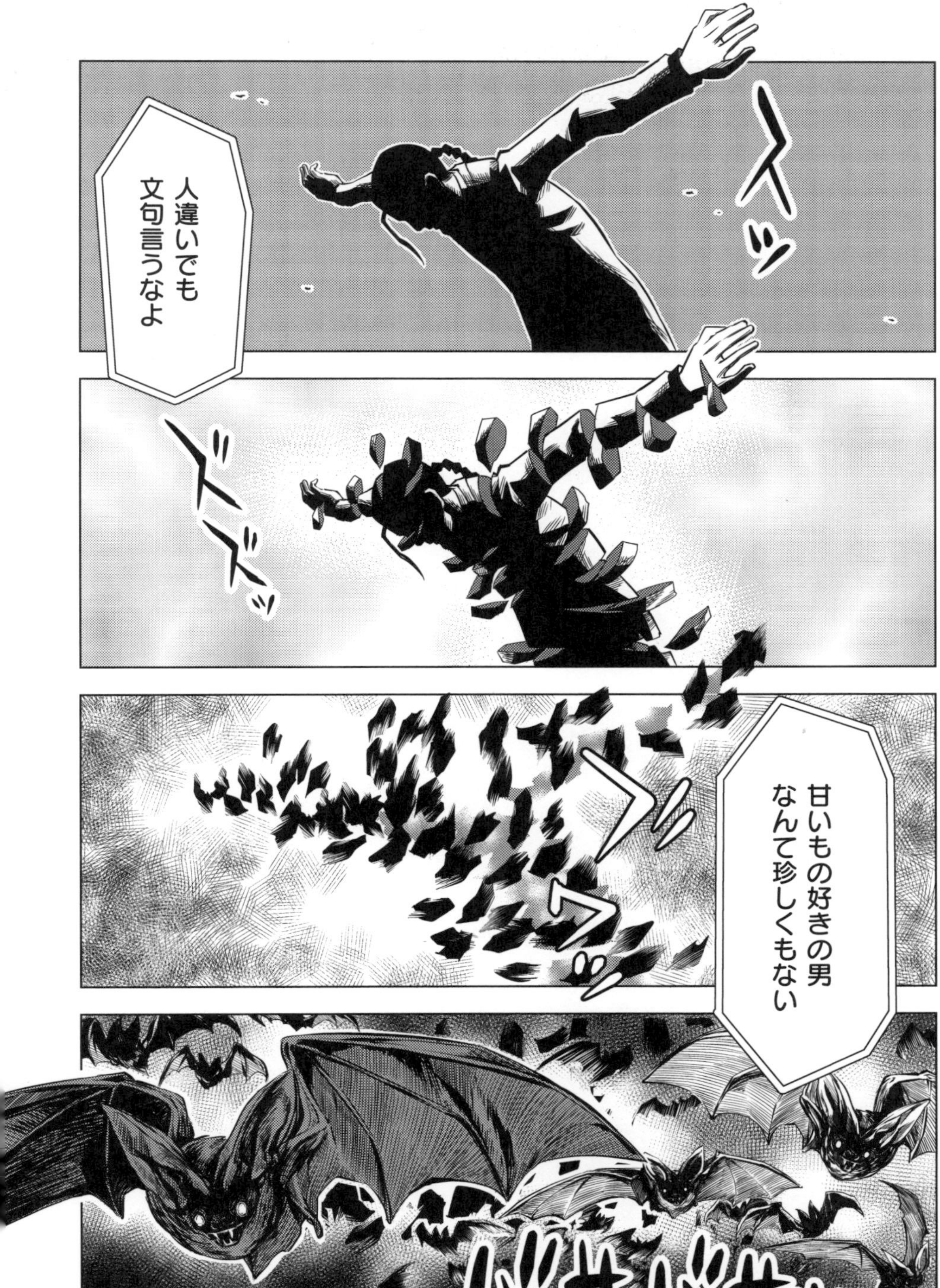
スッ
人違いでも
文句言うなよ
ズズズッ
甘いもの好きの男
なんて珍しくもない
ザワッ
バサバサッ

●第５夜／END

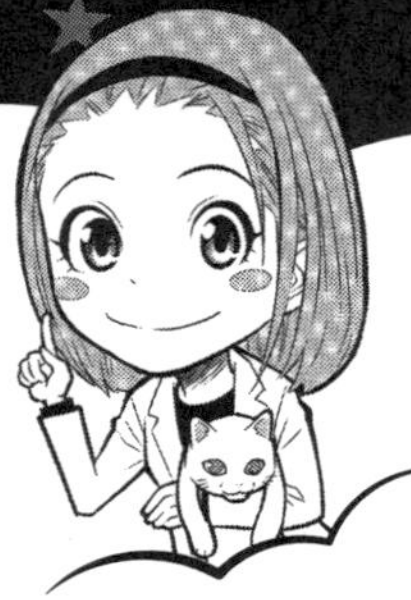

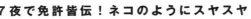

術の5

朝、光合成にトライする

光を浴びても、人は植物のようにエネルギーや酸素を生み出すことはできません。

それでも、光はわたしたちの睡眠を左右するとても大きな力を持っています。

起きている時間のことを「覚醒」といいますが、太陽の光は、覚醒時の活動を支える物質「セロトニン」の生成をうながします。**覚醒が充実すれば、かならず睡眠の充実**につながります。

光には睡眠をうながす物質「メラトニン」の生成をストップさせる効果もあり、起き抜けの眠気を引きずらないようにしてくれます。メラトニンは夜になると生成が再開されますが、その量を充分なものにするためにも、起きたらすぐに止めておくことが重要です。

人は朝起きた瞬間から、その夜の睡眠の準備を始めているわけです。

目が覚めたら、外の光を感じられる場所で過ごす時間を作ってください。メールやニュースのチェック、スケジュールの確認、歯磨き、ストレッチ、着替え……、あわただしい朝を過ごすなかでも、なにかをしながらであれば、数分ほどの時間なら作れるのではないでしょうか。

たとえば観葉植物を育てれば、光合成をさせるためにベランダに出す作業が、自分自身に光をあてる行動にもなりますね。

曇った日でも、直射日光が届く場所でなくてもかまいません、部屋で一番明るい場所を朝の居場所としてください。朝になったら自然と光を感じられるよう、ベッドを窓際に配置し、カーテンを開けた状態で寝る、というのも手です。

睡眠はネコのごとし

ひなたぼっこが必要

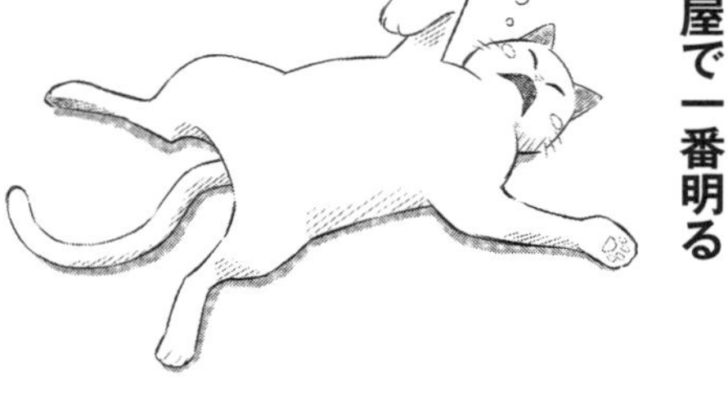

朝日はあなたを修理する！

1日の長さは24時間。これは地球の自転に基づいた区切り方であり、人の体にも独自に時を刻む時計「**体内時計**」が存在します。

この時計が示す1日の長さは「だいたい24時間」というもので、地球の自転に基づく時計よりも10分から15分ほど長くなっています。

人体を構成する細胞のうち、生殖細胞を除くすべての細胞には時の流れを司る「**時計遺伝子**」が存在します。

この遺伝子が、脳にある体内時計の中枢「**視《し》交《こう》叉《さ》上核《じょうかく》**」からの情報を受け取って、体温や血圧の変化、ホルモンの分泌、代謝といった生理現象を導いています。

ただ、1日を24時間より少し長めに捉えているため、日を重ねるごとに地球の自転に基づく時計とのずれが大きくなり、いずれ昼夜が逆転してしまう可能性があります。

そうならないよう、**ずれを正してくれるのが、太陽です。**強い

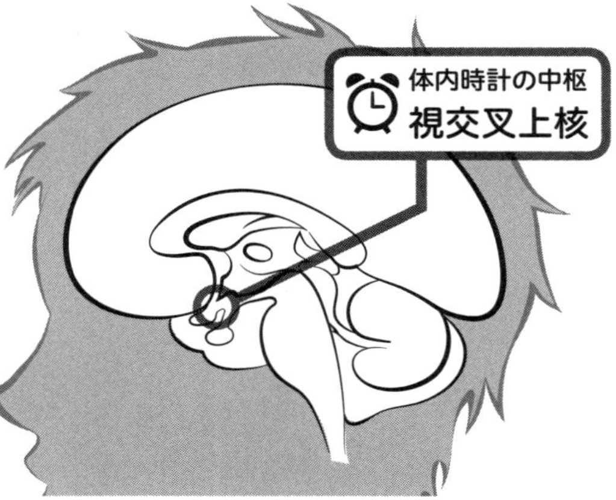

光が視交叉上核を刺激し、**体内時計のずれをリセットします。**

朝の太陽は、メラトニンを止めることであなたを目覚めさせ、セロトニンを増やすことでやる気を注ぎ、体内時計をリセットすることで、あらたな1日に送り出してくれる頼もしい存在です。

毎朝の出会いを大切にして確実に起床し、16時間後の熟睡につなげたいですね。

光はときに親友、ときに距離を置くべき相手

強い光には人間の生活リズムを整える力がありますが、現代人のライフスタイルは室内で過ごす時間が大部分で、1万ルクスを超える光量を持つ太陽の輝きをその身に感じる機会は限られています。

たとえばオフィスにいるとして、室内を照らす蛍光灯の光量は500ルクス程度です。セロトニンの分泌を促進するには物足りません。逆に、仕事帰りに通過するような夜の街は、遅い時間まで煌々とした光にあふれていて、メラトニンの分泌を再開させるには明るすぎます。

朝の光とともに起き、昼から夕方までを太陽のもとで過ごし、夜は月明り程度でほぼ暗闇、という環境は、都市部ではもはや非現実的といえます。

となると、人それぞれが光という存在とのつきあい方を見直し、浴びる量、時間を自分でコントロールする意識を持つことが大切です。

・朝――窓から入る光に期待できない環境でも、**スタンドライトに、視線を少しずらして顔を近づけ60秒**、といったふうに、**その場で可能な限界の明るさ**を見つけて脳に届ける。

起床後1時間がとくに効果的なので、光なら通勤・通学の途中に浴びることができると思わず、朝起きると同時に、脳にもしっかり朝を認識させるのが理想。

(概日リズム→リセット　セロトニン分泌→促進　メラトニン分泌→抑制)

・夜――**強い光を見ないよう意識し、入浴以降は明かりを暖色系の間接照明などに落とし、就寝時はできれば真っ暗**を心がける。夜中にふと目覚めたときに**時間を確認すると、その時間に目覚めるくせが脳についてしまうので、時計も見えない環境がいい。**

(概日リズム→睡眠の時間帯　セロトニン分泌→抑制　メラトニン分泌→促進)

このように光との距離感を意識すると、**夜型の生活をしている人でも、起きた時間を「自分にとっての朝」として脳に設定できる**ので、生活サイクルのずれによる不調も起こりにくくなります。

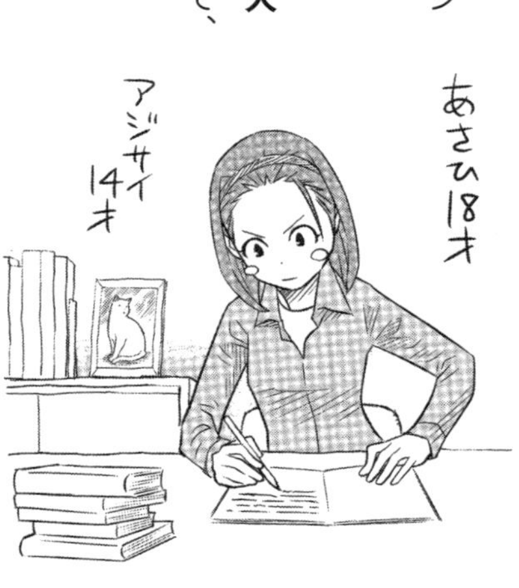

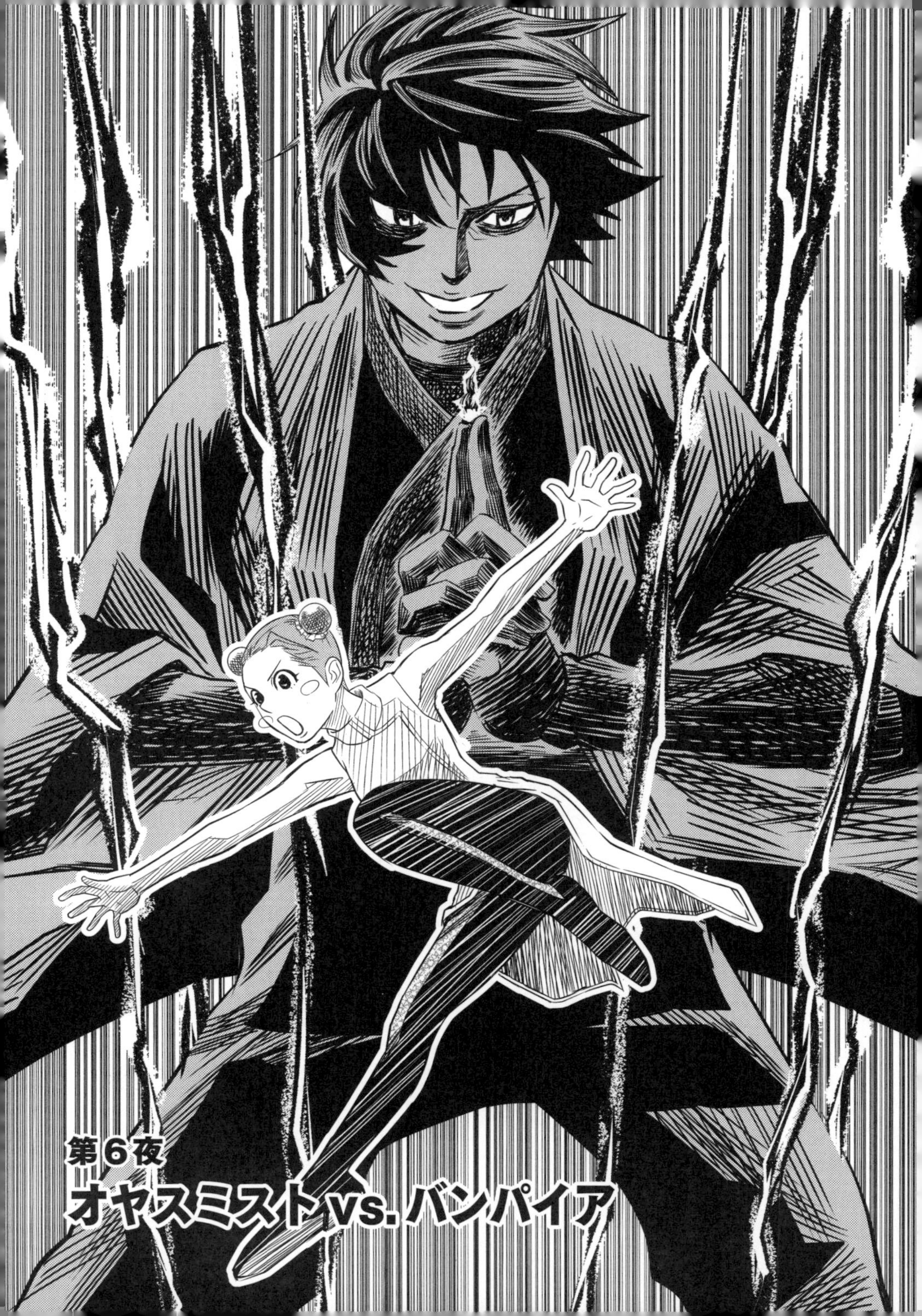
第6夜
オヤスミストvs.バンパイア

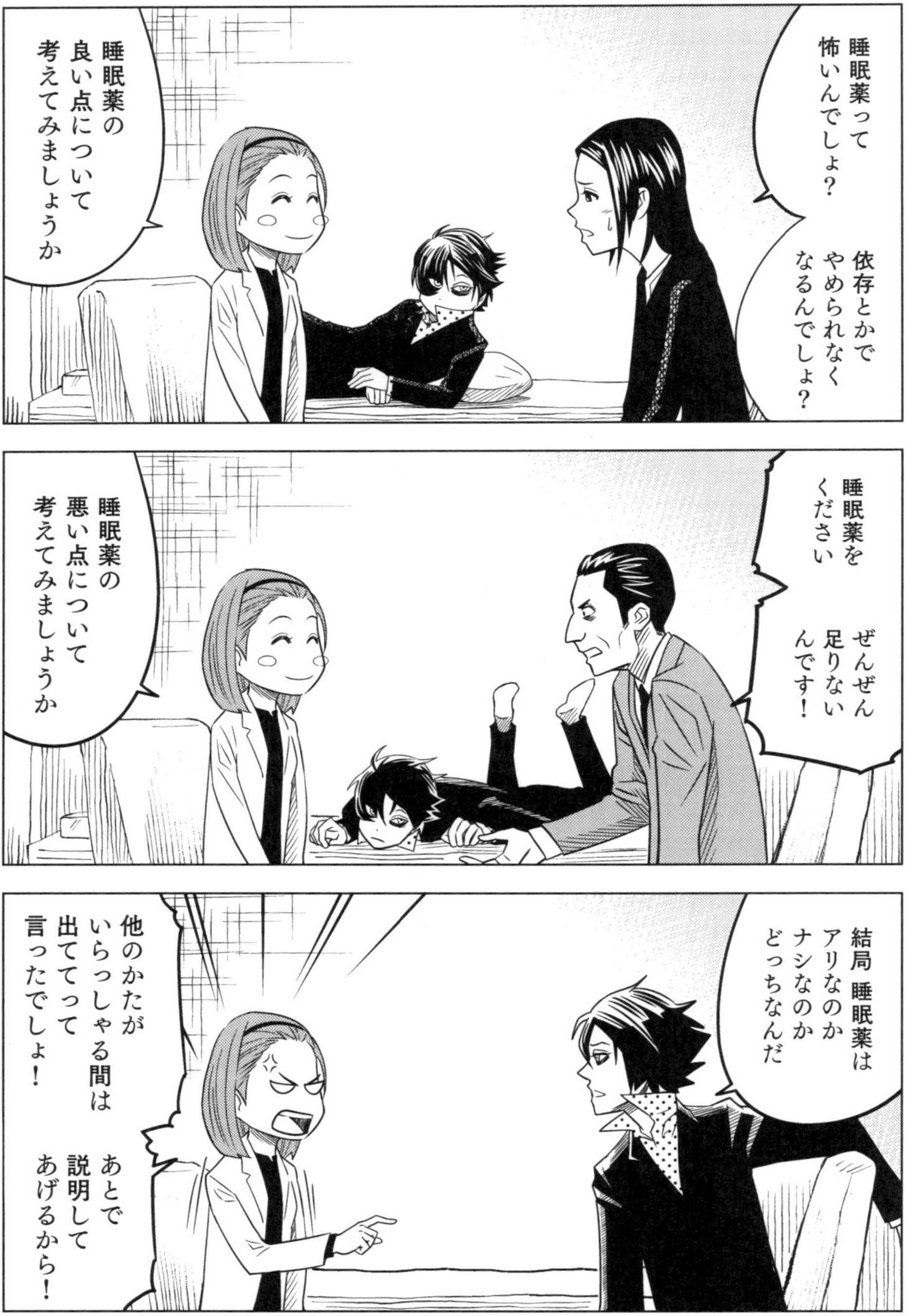
睡眠薬って怖いんでしょ？
依存とかでやめられなくなるんでしょ？
睡眠薬の良い点について考えてみましょうか
睡眠薬をください
ぜんぜん足りないんです！
睡眠薬の悪い点について考えてみましょうか
結局 睡眠薬はアリなのかナシなのかどっちなんだ
他のかたがいらっしゃる間は出てててって言ったでしょ！
あとで説明してあげるから！

2週間ごとに飲む量を4分の3、4分の2、4分の1と減らしていきます。問題がなければゼロに、途中で不調があれば量を戻して再度、1カ月安定させます。

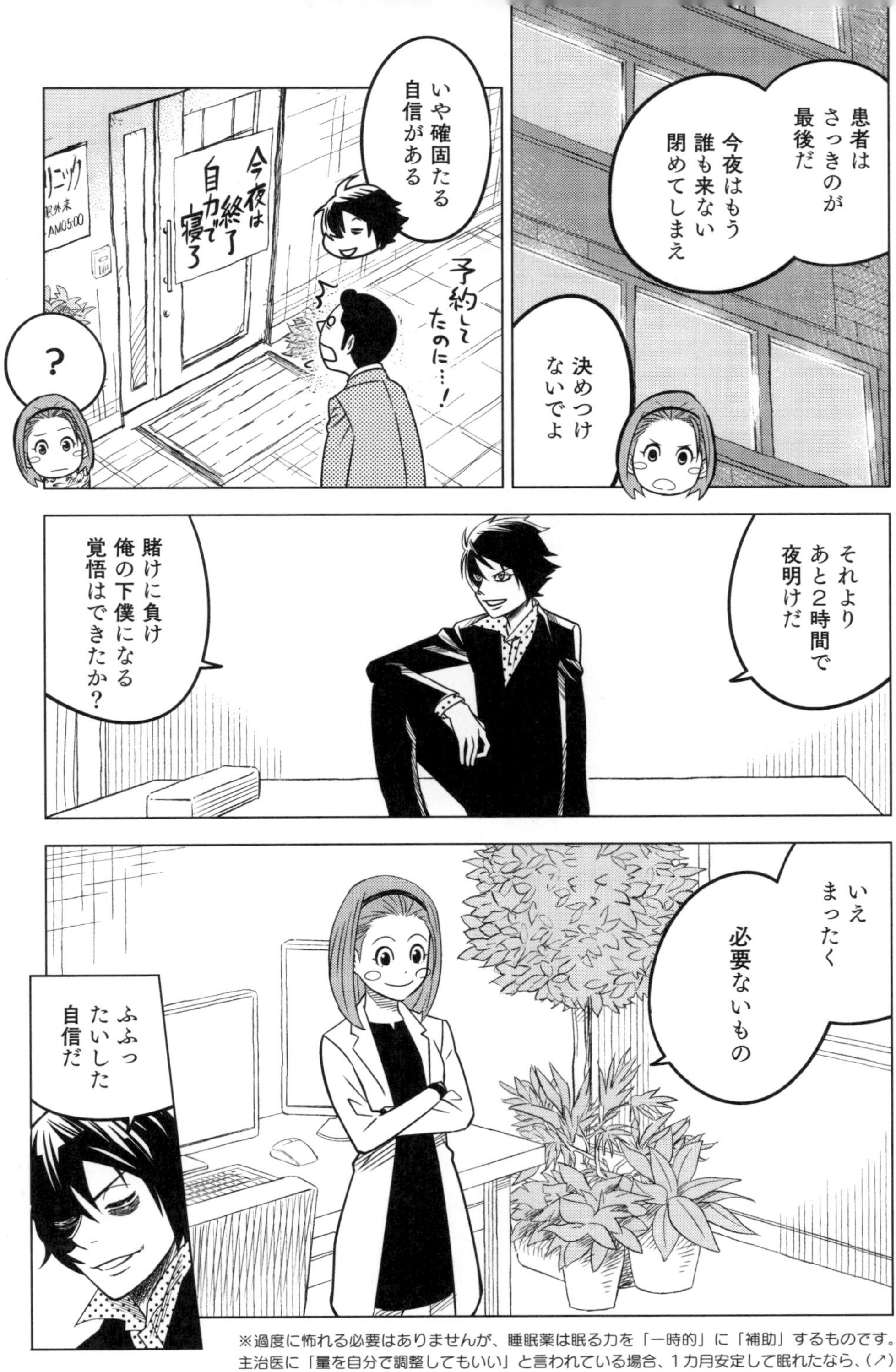
患者はさっきのが最後だ
今夜はもう誰も来ない閉めてしまえ
決めつけないでよ
いや確固たる自信がある
今夜は終了 自力で寝ろ
予約してたのに…!
?
それよりあと2時間で夜明けだ
賭けに負け俺の下僕になる覚悟はできたか?
いえまったく
必要ないもの
ふふっ たいした自信だ

※過度に怖れる必要はありませんが、睡眠薬は眠る力を「一時的」に「補助」するものです。主治医に「量を自分で調整してもいい」と言われている場合、1カ月安定して眠れたなら、(↗)

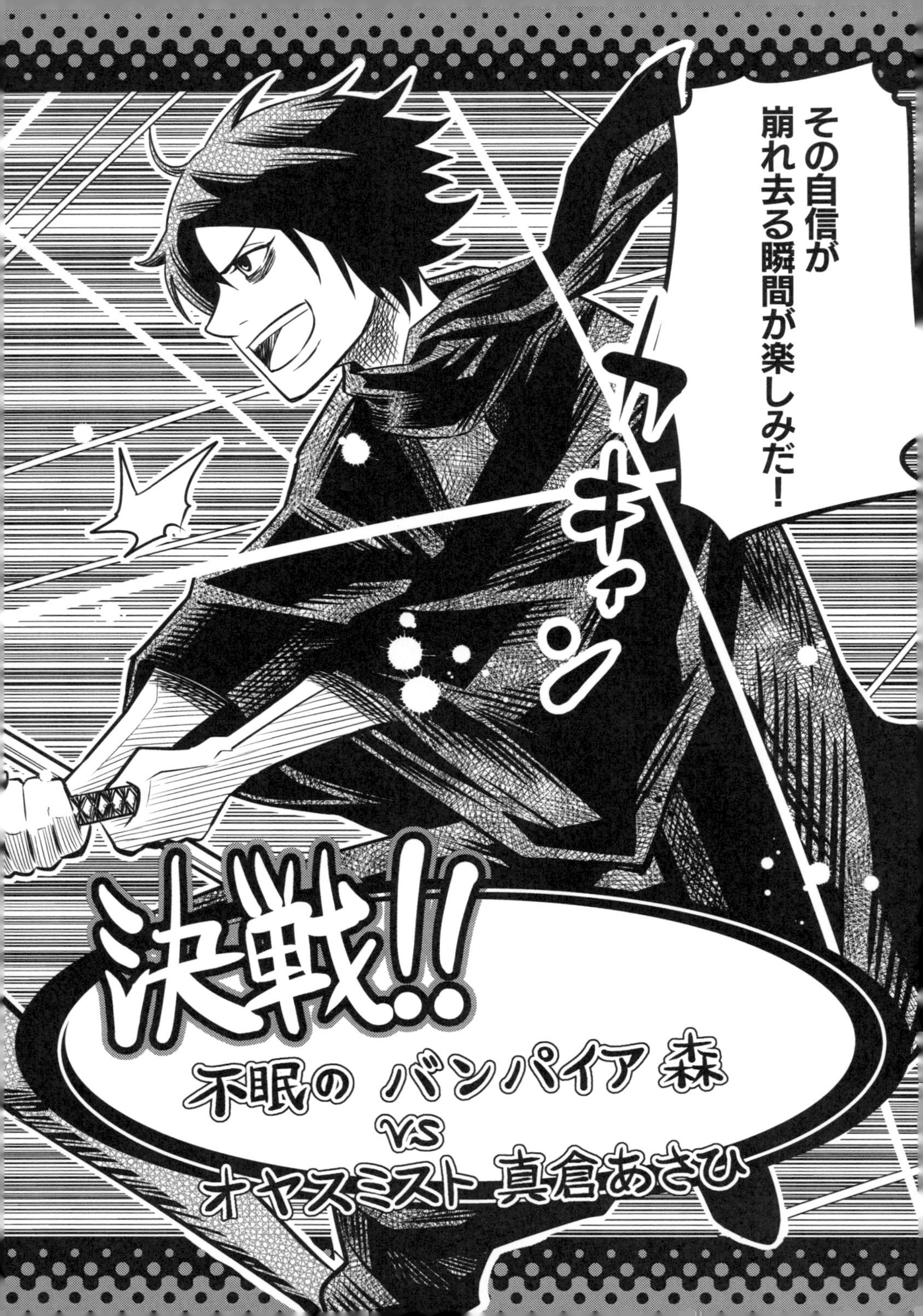
その自信が
崩れ去る瞬間が楽しみだ！
ガキィン
決戦!!
不眠の バンパイア 森
vs
オヤスミスト 真倉あさひ

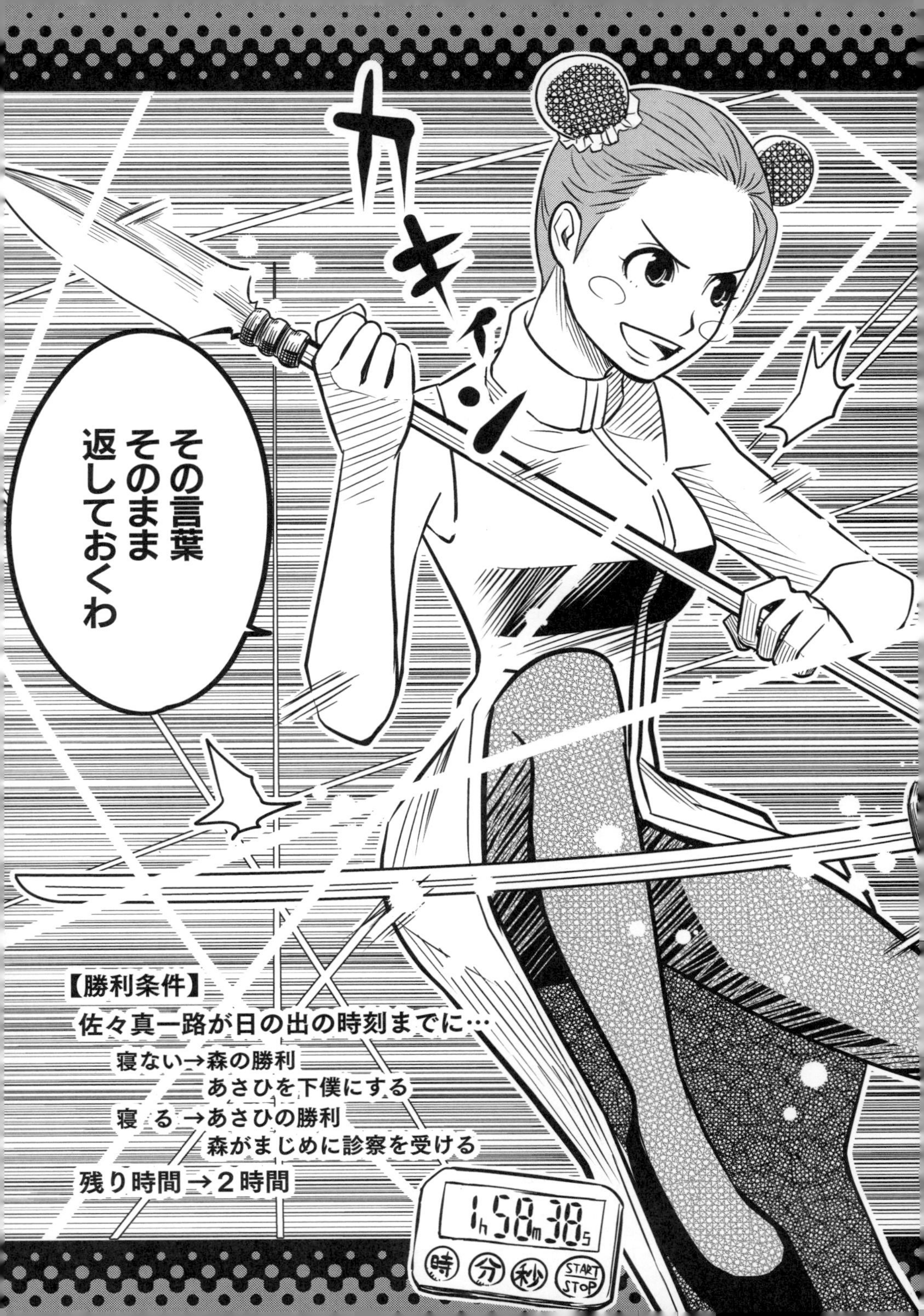
カキィン
その言葉
そのまま
返しておくわ
【勝利条件】
佐々真一路が日の出の時刻までに…
寝ない→森の勝利
あさひを下僕にする
寝　る →あさひの勝利
森がまじめに診察を受ける
残り時間→2時間
1h 58m 38s
時 分 秒 START STOP

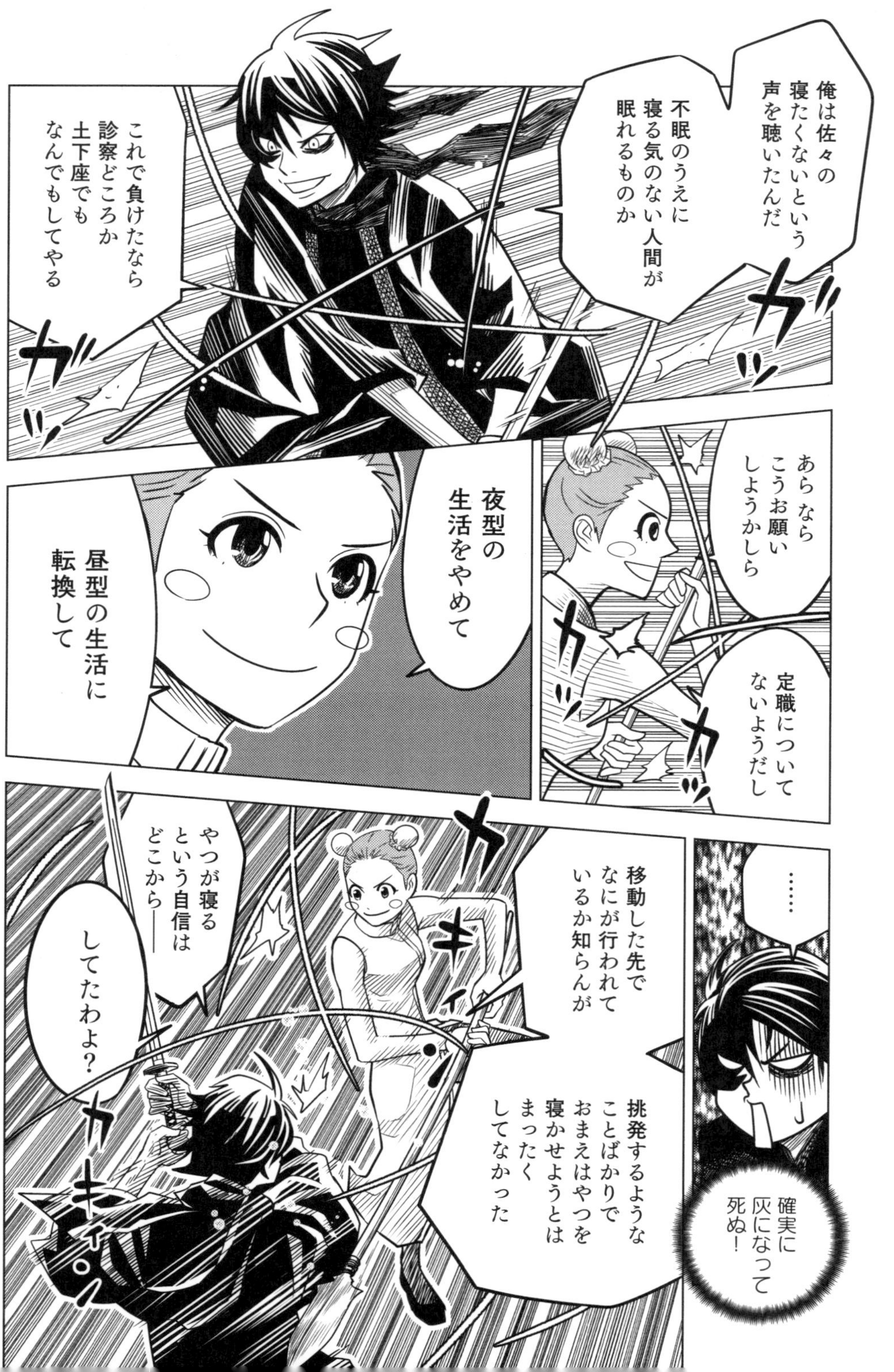
俺は佐々の
寝たくないという
声を聴いたんだ
不眠のうえに
寝る気のない人間が
眠れるものか
これで負けたなら
診察どころか
土下座でも
なんでもしてやる
ガッ
ガッ
あらなら
こうお願い
しようかしら
定職についてないようだし
ガッ
ガッ
夜型の
生活をやめて
昼型の生活に
転換して
……
確実に
灰になって
死ぬ！
移動した先で
なにが行われて
いるか知らんが
挑発するような
ことばかりで
おまえはやつを
寝かせようとは
まったく
してなかった
やつが寝る
という自信は
どこから――
してたわよ？
カキィ
カキィ。

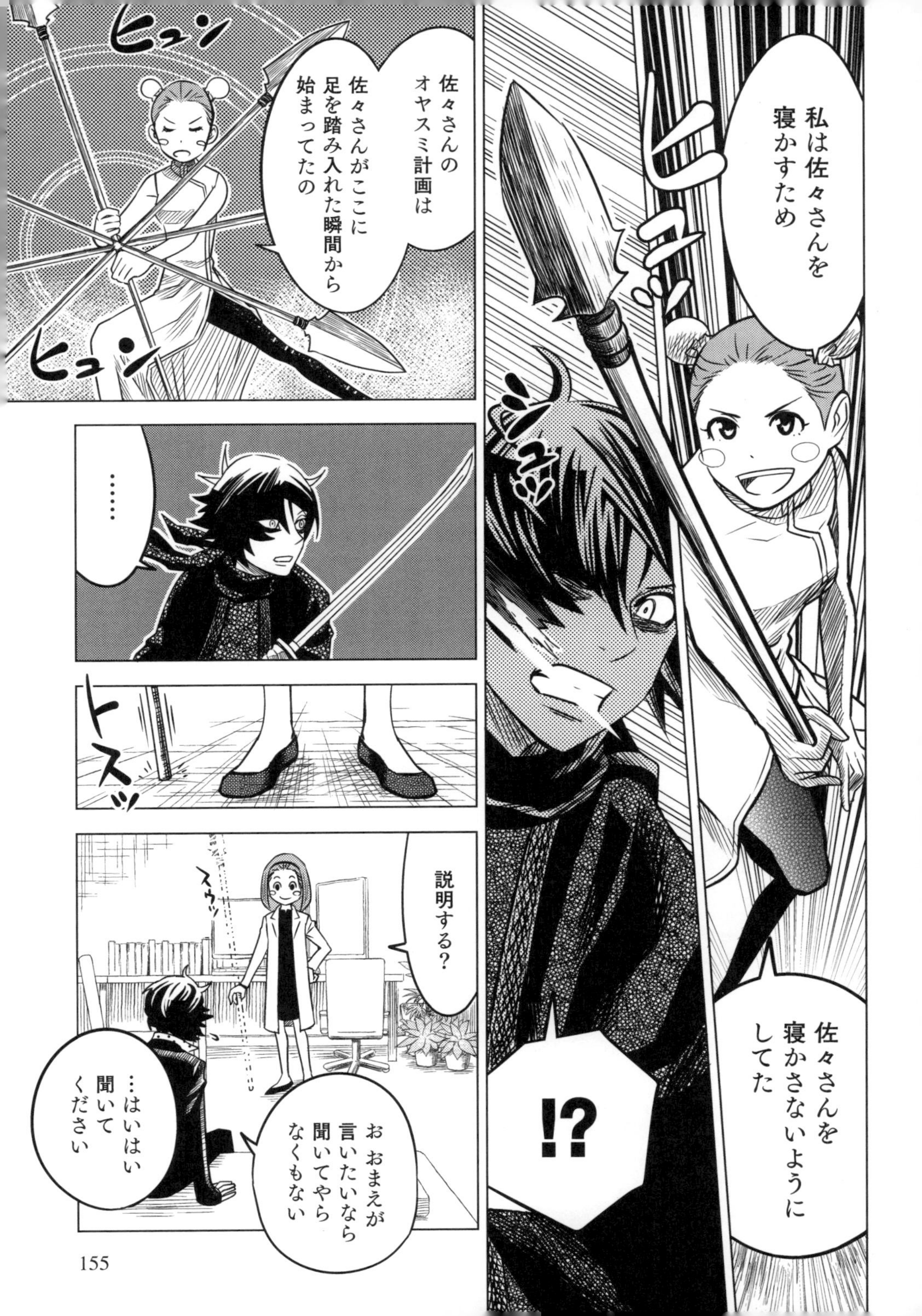

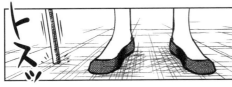

私は佐々さんを寝かすため
ビュン
佐々さんを寝かさないようにしてた
!?
ビュン
佐々さんのオヤスミ計画は佐々さんがここに足を踏み入れた瞬間から始まってたの
ヒュン
ヒュン
……
トスッ
説明する？
スゥッ
おおまえが言いたいなら聞いてやらなくもない
…はいはい聞いてください

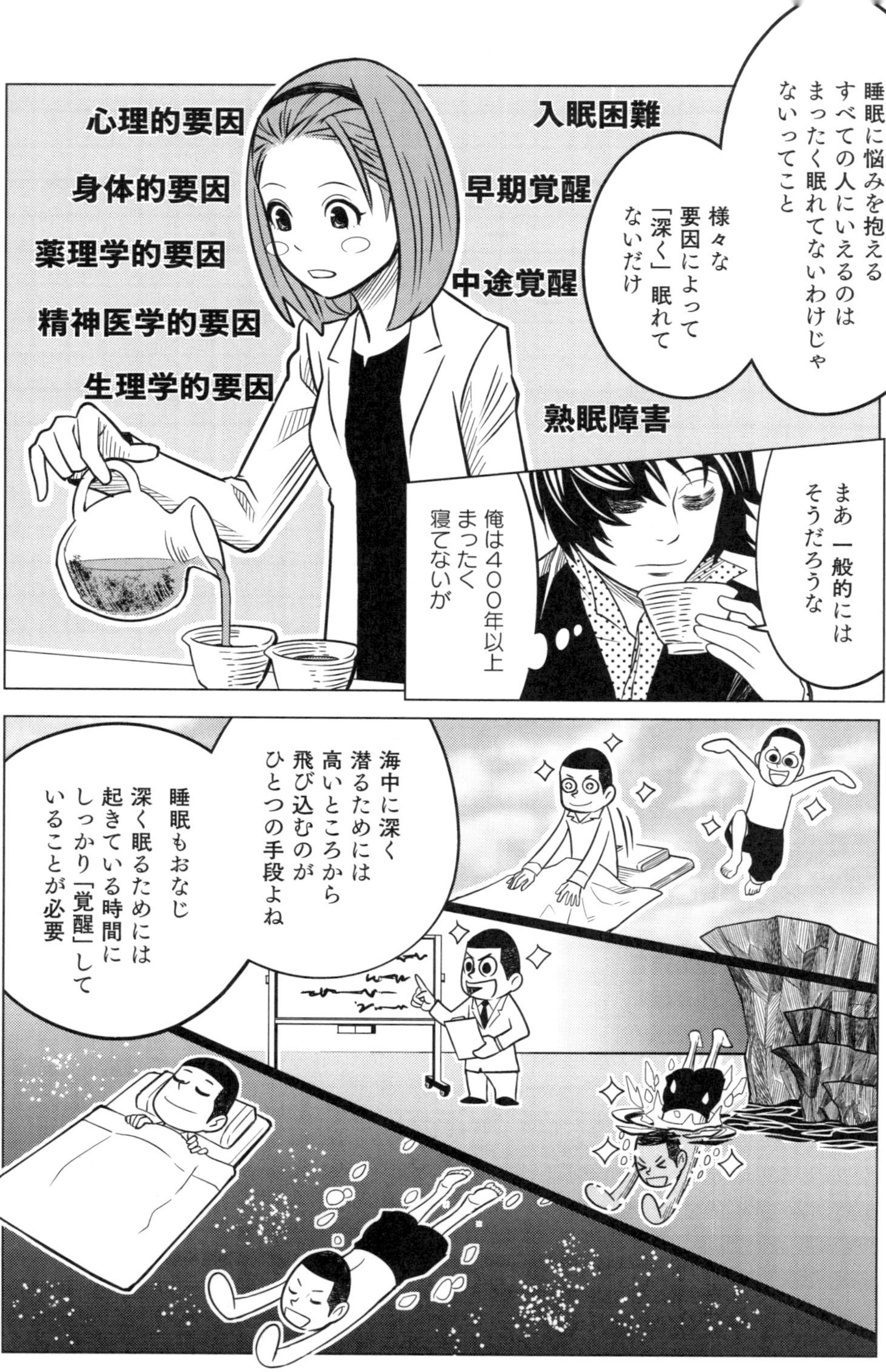
睡眠に悩みを抱えるすべての人にいえるのはまったく眠れてないわけじゃないってこと
様々な要因によって「深く」眠れてないだけ
入眠困難
早期覚醒
中途覚醒
熟眠障害
心理的要因
身体的要因
薬理学的要因
精神医学的要因
生理学的要因
まあ一般的にはそうだろうな
俺は400年以上まったく寝てないが
海中に深く潜るためには高いところから飛び込むのがひとつの手段よね
睡眠もおなじ深く眠るためには起きている時間にしっかり「覚醒」していることが必要

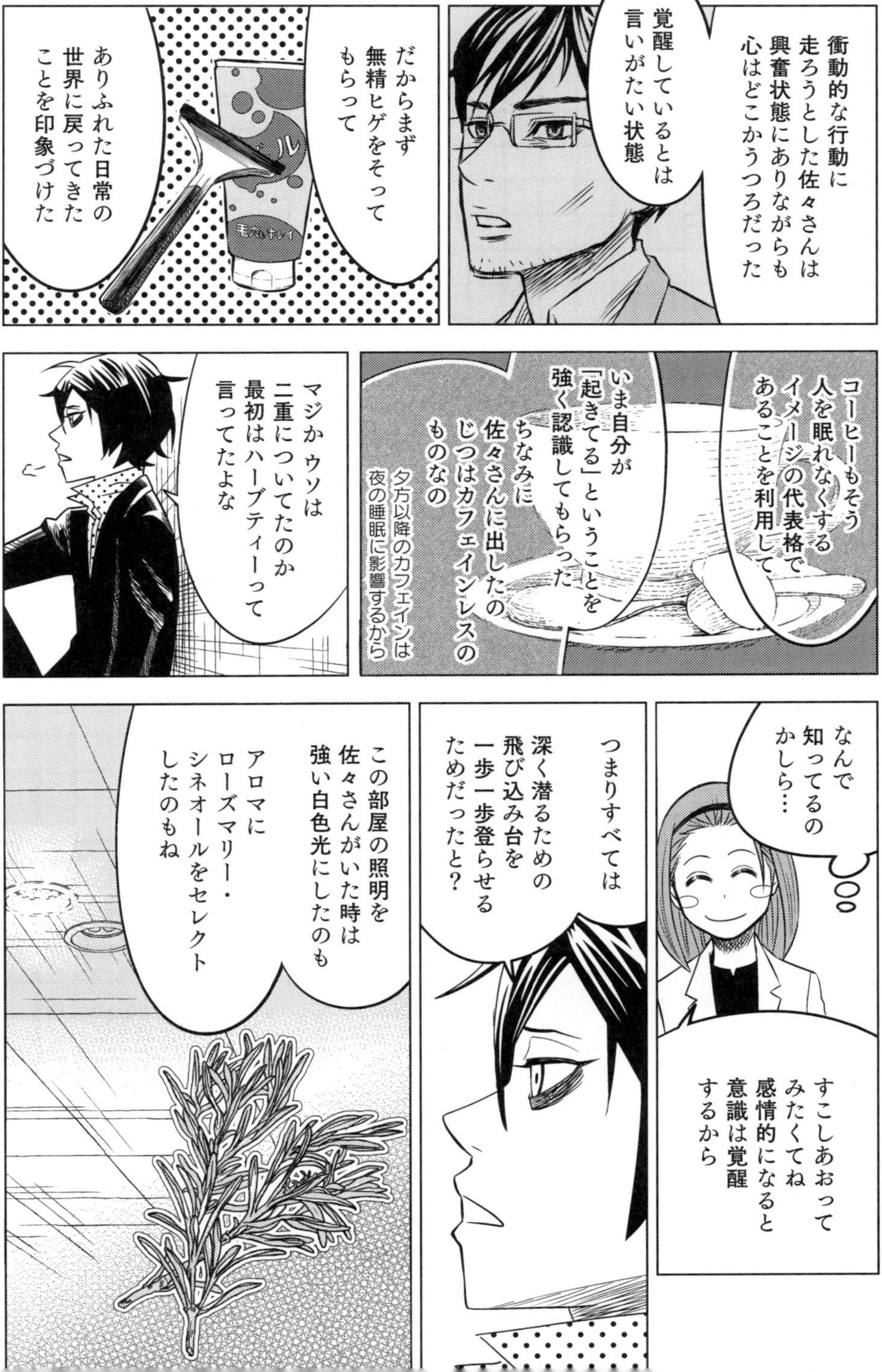

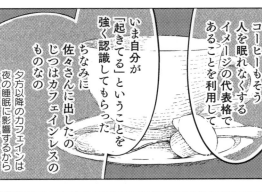

※寝る前の光は暖色系、アロマはラベンダーがオススメ

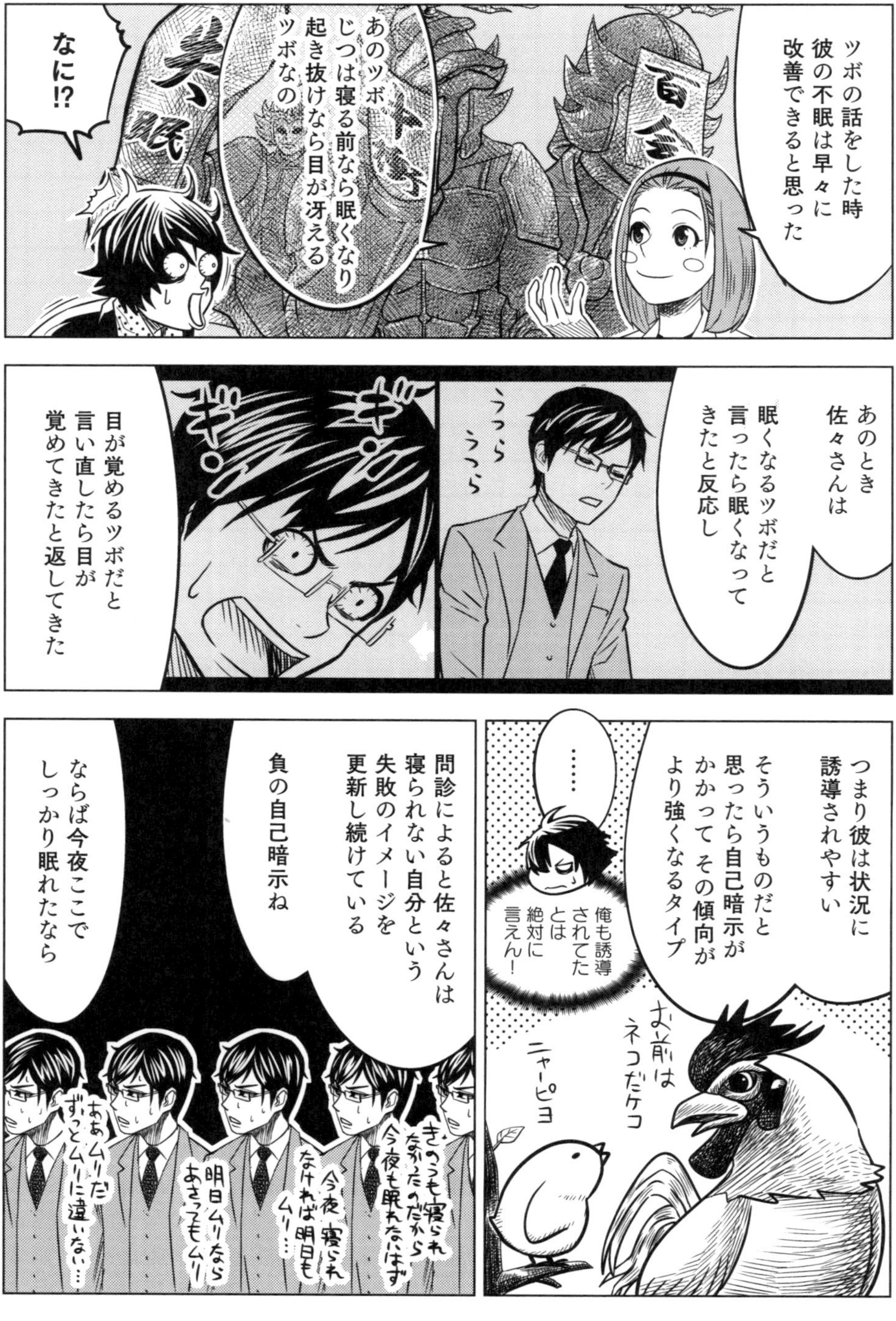
ツボの話をした時 彼の不眠は早々に 改善できると思った
あのツボ じつは寝る前なら眠くなり 起き抜けなら目が冴える ツボなの
なに!?
あのとき 佐々さんは 眠くなるツボだと 言ったら眠くなって きたと反応し
うつら うつら
目が覚めるツボだと 言い直したら目が 覚めてきたと返してきた
つまり彼は状況に 誘導されやすい
そういうものだと 思ったら自己暗示が かかって その傾向が より強くなるタイプ
……
俺も誘導 されてた とは 絶対に 言えん!
お前は ネコだケコ
ニャーピヨ
問診によると佐々さんは 寝られない自分という 失敗のイメージを 更新し続けている
負の自己暗示ね
ならば今夜ここで しっかり眠れたなら
きのうも寝られなかったのだから 今夜も眠れないはず
今夜寝られなければ明日もムリ…
明日ムリなら あさってもムリ
ああムリだ ずっとムリに違いない…

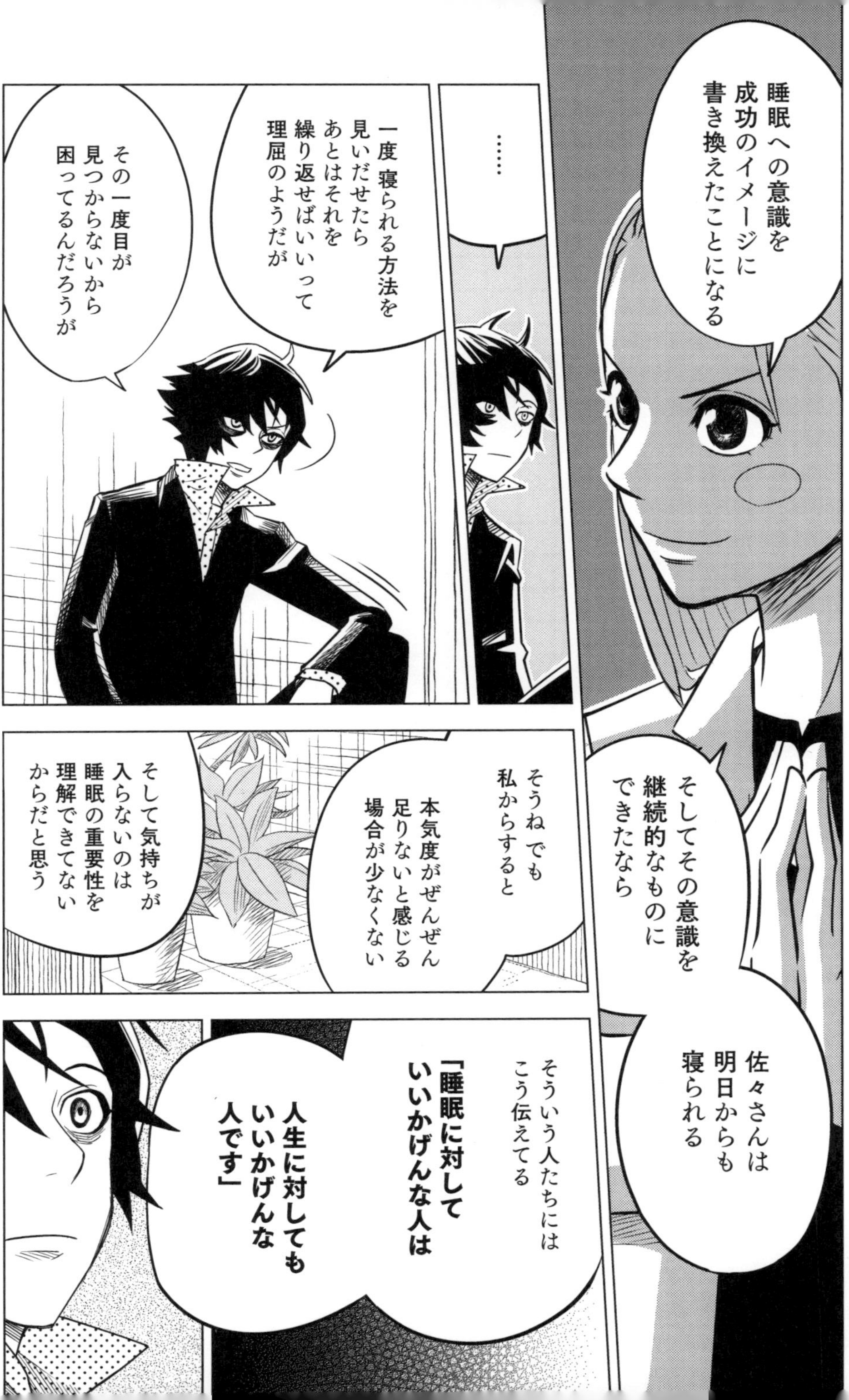
睡眠への意識を成功のイメージに書き換えたことになる
……
一度寝られる方法を見いだせたらあとはそれを繰り返せばいいって理屈のようだが
その一度目が見つからないから困ってるんだろうが
そしてその意識を継続的なものにできたなら
そうね でも私からすると
本気度がぜんぜん足りないと感じる場合が少なくない
そして気持ちが入らないのは睡眠の重要性を理解できてないからだと思う
佐々さんは明日からも寝られる
そういう人たちにはこう伝えてる
「睡眠に対していいかげんな人は
人生に対してもいいかげんな人です」

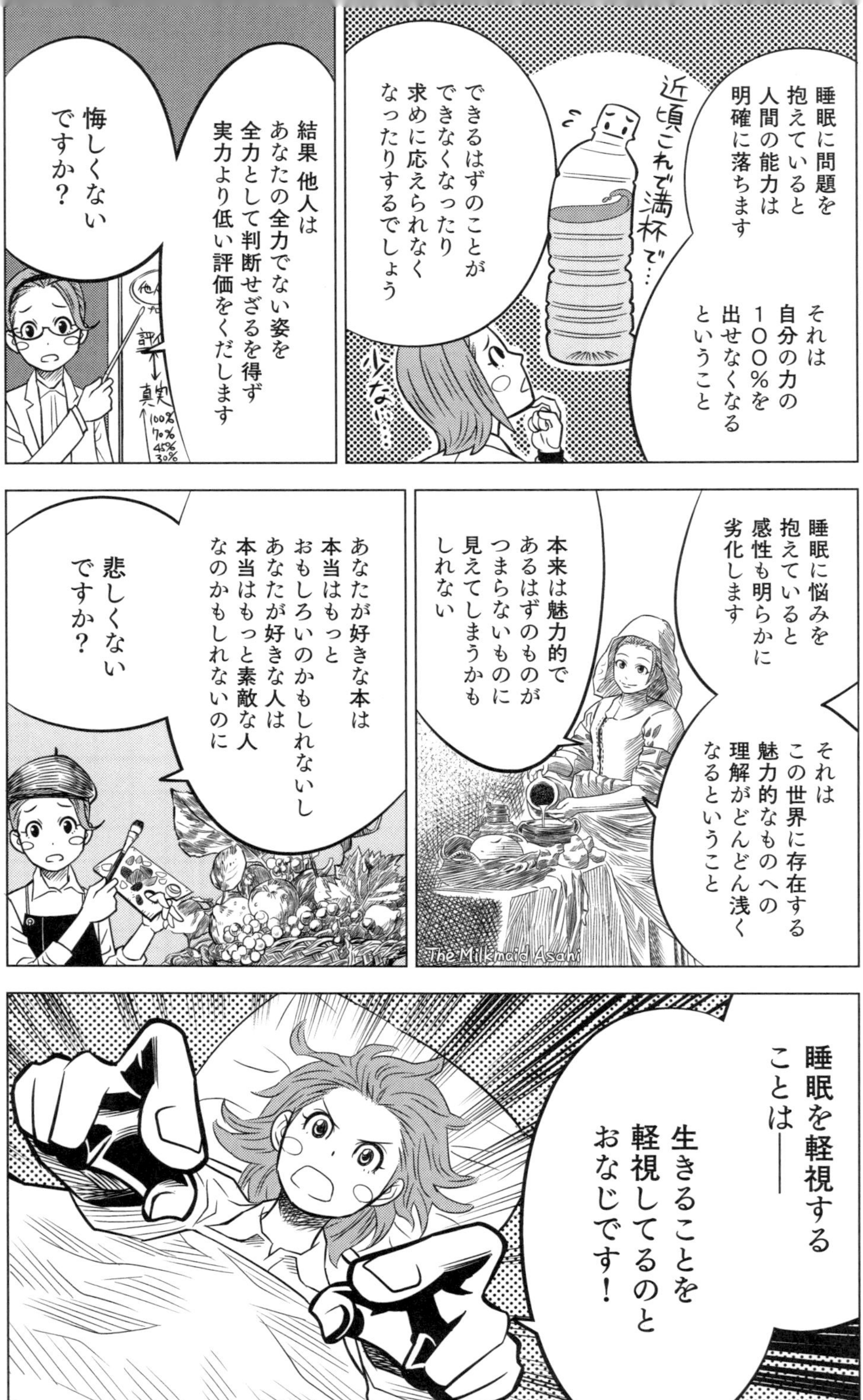
睡眠に問題を抱えていると人間の能力は明確に落ちます
それは自分の力の１００％を出せなくなるということ
近頃これで満杯で…
少ない…
できるはずのことができなくなったり求めに応えられなくなったりするでしょう
結果 他人はあなたの全力でない姿を全力として判断せざるを得ず実力より低い評価をくだします
悔しくないですか？
睡眠に悩みを抱えていると感性も明らかに劣化します
それはこの世界に存在する魅力的なものへの理解がどんどん浅くなるということ
本来は魅力的であるはずのものがつまらないものに見えてしまうかもしれない
The Milkmaid Asahi
あなたが好きな本は本当はもっとおもしろいのかもしれないしあなたが好きな人は本当はもっと素敵な人なのかもしれないのに
悲しくないですか？
睡眠を軽視することは――
生きることを軽視してるのとおなじです！

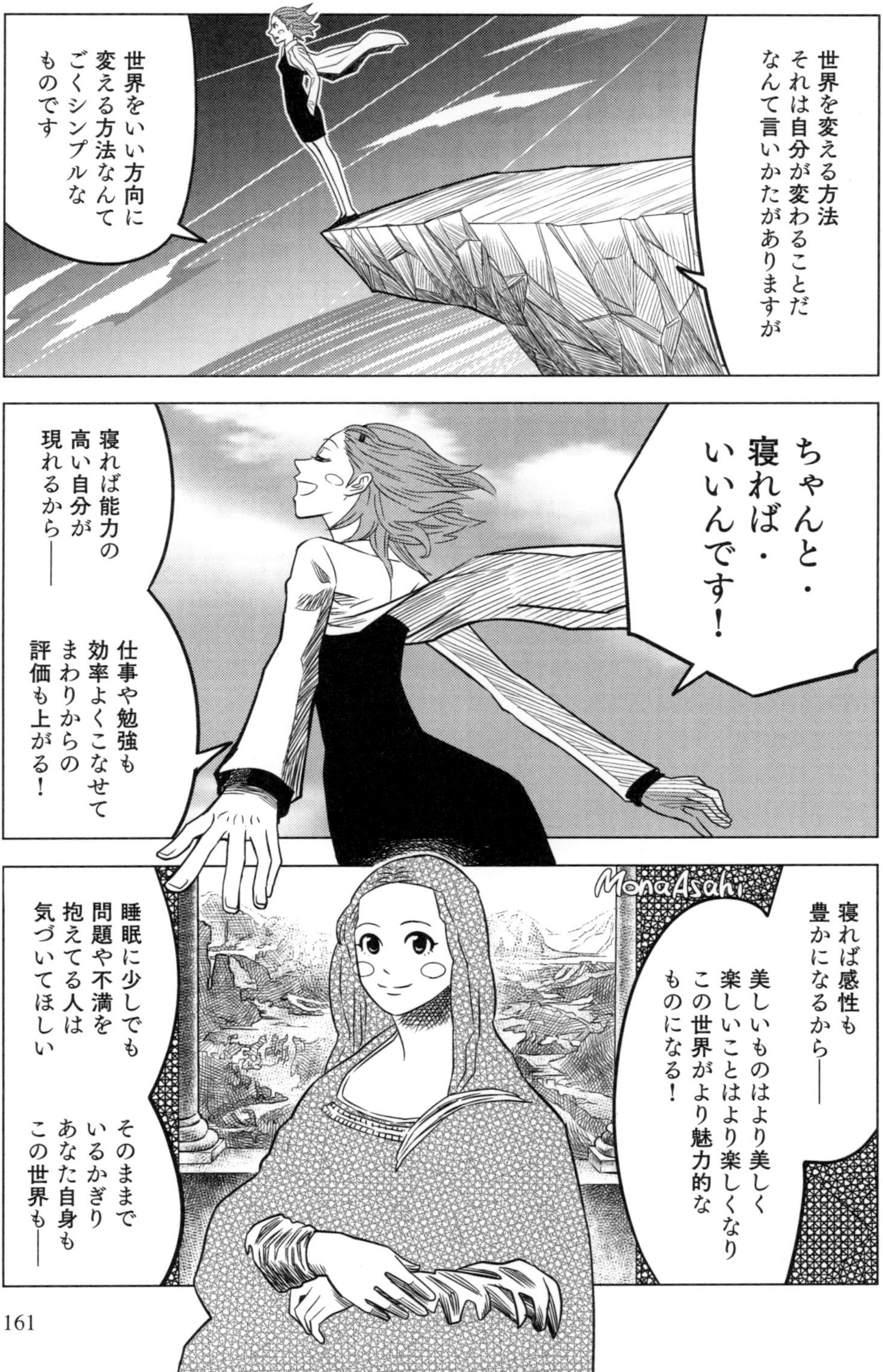
世界を変える方法
それは自分が変わることだ
なんて言いかたがありますが
世界をいい方向に
変える方法なんて
ごくシンプルな
ものです
ちゃんと・寝れば・いいんです!
寝れば能力の
高い自分が
現れるから――
仕事や勉強も
効率よくこなせて
まわりからの
評価も上がる!
MonaAsahi
寝れば感性も
豊かになるから――
美しいものはより美しく
楽しいことはより楽しくなり
この世界がより魅力的な
ものになる!
睡眠に少しでも
問題や不満を
抱えてる人は
気づいてほしい
そのままで
いるかぎり
あなた自身も
この世界も――

ニセモノです
The Scream Asahi
寝て100%の自分と世界を取り戻してください
世の中には睡眠を改善する方法がたくさんありますでも大切なことはただひとつそれは――
野菜で眠る玉葱睡眠法
徹夜で眠る逆説睡眠法
腹筋で眠る分割睡眠法
罪罰で眠る文豪睡眠法
忘却で眠る天晴睡眠法
紋付で眠る正装睡眠法
海老で眠る伊勢睡眠法
地下で眠る棺桶睡眠法
全裸で眠る解放睡眠法
鎖骨で眠る湾曲睡眠法
漬物で眠る薄塩睡眠法
号泣で眠る爆笑睡眠法
樹海で眠る不覚睡眠法
酒場で眠る泥酔睡眠法
直立で眠る夢遊睡眠法
台所で眠る朝食睡眠法
赤面で眠る失恋睡眠法
気絶で眠る限界睡眠法
片目で眠る渡鳥睡眠法
借金で眠る海底睡眠法
昔話で眠る兎亀睡眠法
薄目で眠る微睡睡眠法
人前で眠る羞恥睡眠法
隔月で眠る仙人睡眠法
火星で眠る冷凍睡眠法
「時間」も「労力」も「お金」も惜しまないこと
自分を 世界を変えるほどのことなのです
なにを差し置いてでも取り組むべきことなのではないでしょうか
特別講演
『オヤスミは世界を変える』
講師：オヤスミスト真倉あさひ
ご清聴ありがとうございました
ペコリ
パチパチパチ

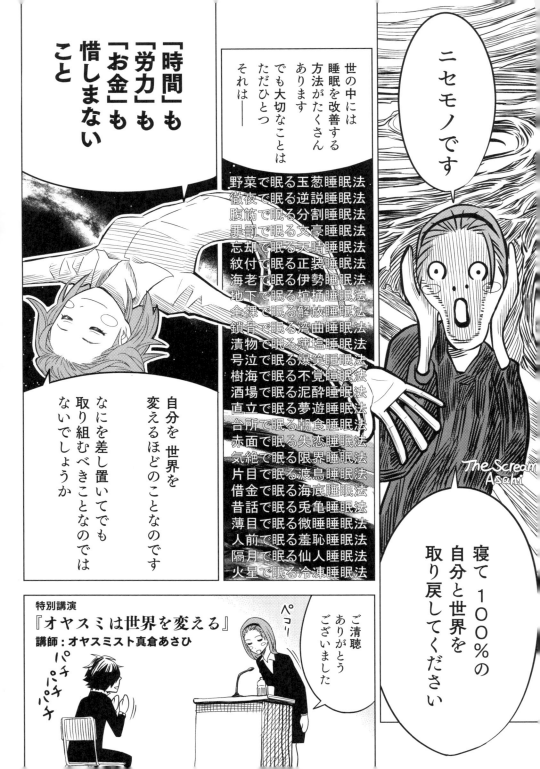

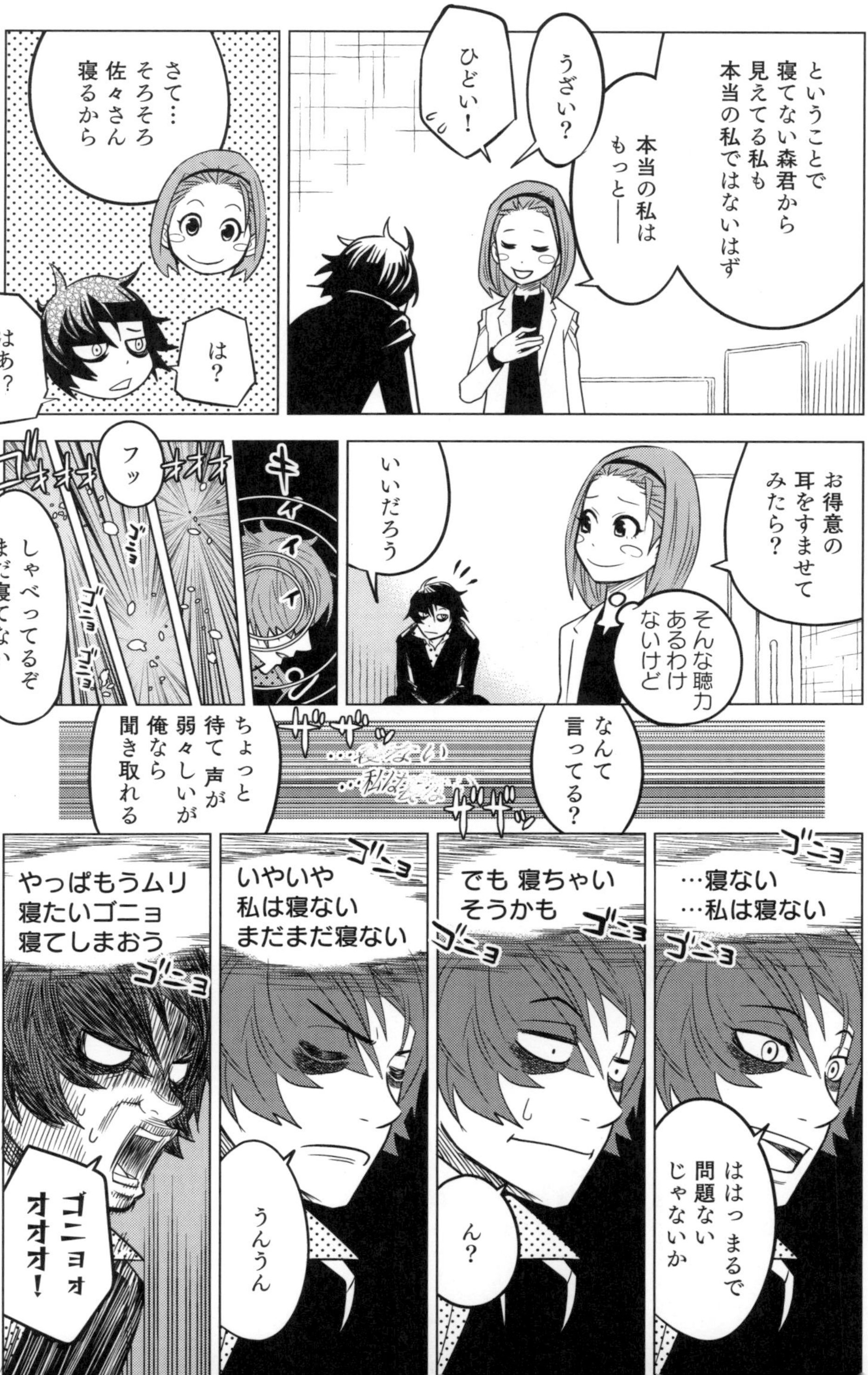
ということで
寝てない森君から
見えてる私も
本当の私ではないはず
本当の私は
もっと——
うざい?
ひどい!
さて…
そろそろ
佐々さん
寝るから
は?
はあ!?
お得意の
耳をすませて
みたら?
そんな聴力
あるわけ
ないけど
いいだろう
キィィイイ
ゴォォオオオオ
フッ
ゴニョ
ゴニョ
ゴニョ
しゃべってるぞ
まだ寝てない
なんて
言ってる?
ザザッ
ザザッ
ちょっと
待て 声が
弱々しいが
俺なら
聞き取れる
ゴニョ
…寝ない
…私は寝ない
ゴニョ
ははっ まるで
問題ない
じゃないか
ゴニョ
でも 寝ちゃい
そうかも
ゴニョ
ん?
ゴニョ
いやいや
私は寝ない
まだまだ寝ない
うんうん
やっぱもうムリ
寝たいゴニョ
寝てしまおう
ゴニョ
ゴニョォォ
オオオ!

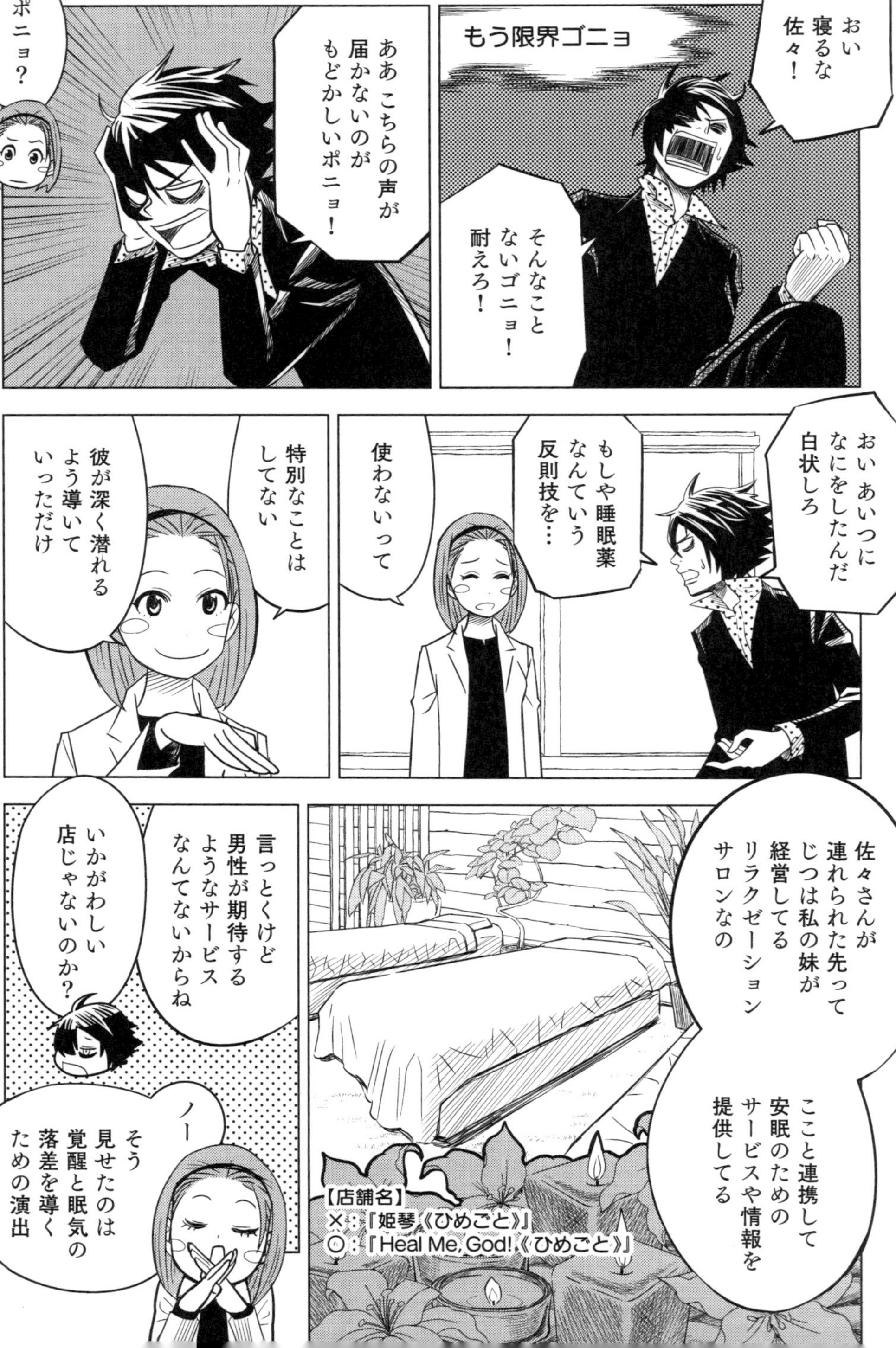
おい 寝るな 佐々！
もう限界ゴニョ
そんなこと ないゴニョ！ 耐えろ！
ああ こちらの声が 届かないのが もどかしいポニョ！
ポニョ？
おい あいつに なにをしたんだ 白状しろ
もしや睡眠薬 なんていう 反則技を…
使わないって
特別なことは してない
彼が深く潜れる よう導いて いっただけ
佐々さんが 連れられた先って じつは私の妹が 経営してる リラクゼーション サロンなの
ここと連携して 安眠のための サービスや情報を 提供してる
【店舗名】
×：『姫琴《ひめごと》』
○：『Heal Me, God!《ひめごと》』
言っとくけど 男性が期待する ようなサービス なんてないからね
いかがわしい 店じゃないのか？
ノー
そう 見せたのは 覚醒と眠気の 落差を導く ための演出

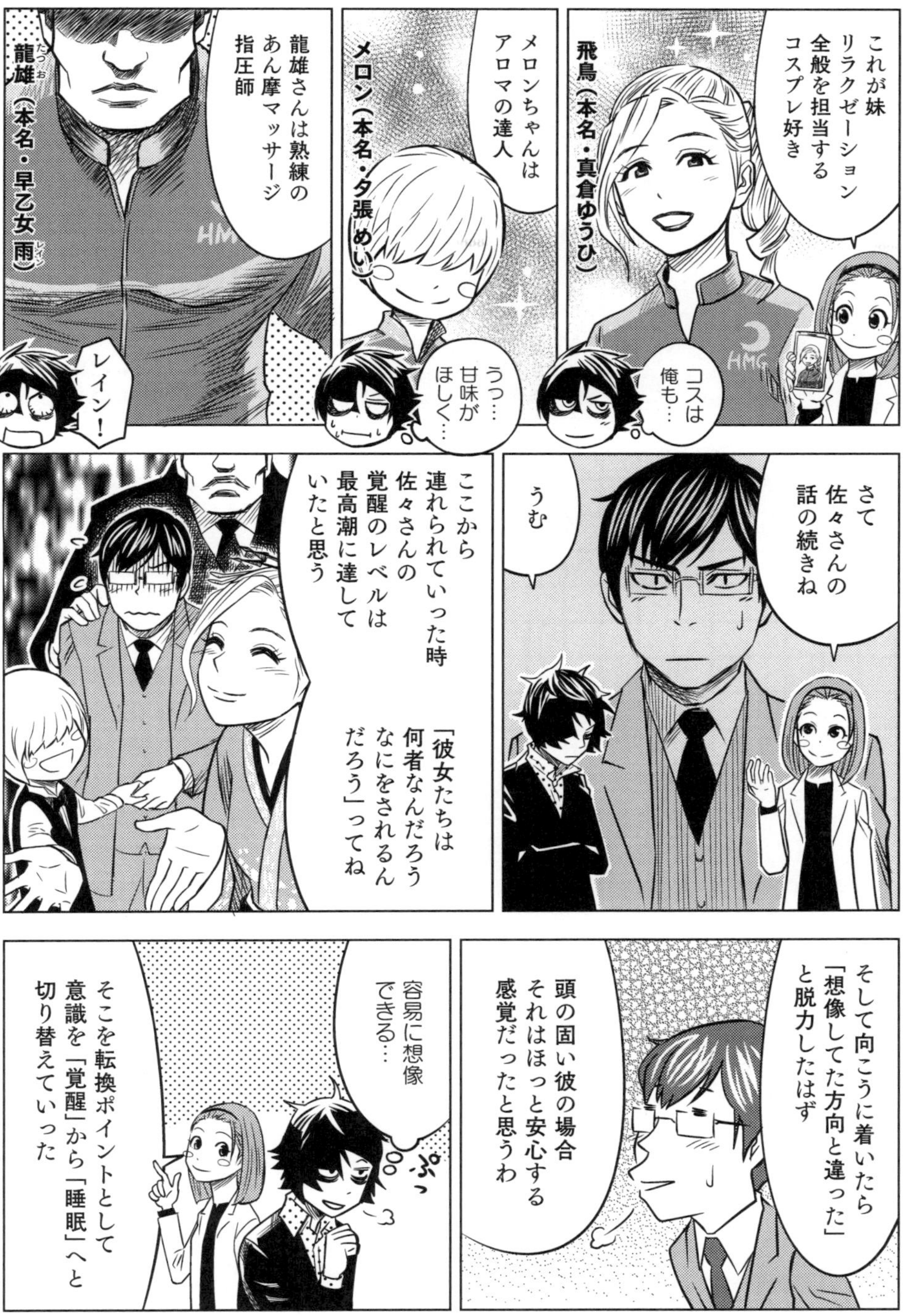

これが妹
リラクゼーション全般を担当するコスプレ好き
飛鳥（本名・真倉ゆうひ）
コスは俺も…
メロンちゃんはアロマの達人
メロン（本名・夕張めい）
うっ…甘味がほしく…
龍雄さんは熟練のあん摩マッサージ指圧師
龍雄《たつお》（本名・早乙女雨《レイン》）
レイン！
さて佐々さんの話の続きね
うむ
ここから連れられていった時佐々さんの覚醒のレベルは最高潮に達していたと思う
「彼女たちは何者なんだろうなにをされるんだろう」ってね
そして向こうに着いたら「想像してた方向と違った」と脱力したはず
頭の固い彼の場合それはほっと安心する感覚だったと思うわ
容易に想像できる…
ぷっ
そこを転換ポイントとして意識を「覚醒」から「睡眠」へと切り替えていった

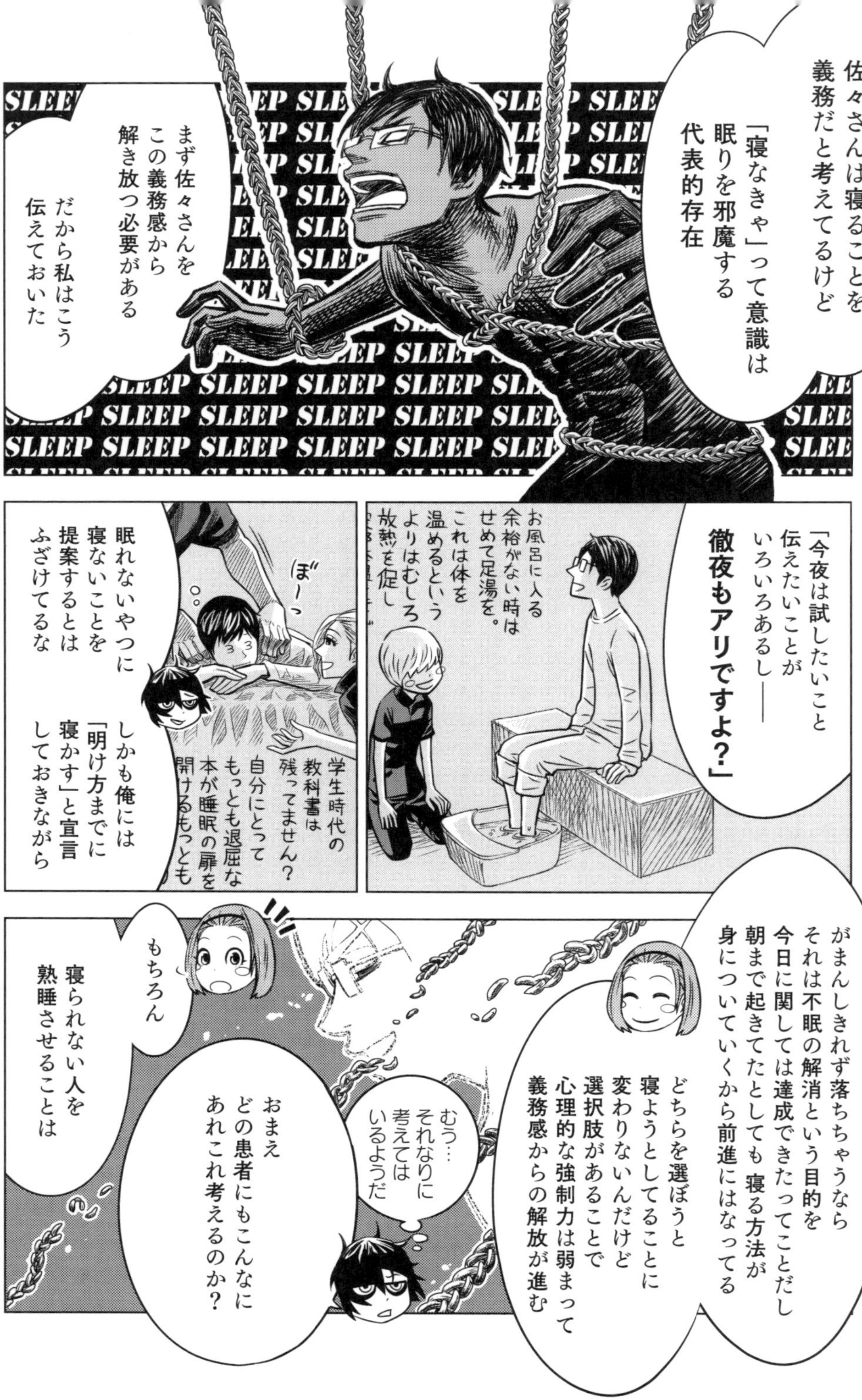
佐々さんは寝ることを義務だと考えてるけど「寝なきゃ」って意識は眠りを邪魔する代表的存在
まず佐々さんをこの義務感から解き放つ必要がある
だから私はこう伝えておいた
SLEEP SLEEP SLEEP SLEEP
「今夜は試したいこと伝えたいことがいろいろあるし――徹夜もアリですよ?」
お風呂に入る余裕がない時はせめて足湯を。これは体を温めるというよりはむしろ放熱を促し
眠れないやつに寝ないことを提案するとはふざけてるな
学生時代の教科書は残ってません?自分にとってもっとも退屈な本が睡眠の扉を開けるもっとも
ぼーっ
しかも俺には「明け方までに寝かす」と宣言しておきながら
がまんしきれず落ちちゃうならそれは不眠の解消という目的を今日に関しては達成できたってことだし朝まで起きてたとしても寝る方法が身についていくから前進にはなってる
どちらを選ぼうと寝ようとしてることに変わりないんだけど選択肢があることで心理的な強制力は弱まって義務感からの解放が進む
むう…それなりに考えてはいるようだ
おまえどの患者にもこんなにあれこれ考えるのか?
!!
もちろん
寝られない人を熟睡させることは

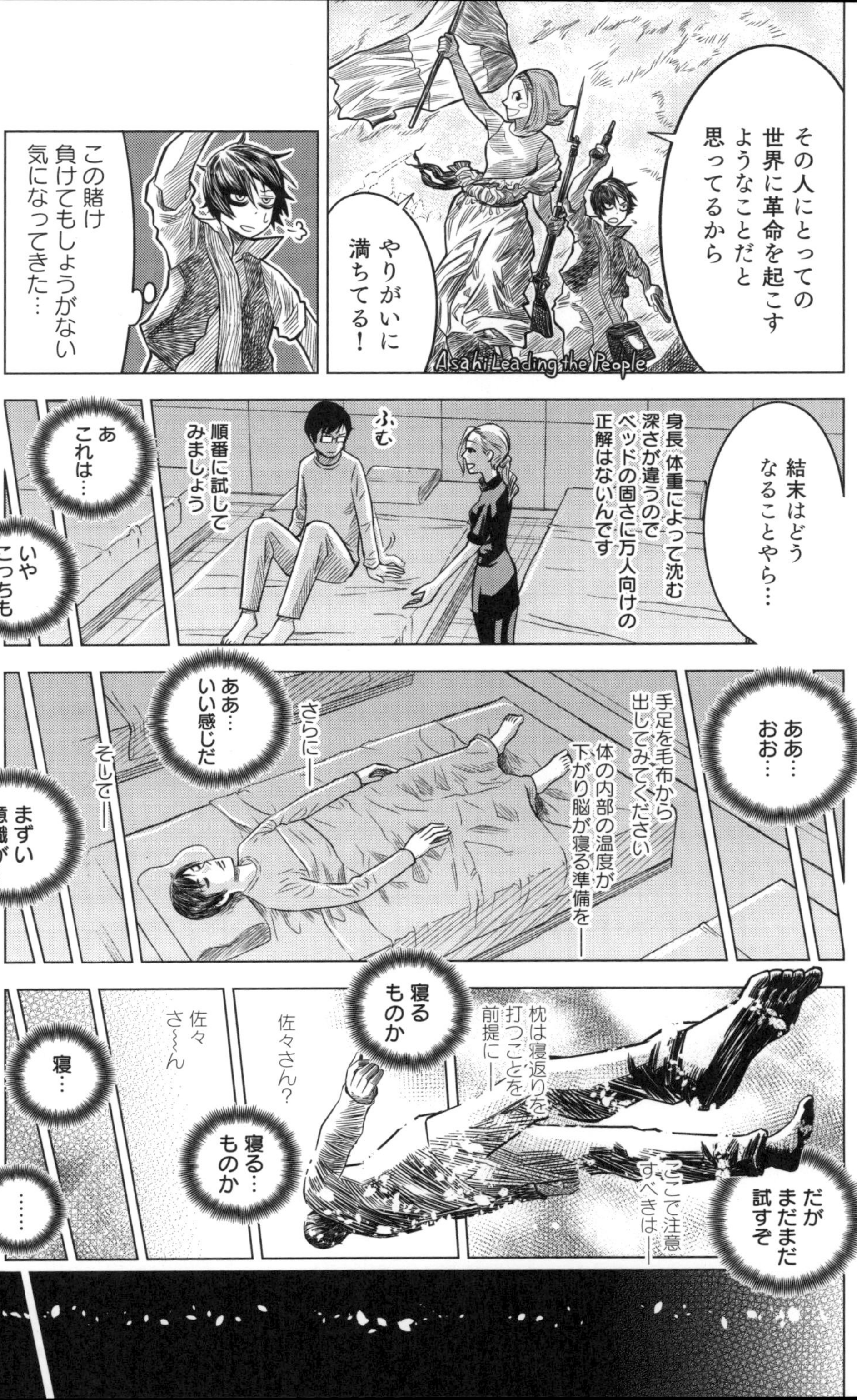
その人にとっての世界に革命を起こすようなことだと思ってるから
やりがいに満ちてる！
Asahi Leading the People
この賭け負けてもしょうがない気になってきた…
結末はどうなることやら…
身長 体重によって沈む深さが違うのでベッドの固さに万人向けの正解はないんです
ふむ
順番に試してみましょう
ぁ これは…
いや こっちも
ああ… おお…
手足を毛布から出してみてください
体の内部の温度が下がり脳が寝る準備を――
さらに――
ああ… いい感じだ
そして――
まずい 意識が…
寝るものか
枕は寝返りを打つことを前提に――
ここで注意すべきは――
だが まだまだ試すぞ
佐々さん？
佐々さ～ん
寝る… ものか
寝…
……

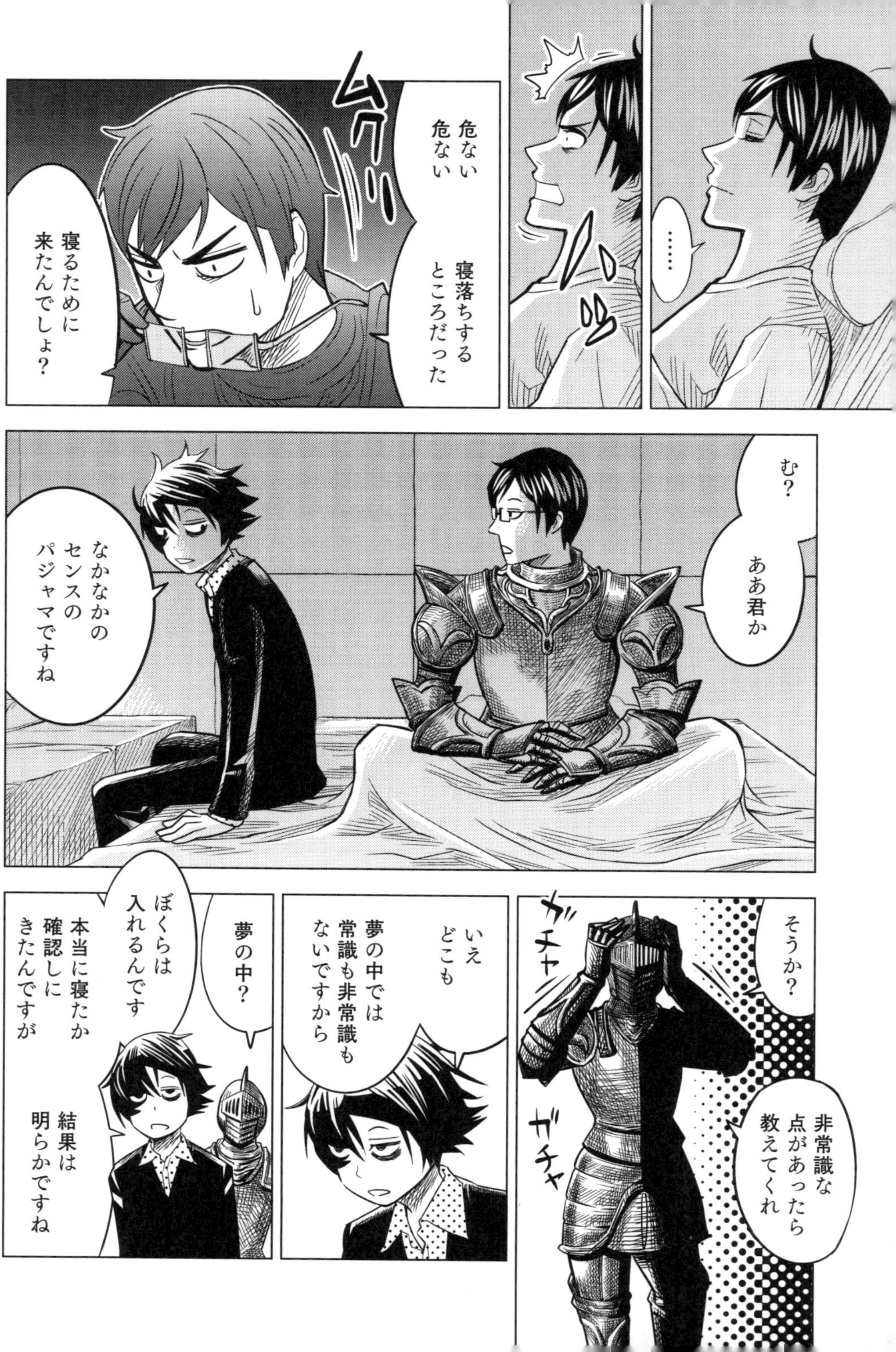
……
ハッ
危ない
危ない
寝落ちする
ところだった
ムグゥ
寝るために
来たんでしょ？
む？
ああ君か
なかなかの
センスの
パジャマですね
そうか？
非常識な
点があったら
教えてくれ
ガチャ
ガチャ
いえ
どこも
夢の中では
常識も非常識も
ないですから
夢の中？
ぼくらは
入れるんです
本当に寝たか
確認しに
きたんですが
結果は
明らかですね

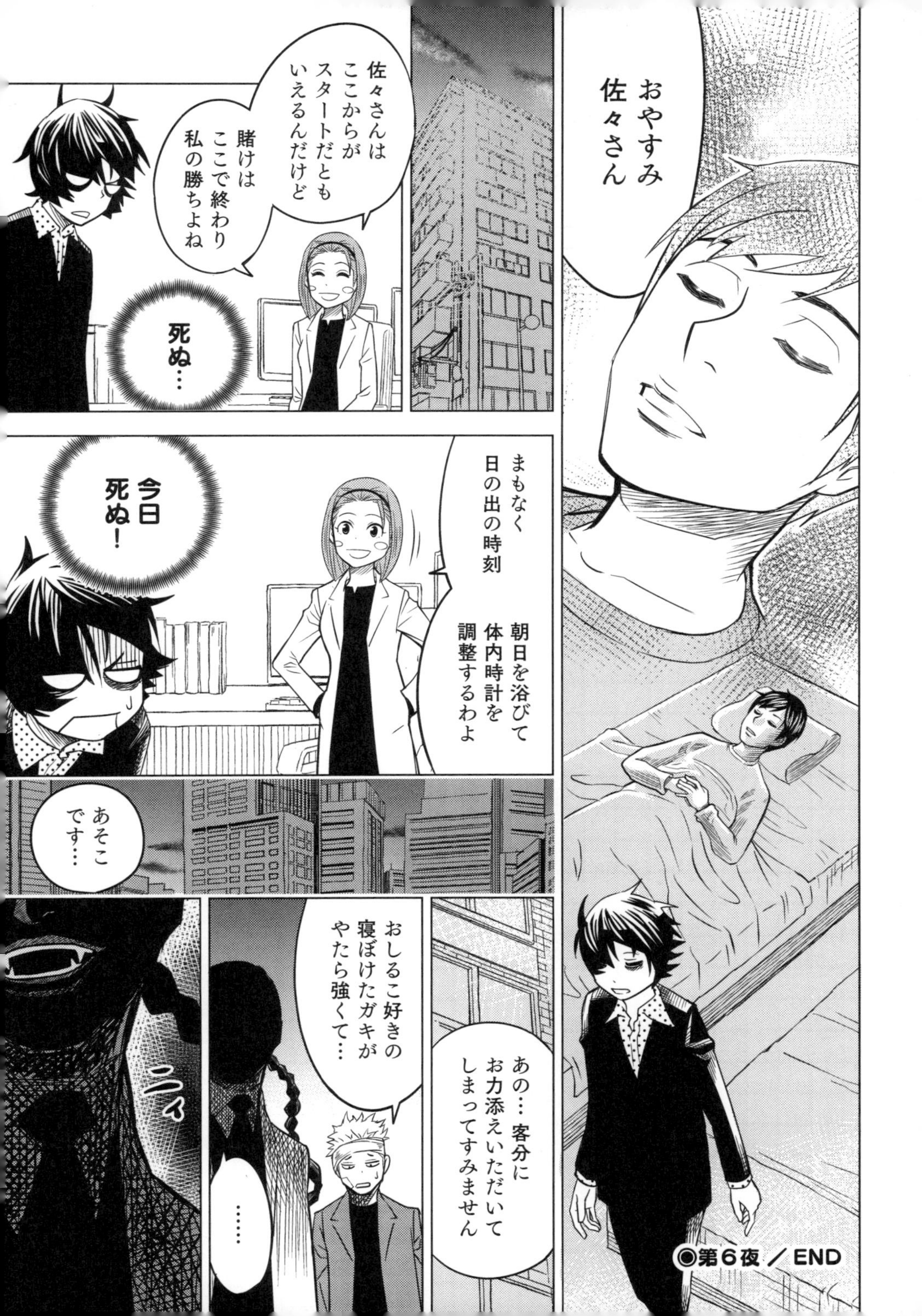
おやすみ
佐々さん
佐々さんは
ここからが
スタートだとも
いえるんだけど
賭けは
ここで終わり
私の勝ちよね
死ぬ…
まもなく
日の出の時刻
朝日を浴びて
体内時計を
調整するわよ
今日
死ぬ!
あそこ
です…
あの… 客分に
お力添えいただいて
しまってすみません
おしるこ好きの
寝ぼけたガキが
やたら強くて…
……
ニィ
◉第6夜 / END

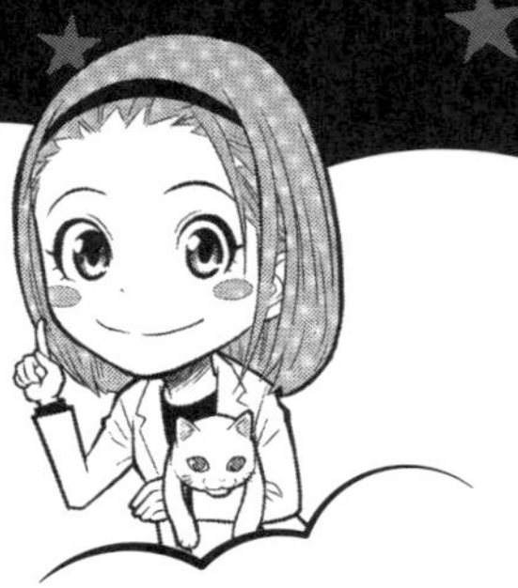

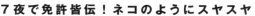

術の6

昼、5分間サボる

つぎのアドバイスには間違いがあります。さあ、どこでしょう。

――昼食後は消化活動の影響で眠気が来るので、15分程度の仮眠をとるとよい。

昼食後の時間帯に眠気が来るのは本当です。**15分という長さの仮眠も、午後の活動から眠気を取り払ってくれる有益なもの**です。**30分を超えると夜の睡眠に影**響がでてくるので注意が必要です。

間違っているのは、眠気の原因です。昼食をとる、とらないは関係なく、**人は起床から8時間後、つまり午前6時に起床したとすると、午後2時に眠くなるようにできている**のです。

学生や会社勤めの方にとって、午後2時という時間帯では、15分の仮眠も難しいのが実情でしょう。とはいえ、午後の活動が本格化しているタイミングに、睡魔との戦いという要素が加わるのは避けたいところ。

午後の睡魔を、あなた自身が認識する前に、倒してしまいましょう。

お昼休みに5分間、目を閉じてください。
(正確には起床から6時間後)

この時間帯なら、そして5分だけなら、午後の15分の仮眠よりは実行しやすいはず。

5分では眠ったことにはなりませんが、午後2時に来るはずの眠気を消すことはできます。この時間帯を眠気なしで迎え、充実した覚醒時間を過ごせば、それはその夜の充実した睡眠を導いてくれます。

睡眠はネコのごとし

食べたら寝るけど食べなくても寝たい

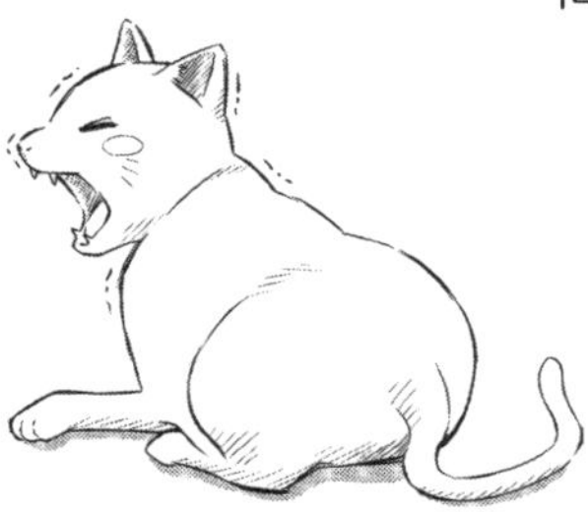

寝不足の返済は分割払いＯＫ♪

わずかな借金も、積み重なれば大きな額となって首が回らなくなるように、**睡眠不足も、わずかに足りない、というレベルであってもそれが続けば蓄積されていき、結果として心身に見過ごせない影響**を与えます。

「**睡眠負債**」という言葉で表現されるようになりましたが、たとえば**1日に30分の睡眠不足も、6日続けば3時間の負債**を抱えたことになります。

7日目はいつもどおり寝たとしても、負債の3時間は残ったままで、8日目からふたたび30分の不足が始まるなら、2週間で6時間の負債を抱えたことになります。

心身への影響を考えれば負債はなくしておきたいところですが、返済はそうかんたんともいえません。

寝不足の原因が、「寝たくない」からではなく、「寝る時間がない」ためであるなら、6時間の負債を返すための6時間を確保すること自体が難しいでしょう。

かりに確保できても、「いつもの睡眠時間＋6時間」と一息に眠れるかといえば、深さの維持は難しく、つぎの夜の眠りを浅くする影響も出て、あらたに負債を増やすきっかけにすらなりかねません。

1日15分だけでも早寝を心がける、というのならどうでしょうか。たった15分でも、1カ月続けられれば7・5時間です。睡眠負債が日々の不足の積み重ねだったように、**返済も、日々のちょっとした早寝の積み重ねで大丈夫**です。

もちろん15分すらムリな日もあるでしょうし、逆に30分くらい早く寝られそうな夜があればそうしてください。起きる時間をそろえる前提なら、返せるときはちょっとでもたくさんでも、どんどん返していきましょう。

よくある失敗、「寝過ぎ」と「夜食」対処法

〈寝過ぎ〉　たまった睡眠負債をちょっとした早寝でちょっとずつ返済しようと考えていたのに、日曜に昼まで寝てしまい……、なんてことはだれにでも起こりうることです。

起床時間をそろえようと思っても、休みの朝はつい気もゆるんで寝過ごしがちなもの。

ただ、起きるのが遅れたぶん、その夜の眠気も遅れて訪れるので、月曜の朝を睡眠不足で迎える可能性がでてきます。また、**脳は前日の起床時間をもとに翌日の起きる時間を設定する**ので、日曜に10時に起きてしまうと、脳は月曜も10時起きの準備をしてしまいます。ですが実際には6時起きだとすると、**脳は準備不足のまま、むりやり起こされたような状態**になってしまいます。**月曜の午前をつらく感じる原因**はこれです。

脳は起床時間の3時間前から起きる準備を始めるので、その範囲から完全に出てしまわないよう、休日

でも**寝過ごすのは3時間以内**にしておきましょう。

〈夜食〉　深夜に及ぶ仕事や勉強。ふだんは寝ている時間にも脳を使っているのだから、と高カロリーのものに手を伸ばす。

身に覚えのある方もいらっしゃるでしょうが、まずお伝えしたいのは、**睡眠という行為も、しっかりカロリーを消費する**ということです。ゆえに**起きているからといって、睡眠中ならとれるはずもないカロリーを、あえて摂取する理由にはなりません。**

しかし、それでもきっと食べてしまいます。なぜなら、**睡眠不足は食欲をがまんする力を奪う**からです。

睡眠が不足すると「レプチン」という必要以上の食欲を抑えてくれるホルモンが減少し、逆に、食欲を刺激するホルモン「グレリン」が増加します。さらに「**前頭前皮質**」という判断力を司る部位の活動が鈍ります。結果として、**いつもは控えているような食べ物を、食べる必要がないのに、食べてしまう**のです。

対策として、**夜食として食べていいものを、冷静な判断ができる時間帯のうちに決め、準備までしておく**のがよいでしょう。深夜の自分に決定権を委ねると後悔することになりかねません。

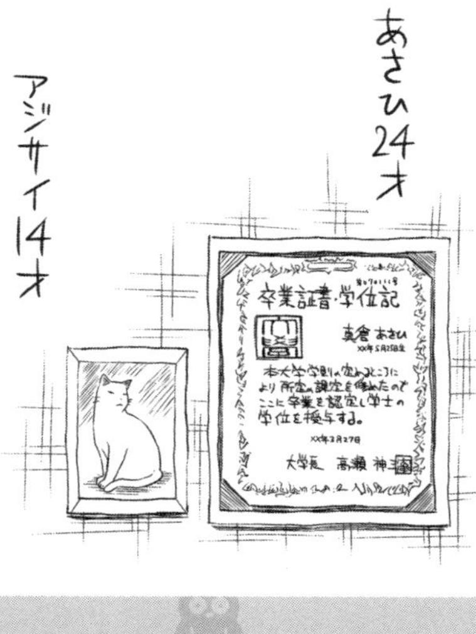

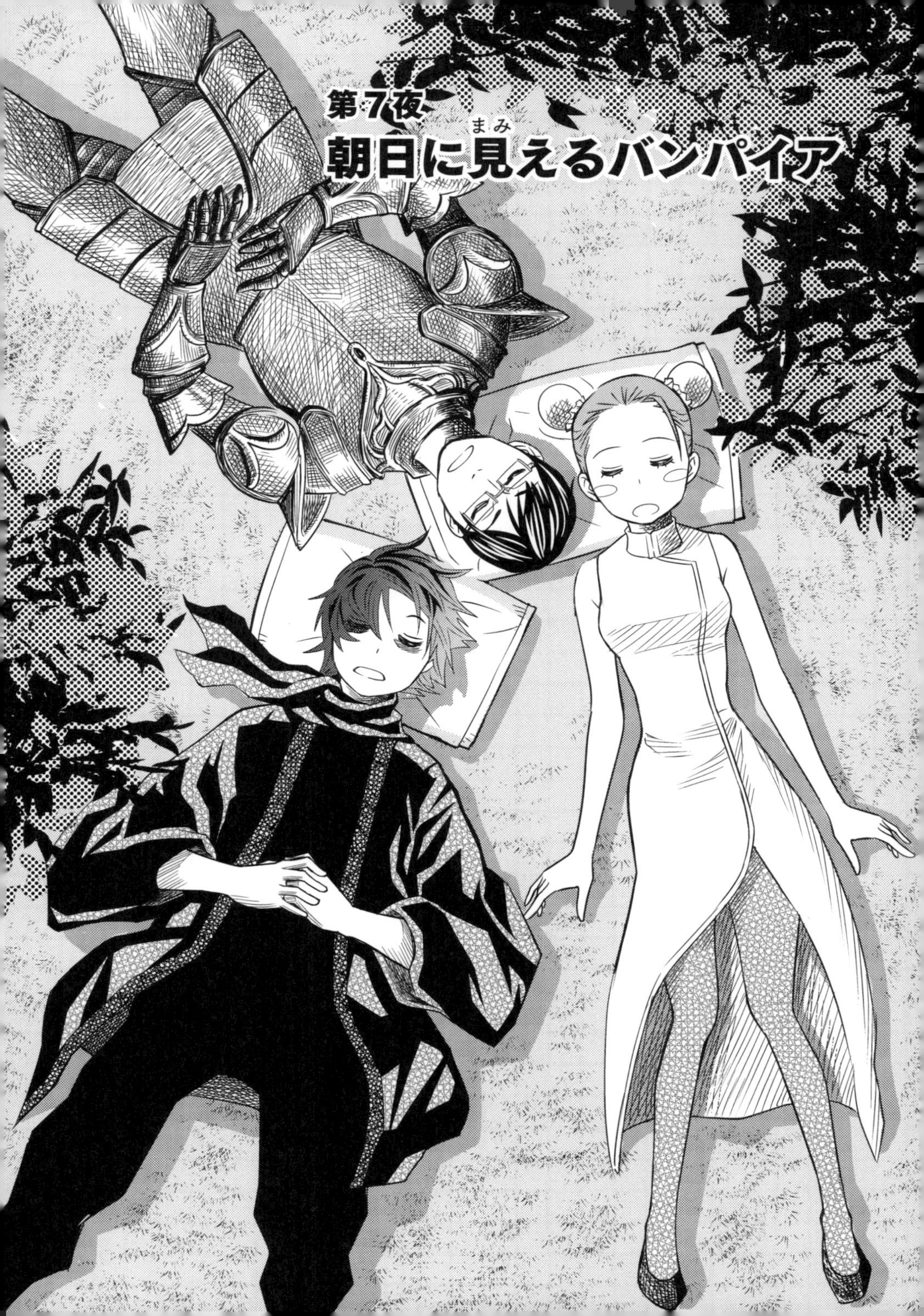
第7夜
朝日に見《まみ》えるバンパイア

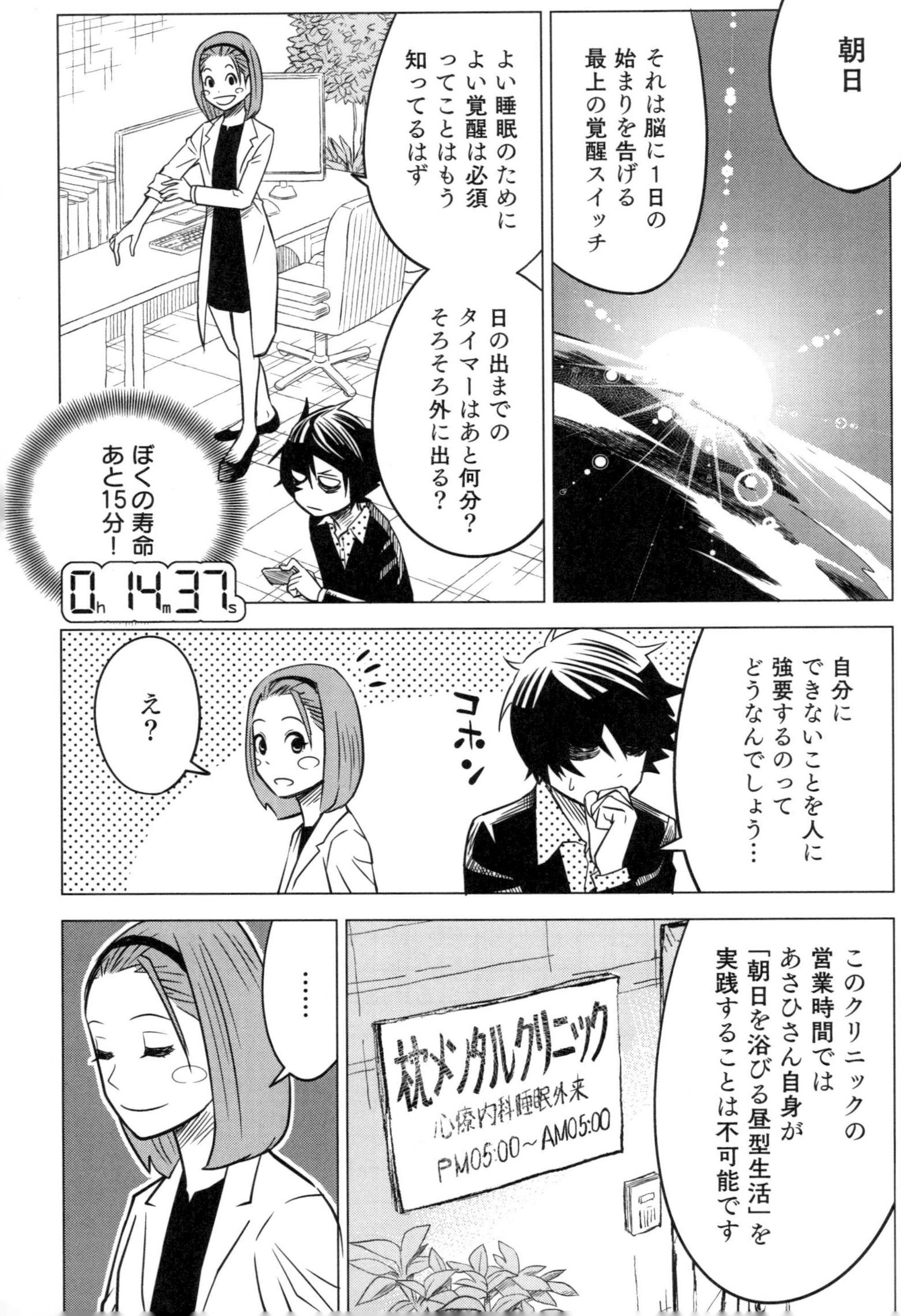
朝日
それは脳に1日の始まりを告げる最上の覚醒スイッチ
よい睡眠のためによい覚醒は必須ってことはもう知ってるはず
日の出までのタイマーはあと何分? そろそろ外に出る?
ぼくの寿命あと15分!
0h 14m 37s
自分にできないことを人に強要するのってどうなんでしょう…
コホン
え?
このクリニックの営業時間では あさひさん自身が「朝日を浴びる昼型生活」を実践することは不可能です
枕メンタルクリニック
心療内科睡眠外来
PM05:00~AM05:00
……

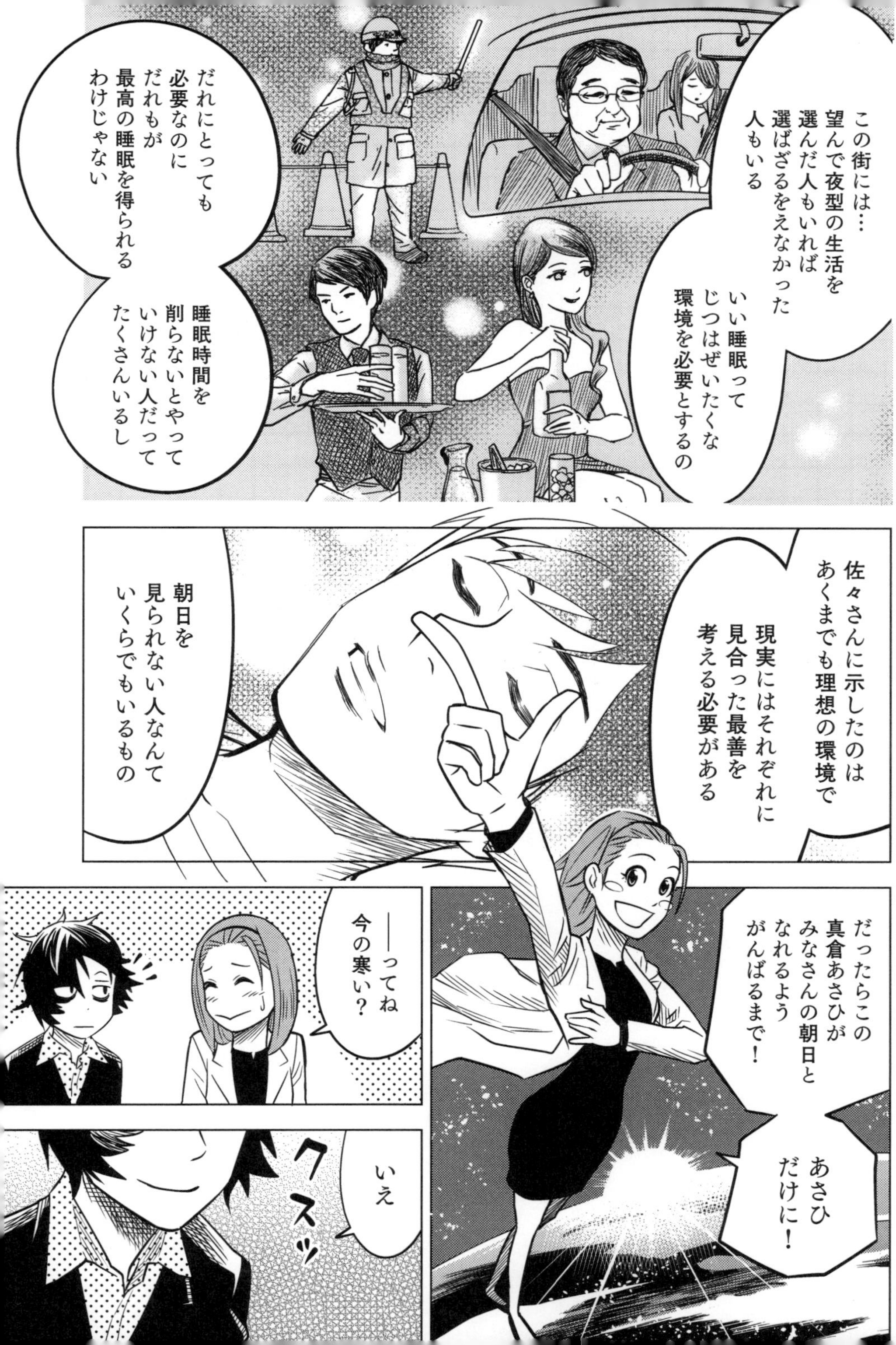
この街には…望んで夜型の生活を選んだ人もいれば選ばざるをえなかった人もいる
いい睡眠ってじつはぜいたくな環境を必要とするの
だれにとっても必要なのにだれもが最高の睡眠を得られるわけじゃない
睡眠時間を削らないとやっていけない人だってたくさんいるし
佐々さんに示したのはあくまでも理想の環境で
現実にはそれぞれに見合った最善を考える必要がある
朝日を見られない人なんていくらでもいるもの
だったらこの真倉あさひがみなさんの朝日となれるようがんばるまで！
あさひだけに！
——ってね今の寒い？
いえ
クスッ

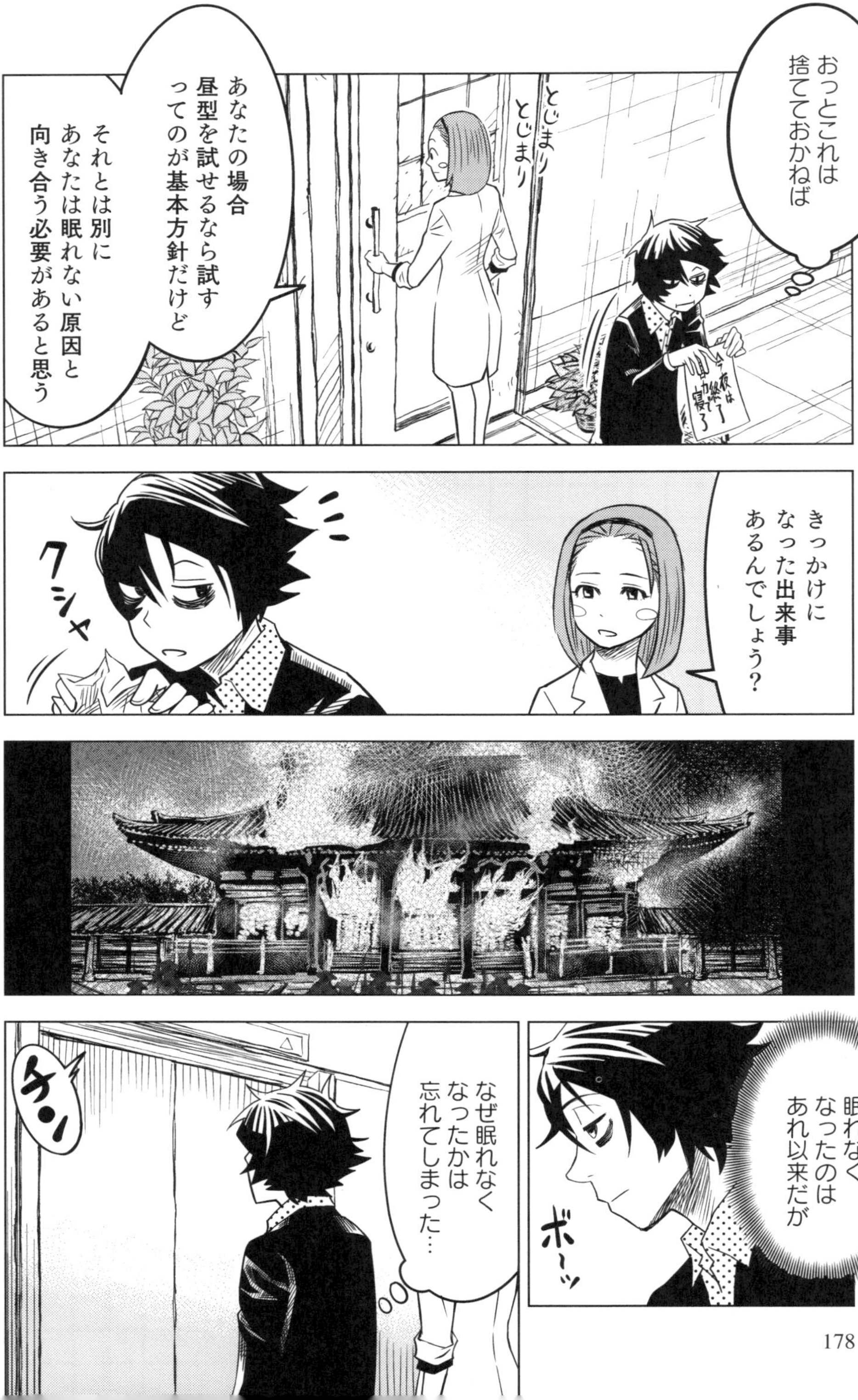
おっとこれは
捨てておかねば
今夜は終了寝ろ
とじまり
とじまり
あなたの場合
昼型を試せるなら試す
ってのが基本方針だけど
それとは別に
あなたは眠れない原因と
向き合う必要があると思う
きっかけに
なった出来事
あるんでしょう?
ニ
クシャ
眠れなく
なったのは
あれ以来だが
ボ～ッ
なぜ眠れなく
なったかは
忘れてしまった…
チーン

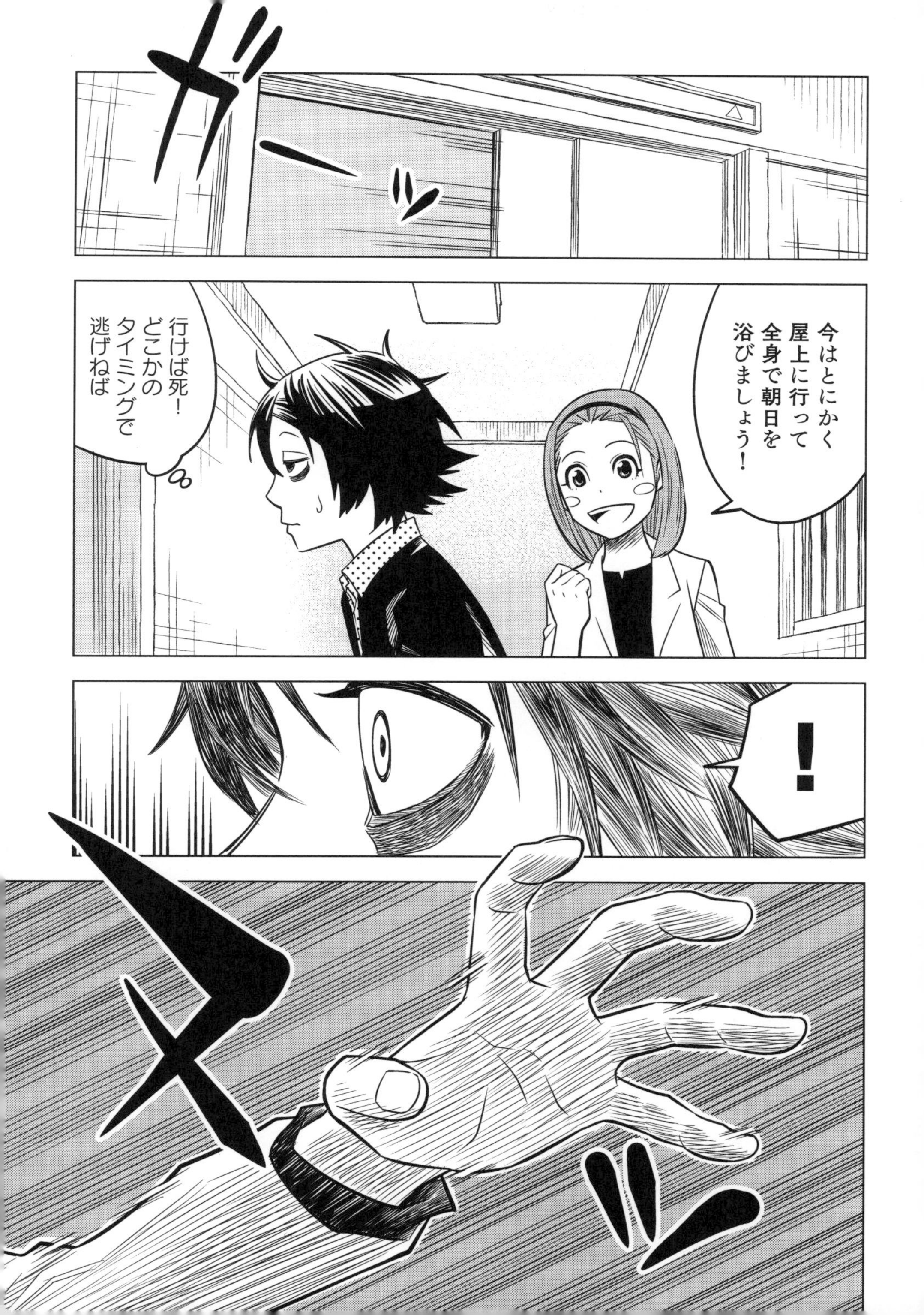
ガ
ーッ
今はとにかく屋上に行って全身で朝日を浴びましょう！
行けば死！どこかのタイミングで逃げねば
！
ヌ
ッ

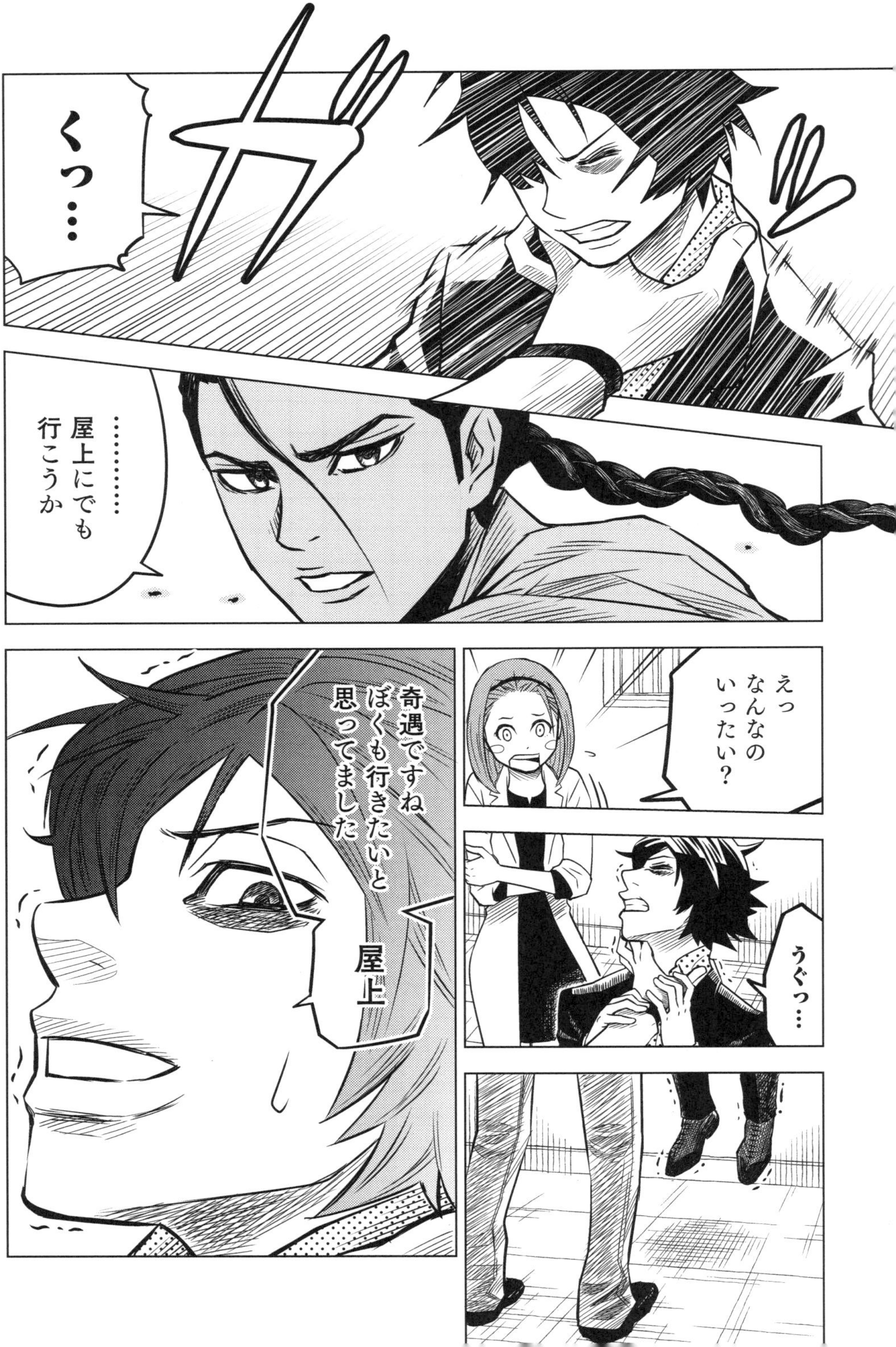

ガッ
くっ…
…………屋上にでも行こうか
えっ なんなのいったい？
奇遇ですね ぼくも行きたいと思ってました
屋上
うぐっ…

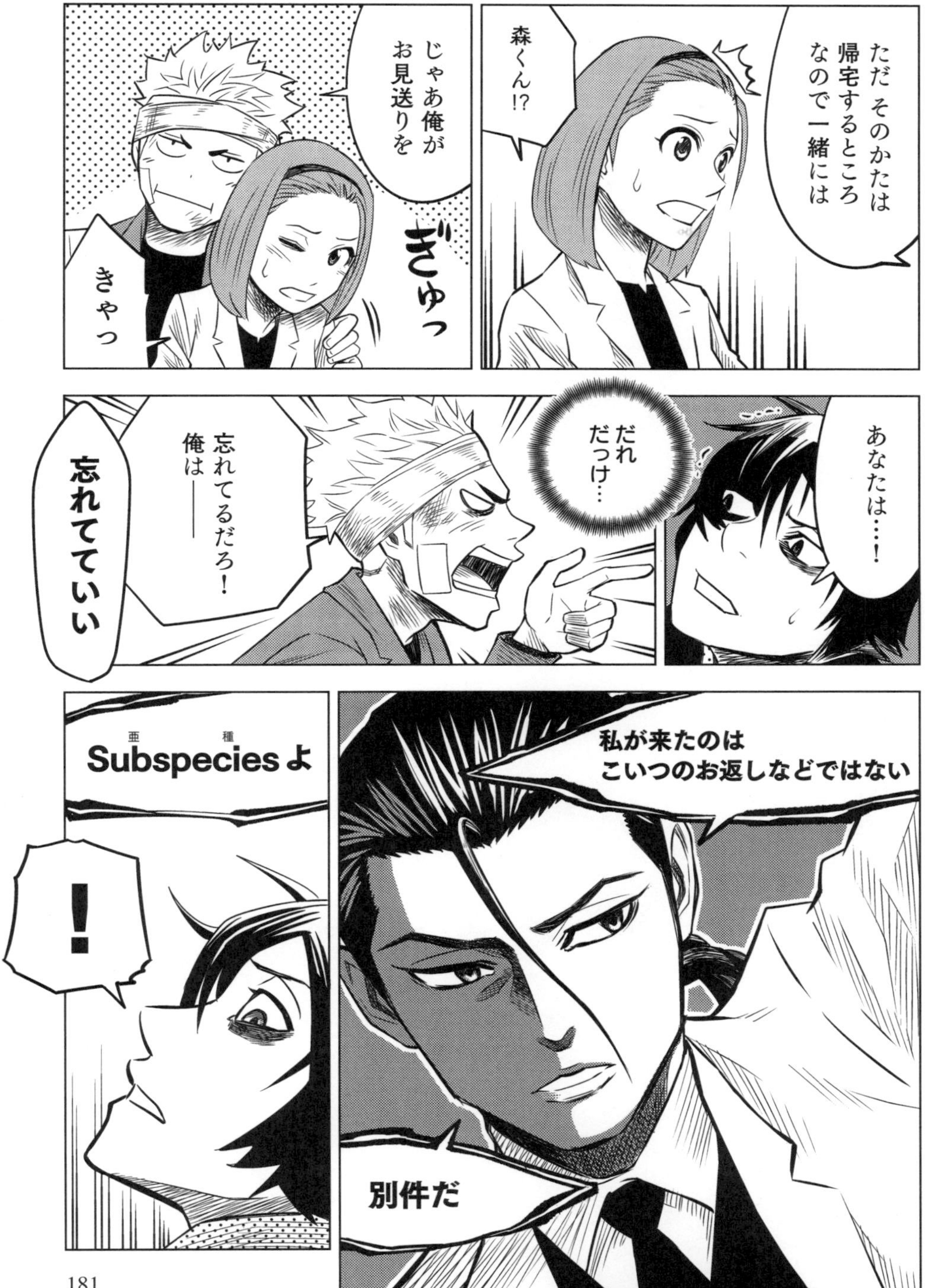
ただ そのかたは
帰宅するところ
なので一緒には
森くん!?
じゃあ俺が
お見送りを
ぎゅっ
きゃっ
あなたは…!
だれ
だっけ…
忘れてるだろ!
俺は——
忘れてていい
私が来たのは
こいつのお返しなどではない
別件だ
Subspecies《亜種》よ
!

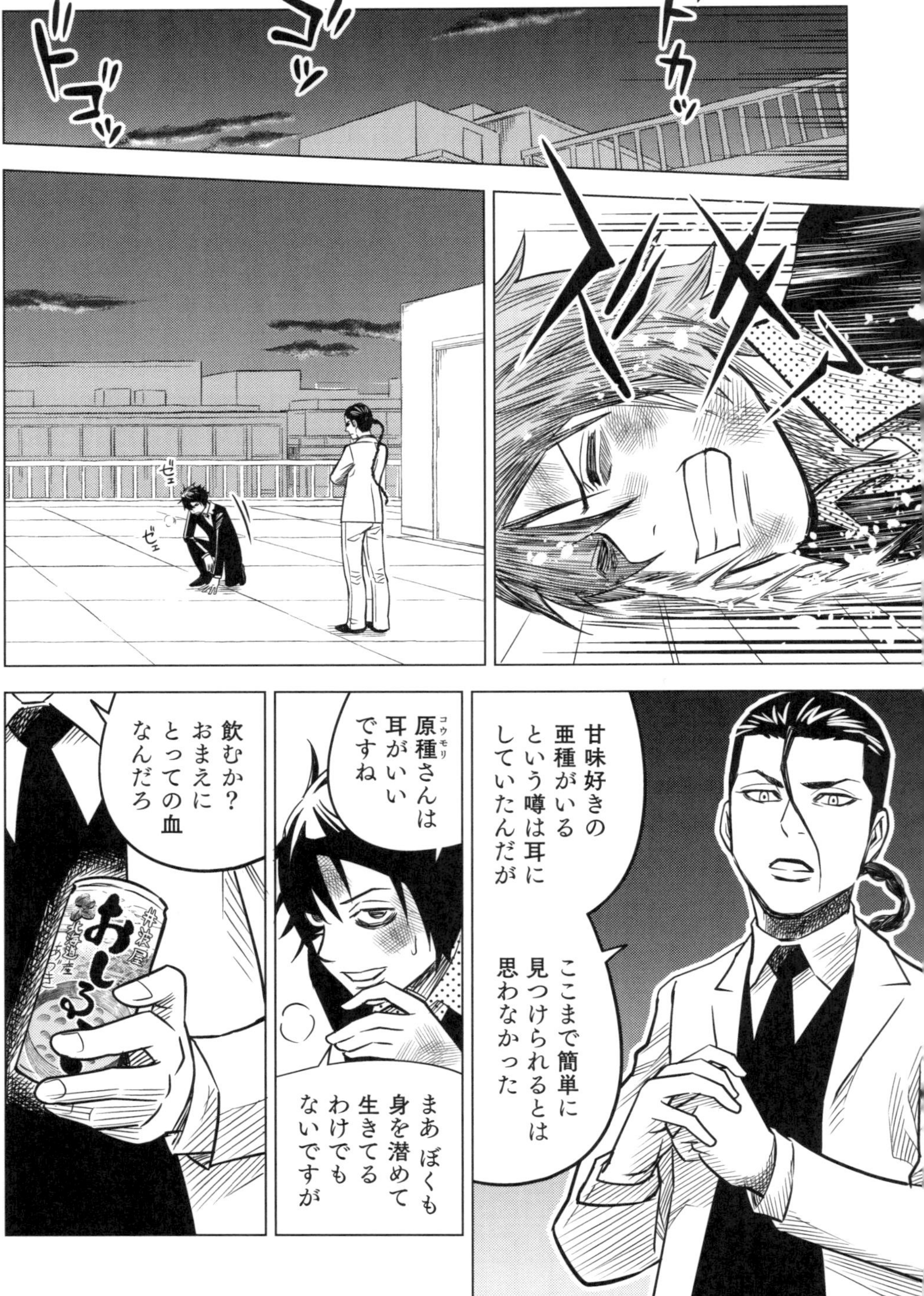
ドカッ
ゴッ
ドゴッ
ゼェ
ゼェ
甘味好きの亜種がいるという噂は耳にしていたんだが
ここまで簡単に見つけられるとは思わなかった
原種《コウモリ》さんは耳がいいですね
まあぼくも身を潜めて生きてるわけでもないですが
飲むか？おまえにとっての血なんだろ

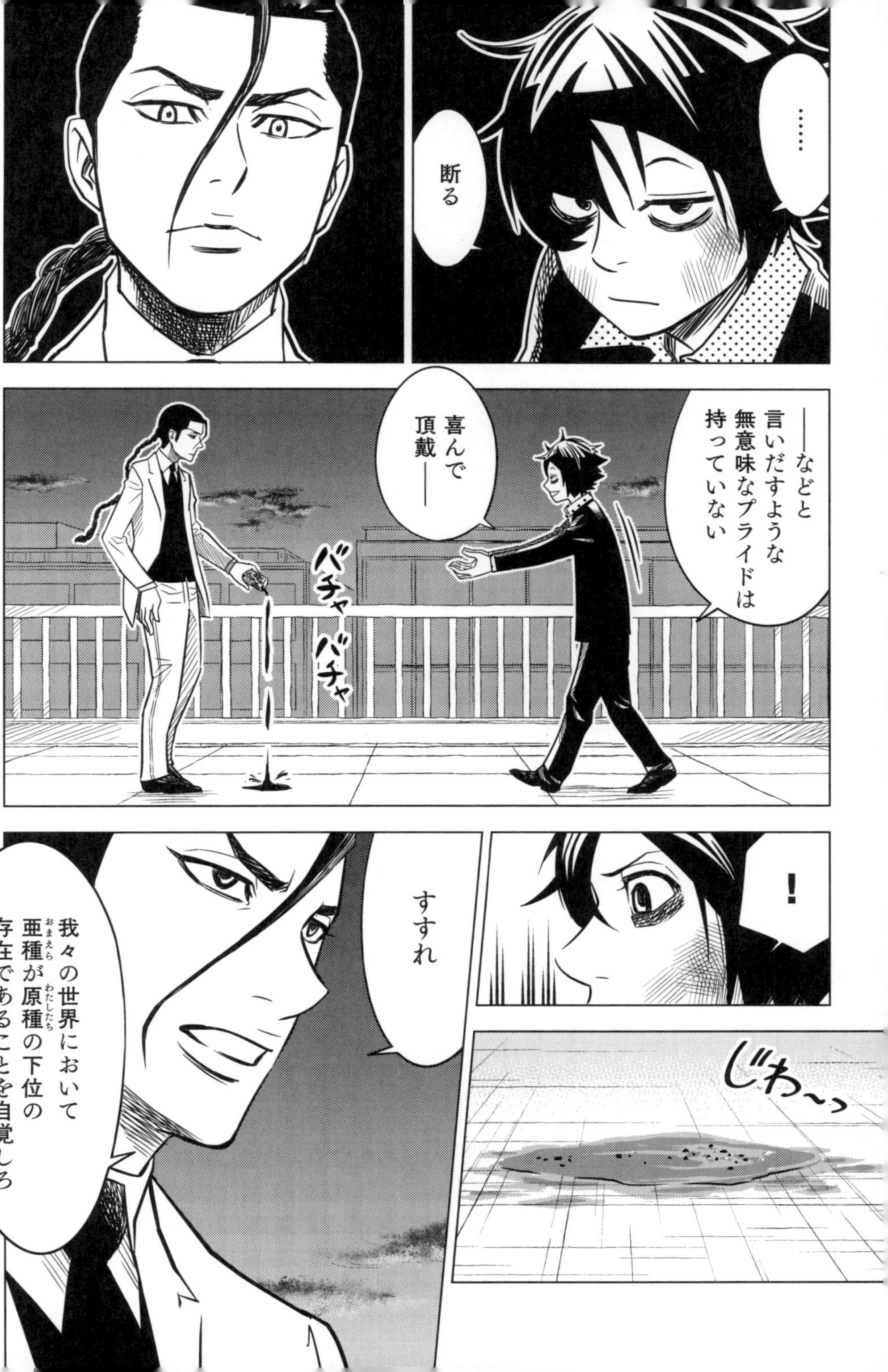
……
断る
——などと言いだすような無意味なプライドは持っていない
喜んで頂戴——
バチャ
バチャ
!
すすれ
我々の世界において亜種《おまえら》が原種《わたしたち》の下位の存在であることを自覚しろ
じわ〜っ

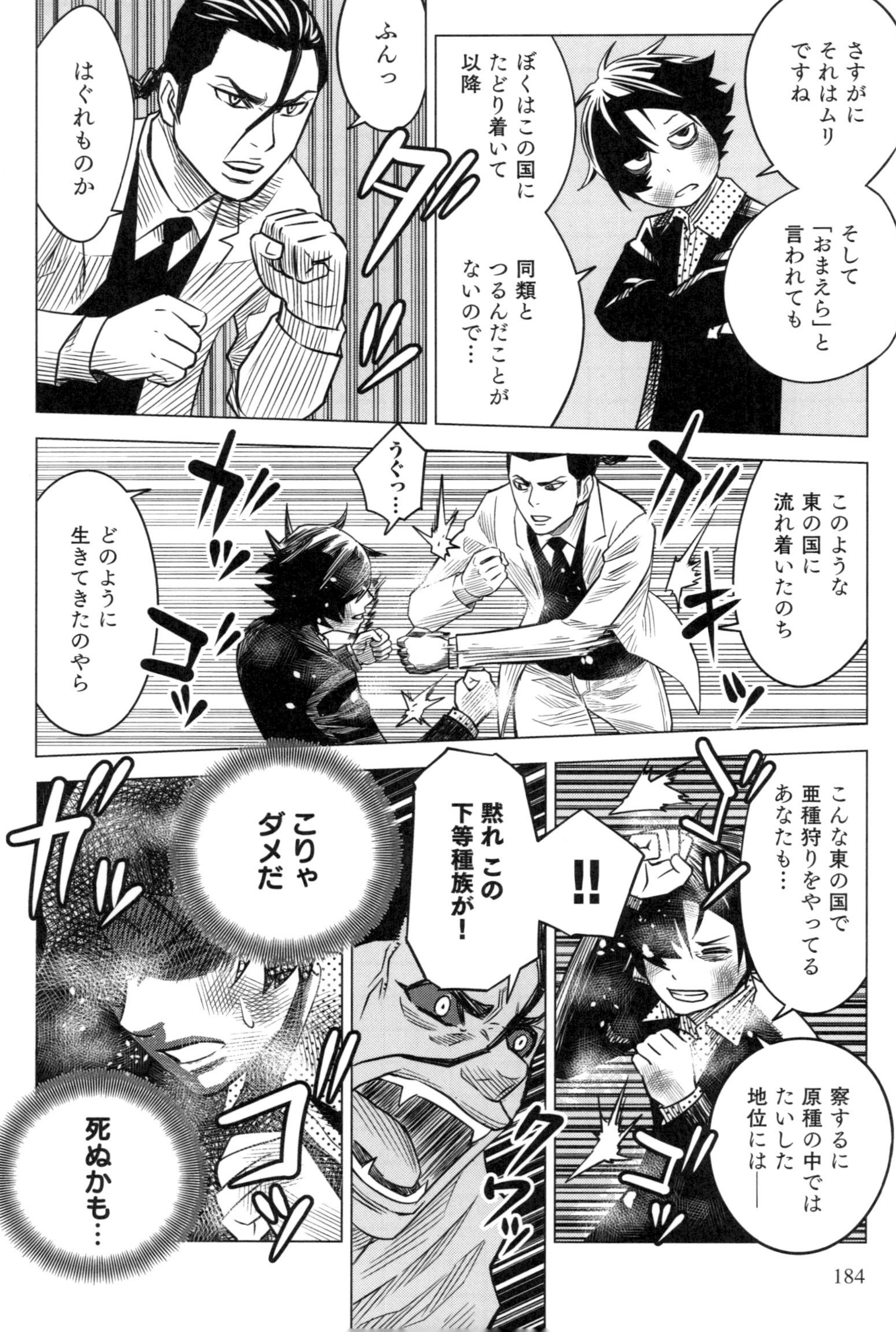
さすがに
それはムリですね
そして「おまえら」と言われてても
ぼくはこの国にたどり着いて以降
同類とつるんだことがないので…
ふんっ
はぐれものか
このような東の国に流れ着いたのち
うぐっ…
どのように生きてきたのやら
こんな東の国で亜種狩りをやってるあなたも…
察するに原種の中ではたいした地位には――
!!
黙れ この下等種族が!
こりゃダメだ
死ぬかも…

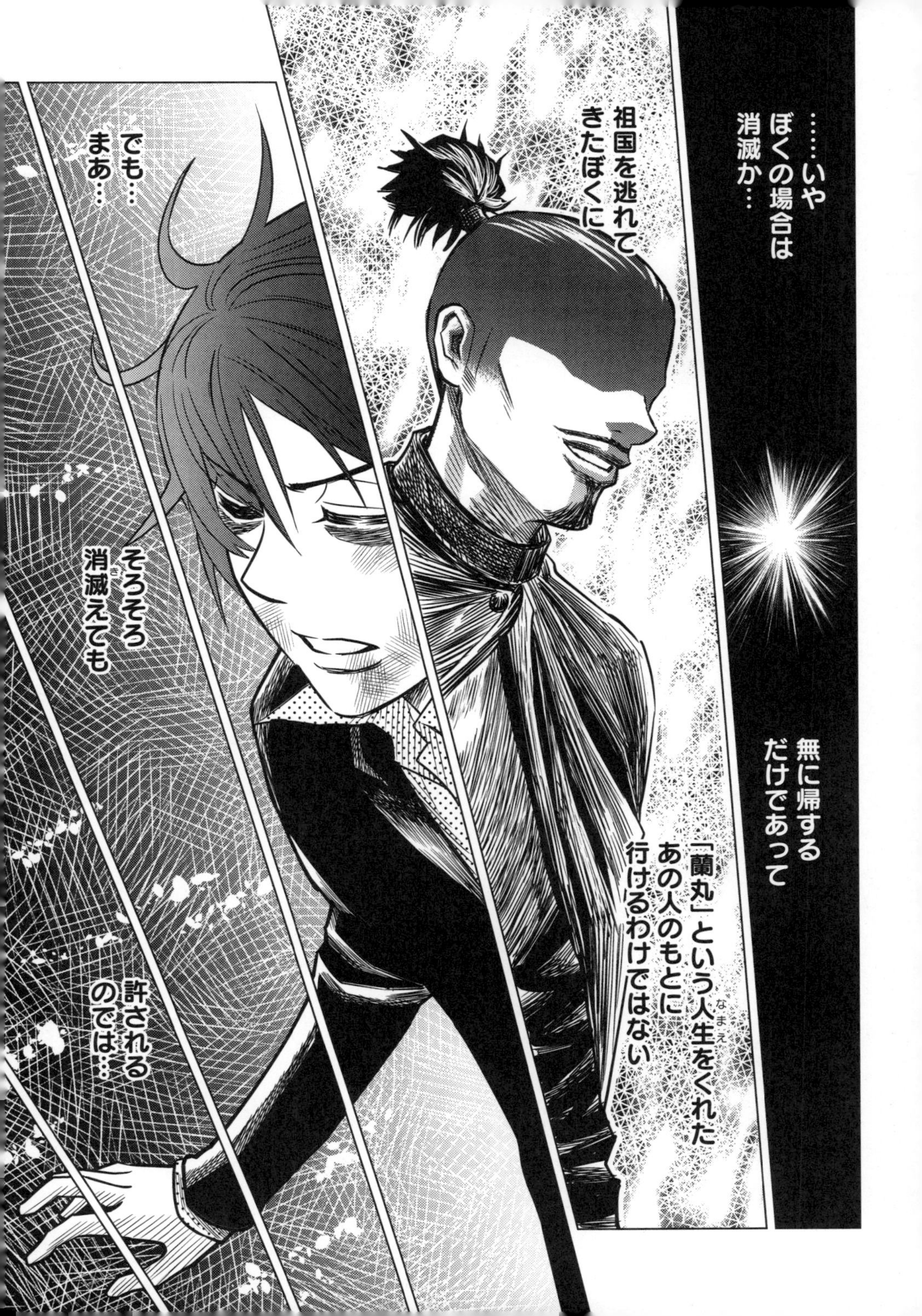
……いや ぼくの場合は 消滅か…
無に帰する だけであって
祖国を逃れて きたぼくに
「蘭丸」という人生《なまえ》をくれた あの人のもとに 行けるわけではない
でも… まあ…
そろそろ 消滅《き》えても
許される のでは…

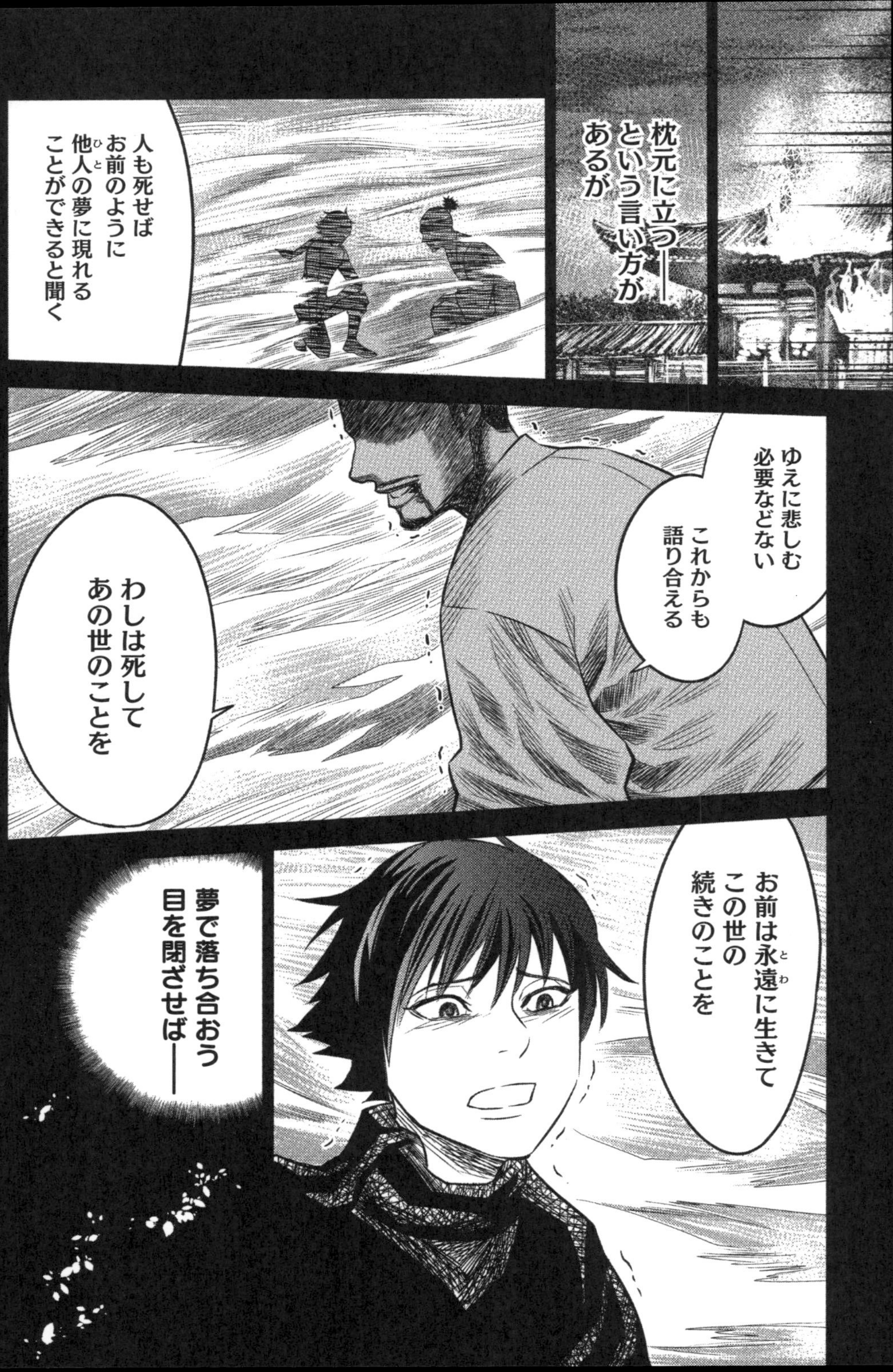

枕元に立つ——という言い方があるが
人も死せばお前のように他人《ひと》の夢に現れることができると聞く
ゆえに悲しむ必要などない
これからも語り合える
わしは死してあの世のことを
お前は永遠《とわ》に生きてこの世の続きのことを
夢で落ち合おう目を閉ざせば——

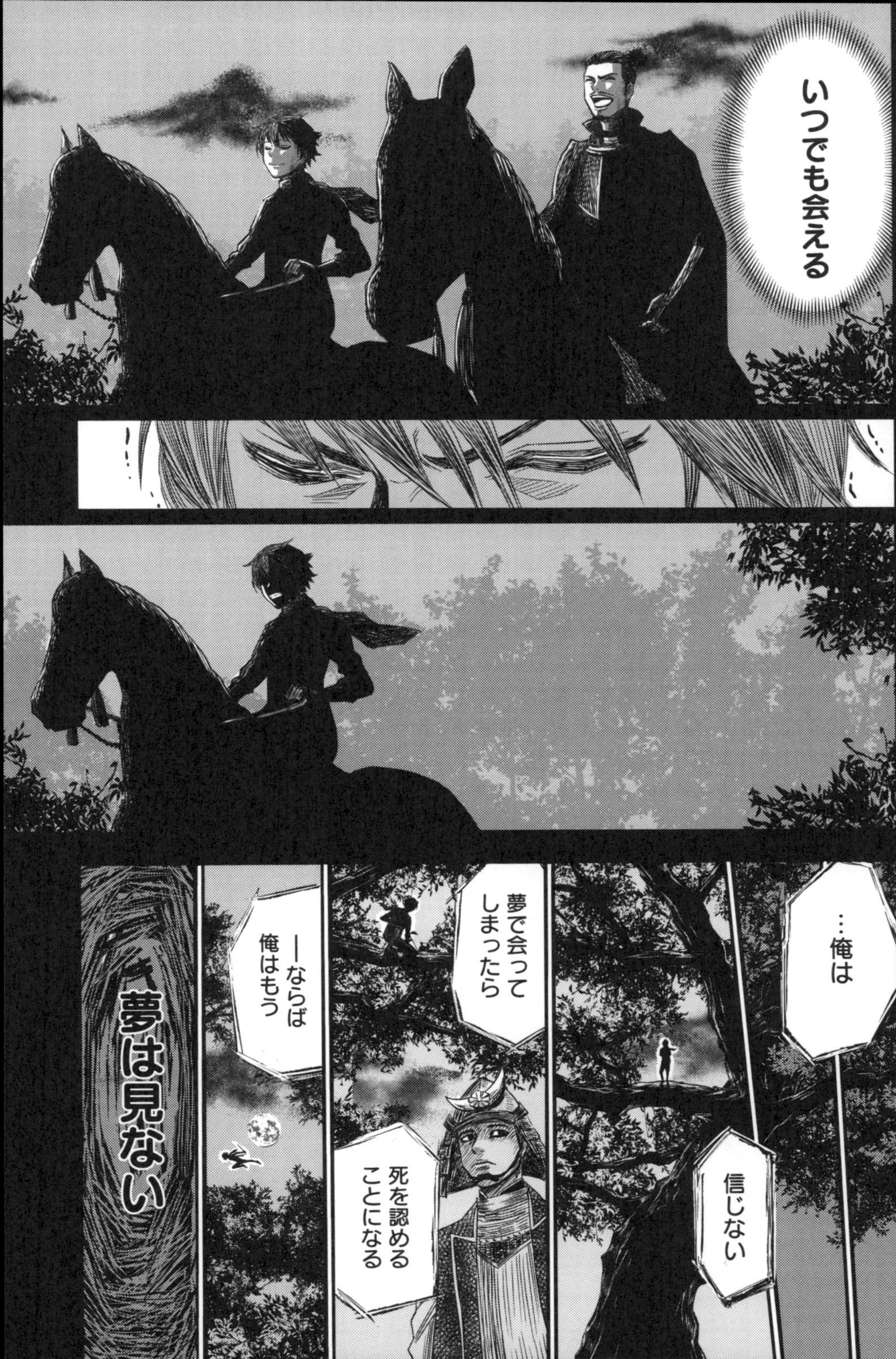
いつでも会える
…俺は
信じない
夢で会ってしまったら
死を認めることになる
──ならば俺はもう
夢は見ない

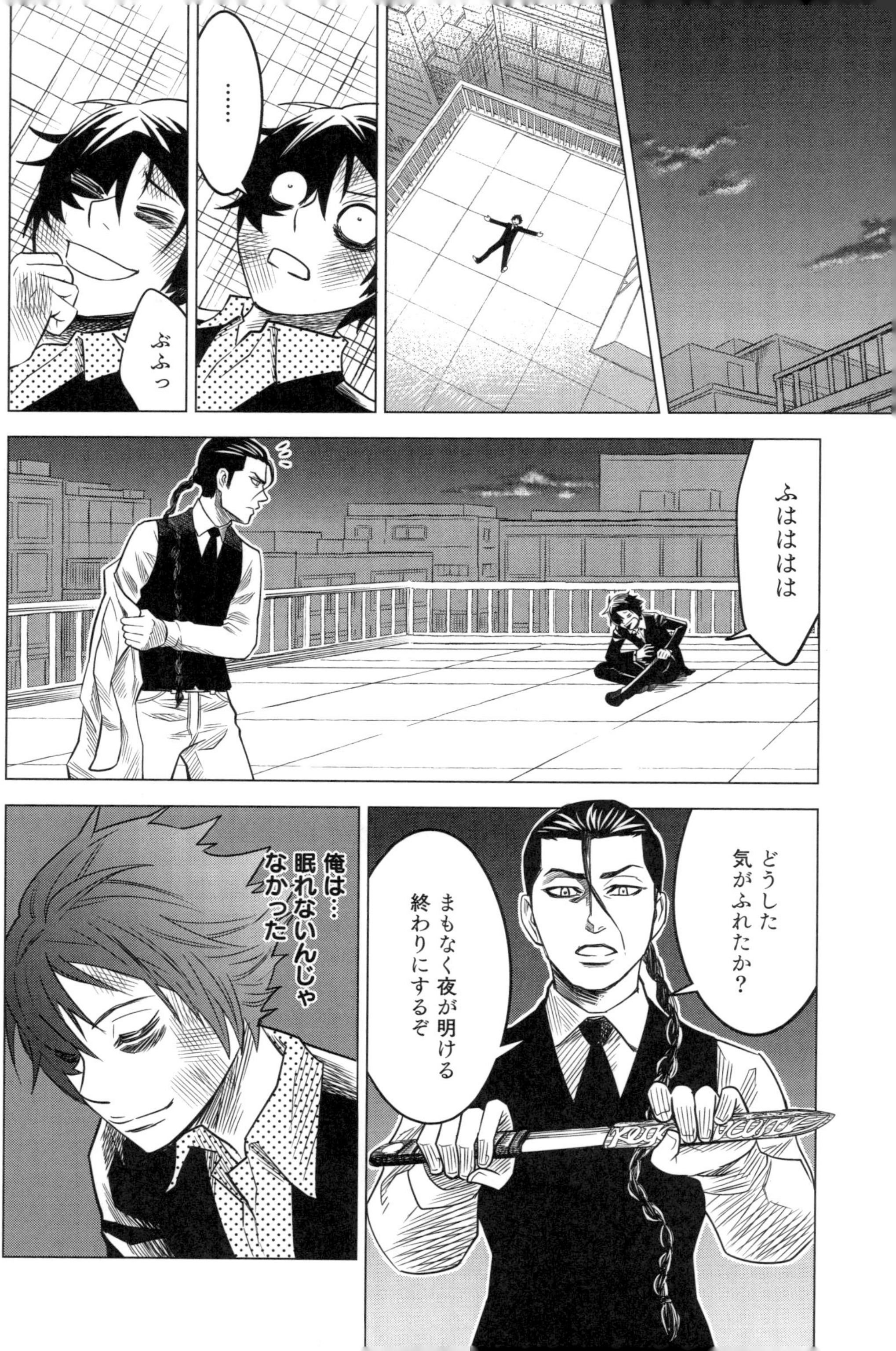

……
ぶふっ
ふははははは
どうした
気がふれたか？
まもなく夜が明ける
終わりにするぞ
俺は…
眠れないんじゃ
なかった

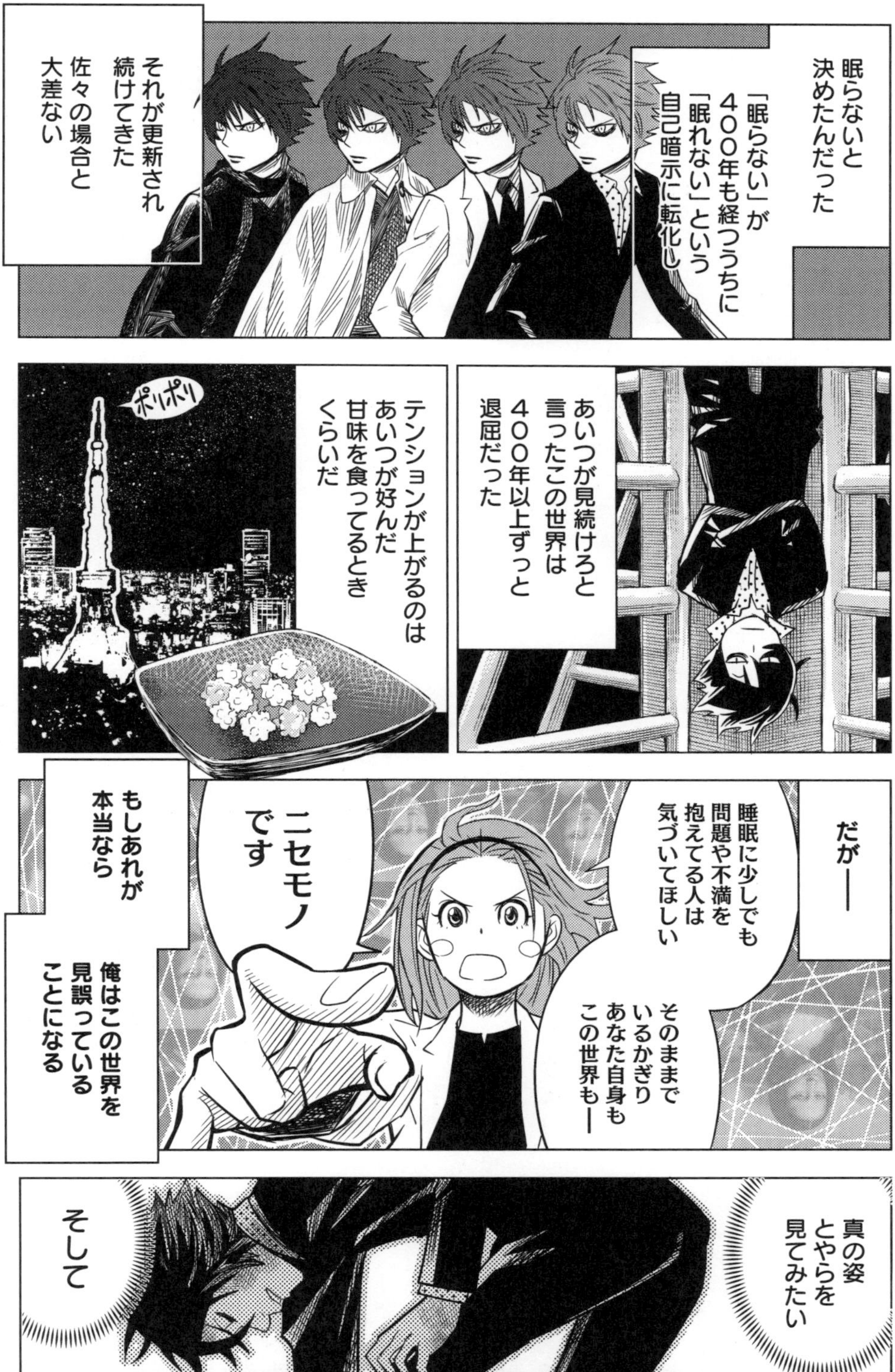

眠らないと決めたんだった
「眠らない」が400年も経つうちに「眠れない」という自己暗示に転化し
それが更新され続けてきた佐々の場合と大差ない
あいつが見続けろと言ったこの世界は400年以上ずっと退屈だった
テンションが上がるのはあいつが好んだ甘味を食ってるときくらいだ
ポリポリ
だが——
睡眠に少しでも問題や不満を抱えてる人は気づいてほしい
ニセモノです
そのままでいるかぎりあなた自身もこの世界も—
もしあれが本当なら
俺はこの世界を見誤っていることになる
真の姿とやらを見てみたい
そして

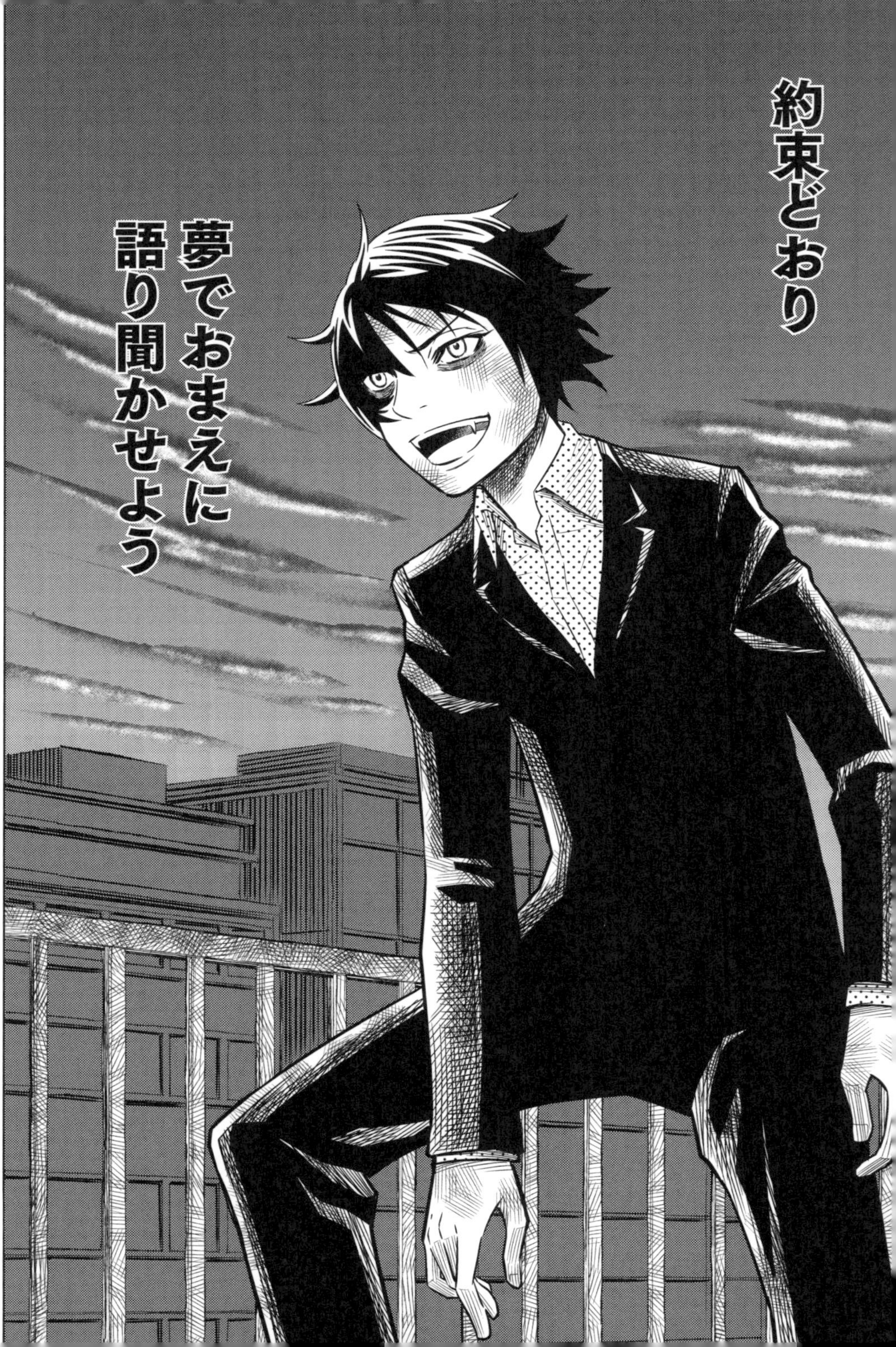
約束どおり
夢でおまえに
語り聞かせよう

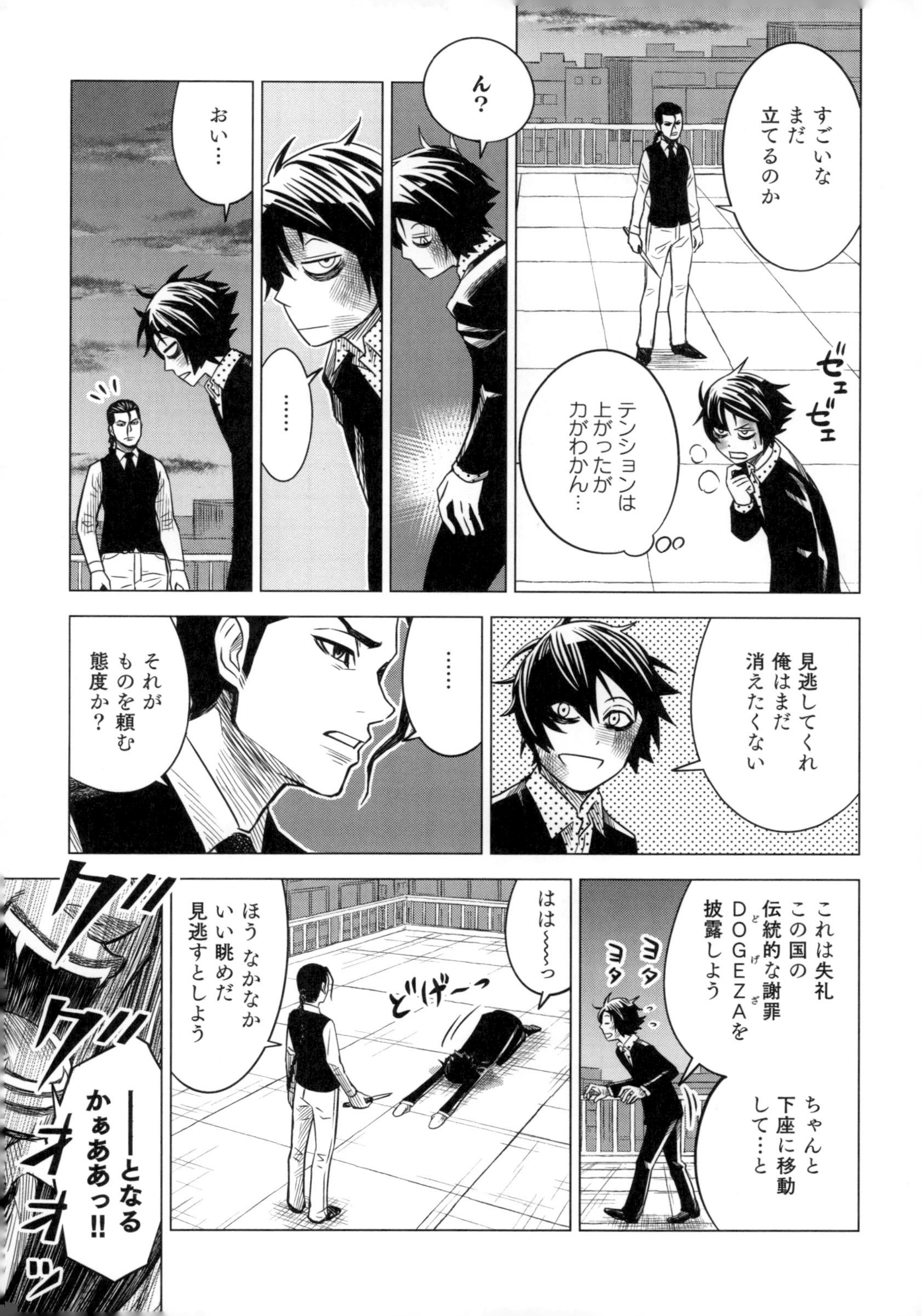
すごいな まだ 立てるのか
ゼェ ゼェ
テンションは 上がったが 力がわかん…
ん？
……
おい…
見逃してくれ 俺はまだ 消えたくない
……
それが ものを頼む 態度か？
これは失礼 この国の 伝統的な謝罪 DOGEZA《どげざ》を 披露しよう
ヨタ ヨタ
ちゃんと 下座に移動 して…と
はは～～～っ
どげ～っ
ほう なかなか いい眺めだ 見逃すとしよう
──となる かぁあああっ!!
グググオオオッ

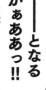

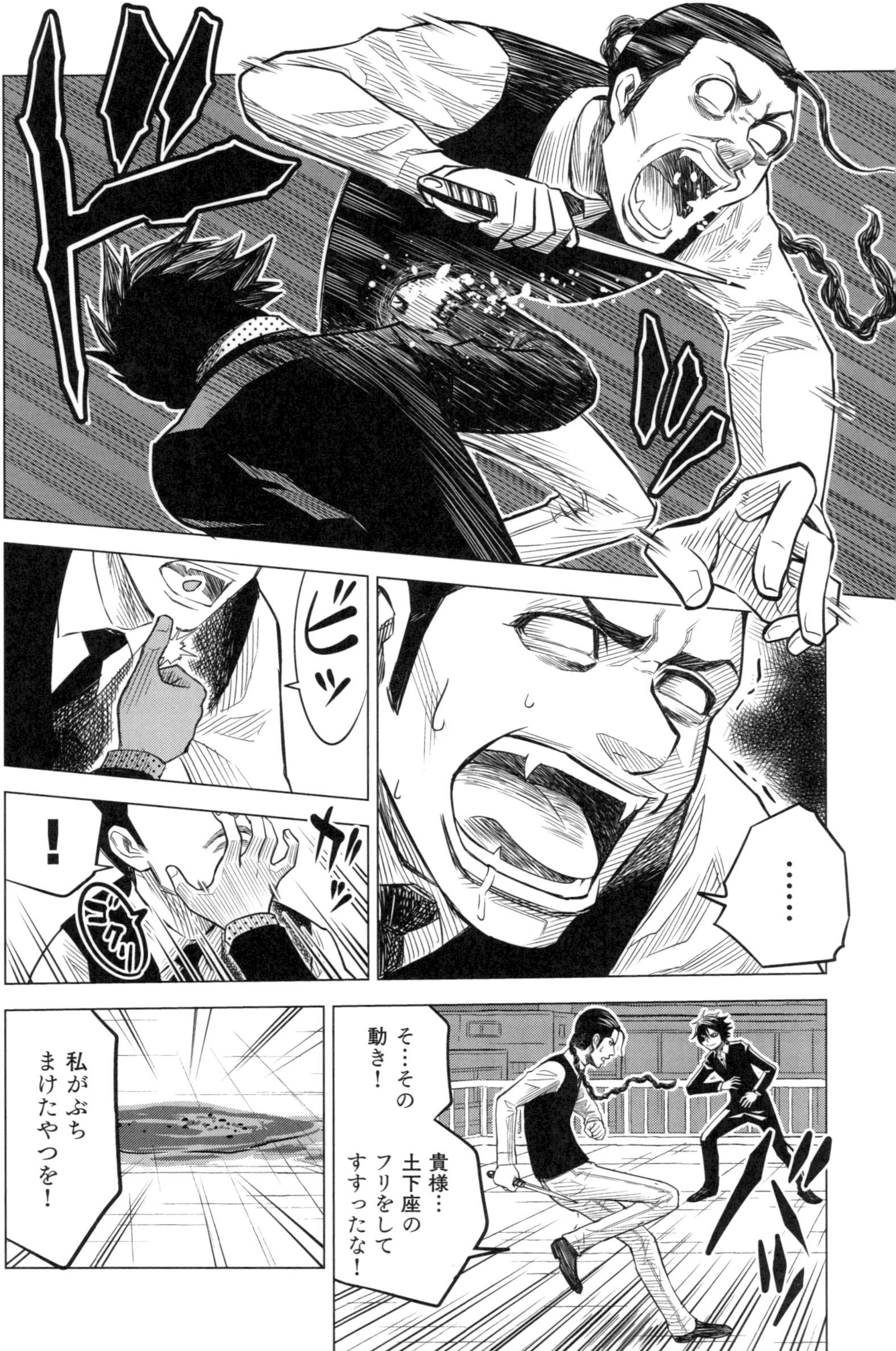
……
!
そ…その動き!
貴様…土下座のフリをしてすすったな!
私がぶちまけたやつを!

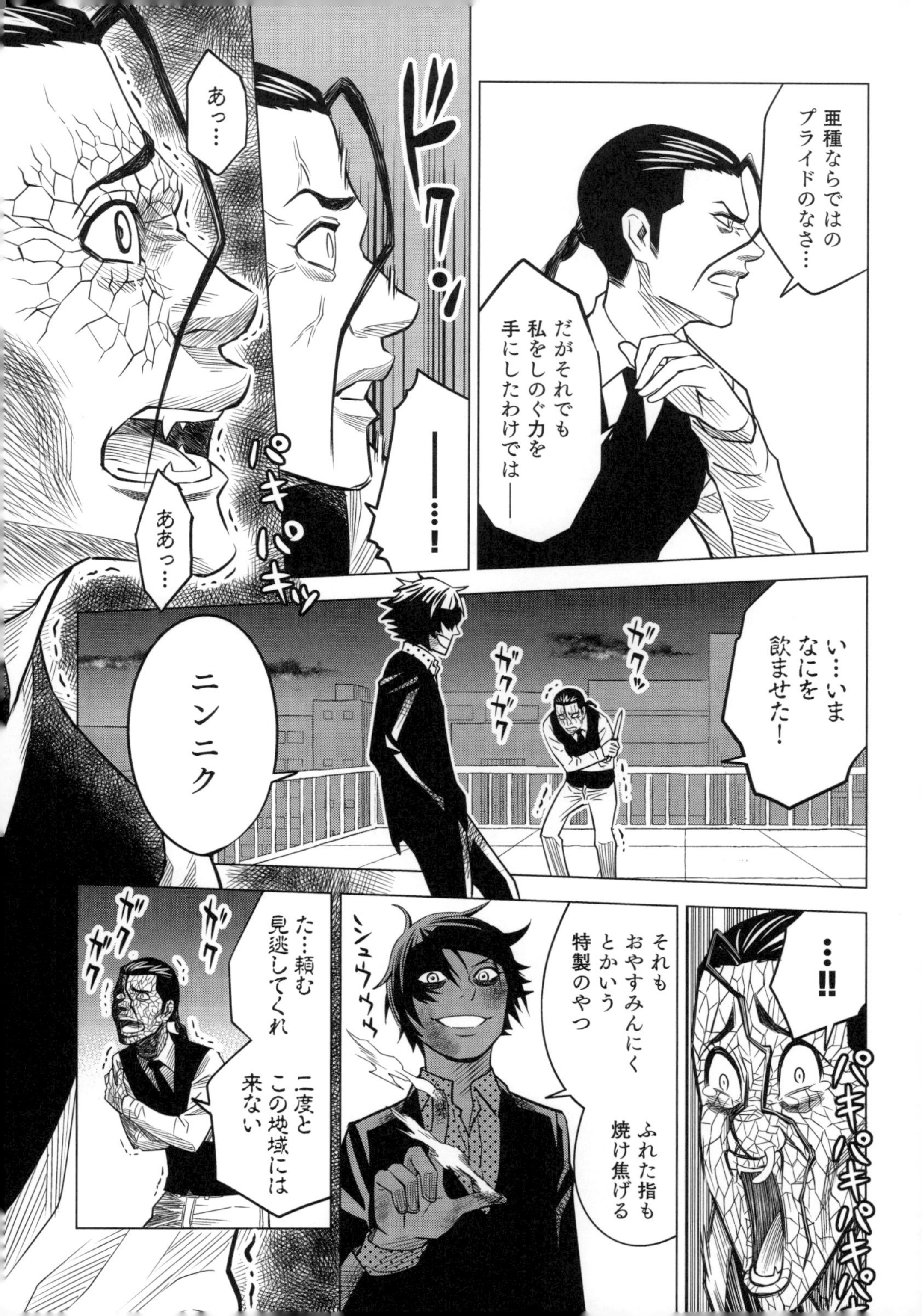

亜種ならではのプライドのなさ…
だがそれでも私をしのぐ力を手にしたわけでは――
ドクン
――…!
あっ…
パキパキッ
ああっ…
い…いまなにを飲ませた!
ガクッ
ガクガク
ニンニク
…!!
パキパキパキパキ
それもおやすみんにくとかいう特製のやつ
ふれた指も焼け焦げる
シュウウウ
た…頼む見逃してくれ
二度とこの地域には来ない
ガクガク

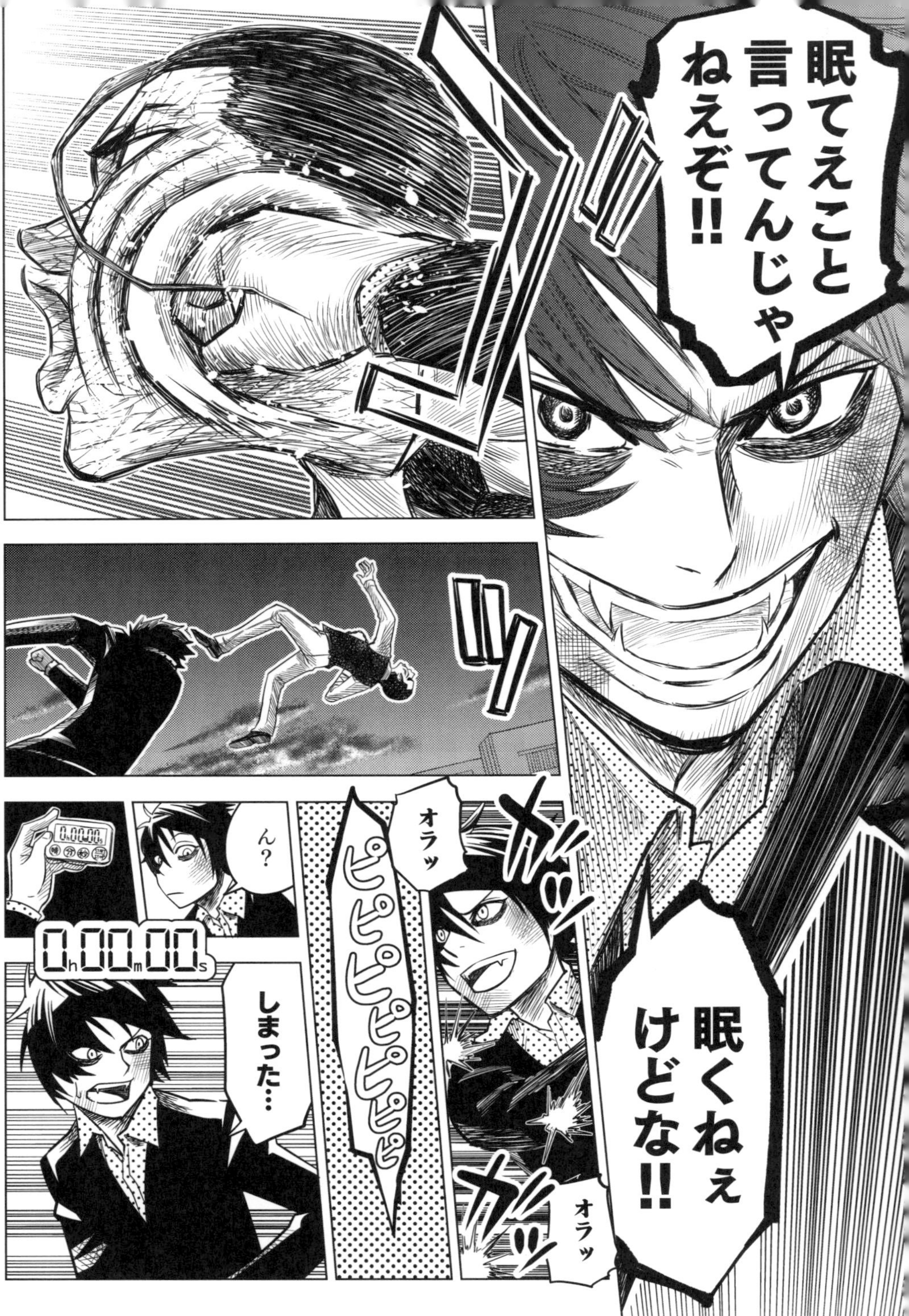

眠てえこと
言ってんじゃ
ねえぞ!!
ゴッ
ドッ
0h00m00s
ん?
オラッ
ピピピピピピ
ガッ
しまった…
眠くねぇ
けどな!!
オラッ
ガッ

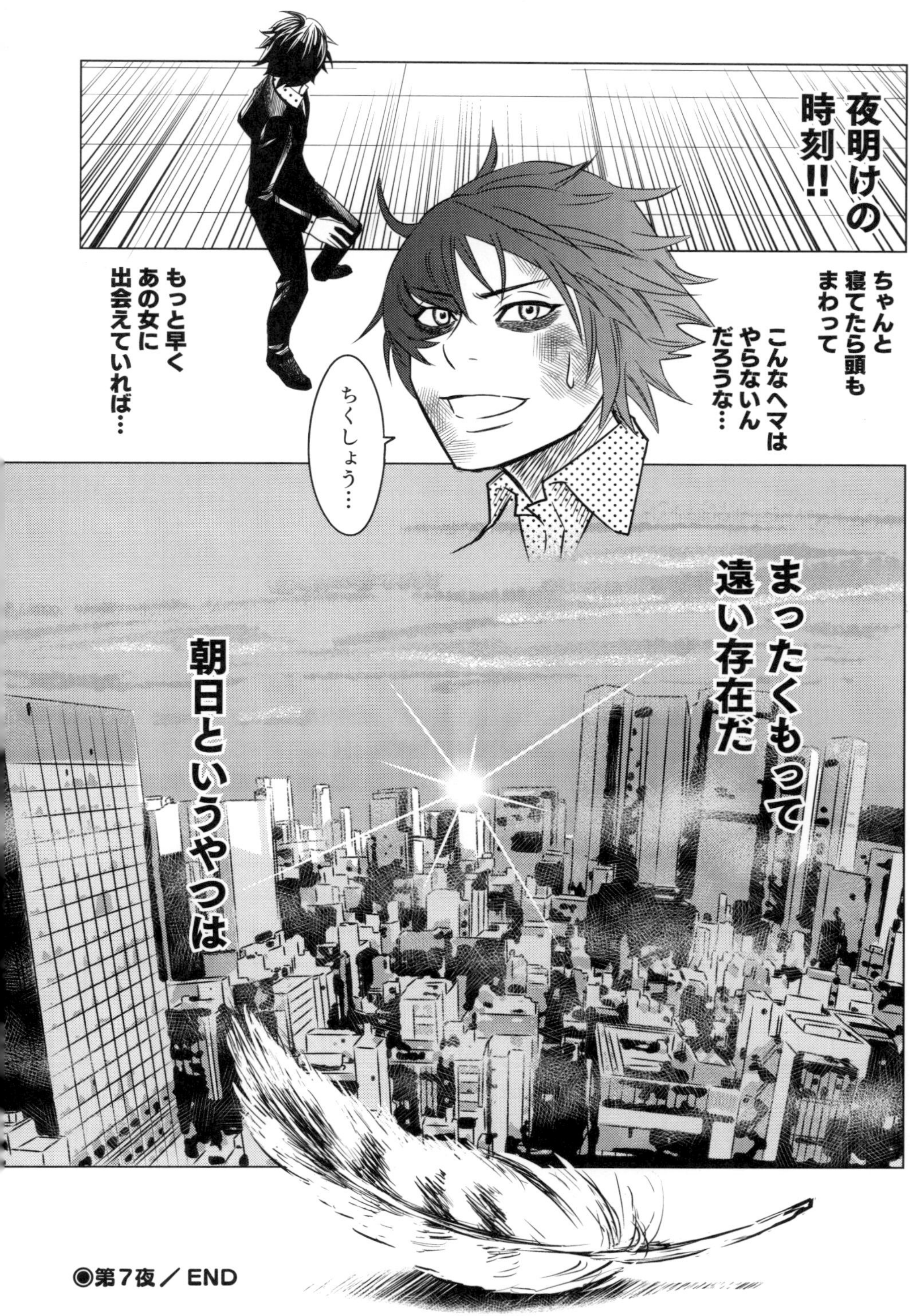
夜明けの時刻!!
ちゃんと寝てたら頭もまわって
こんなヘマはやらないんだろうな…
ちくしょう…
もっと早くあの女に出会えていれば…
まったくもって遠い存在だ
朝日というやつは

◉第7夜／END

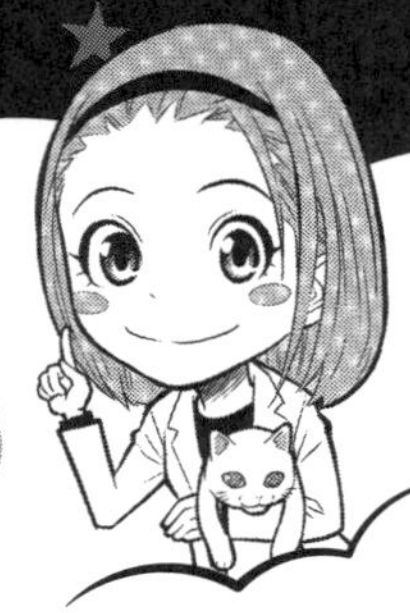

術の7

夕方、本気を出す

午後の5時も過ぎれば、電車内でうとうと居眠りする人も増えてきます。1日の疲れに耐えかねて、という気持ちはわかるのですが、これって、とてももったいない行為なんです。

人の体内の温度「**深部体温**」は、**起床から11時間後にもっとも高くなります。身体能力がもっとも活動に適した状態になる**わけで、スポーツのトレーニングや記録の測定も結果につながりやすくなります。

そんな時間にぼんやりしていると、深部体温は充分な高さにまで上がらず、その結果、夜になると今度は必要な低さにまでなかなか下がらないという状況を招きます。眠りの質は落ち、すっきりしない朝を迎えるよくないサイクルが始まってしまいます。

じつは**起床から11時間後は**、**大脳の働きもピーク**にあります。**疲れてはいても、**

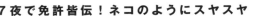

1日のうちでもっともデキるあなたと出会える時間なのです。
オフになりそうな元気のスイッチを、入れ直しましょう。

体操などで積極的に体を動かせるといいのですが、難しい環境なら、**お気に入りのガムを1枚、かんでみる**のも手軽なスイッチの入れ方です。かむという行為は脳内の血液量を増加させます。

座っている人は、**疲れで丸くなりがちな背筋を5分ほどすっと伸ばし、そのあいだ、お尻にぎゅっと力を込めたり抜いたりしてみましょう。**たったこれだけでも筋肉が熱を帯びるのを実感できますし、気持ちもあらたにできます。

疲れに身を任せるのか、本気の自分を目覚めさせるのか、今夜の睡眠は、夕方の選択しだいです。

睡眠はネコのごとし

もっとも集中しているときにじゃましにきたり

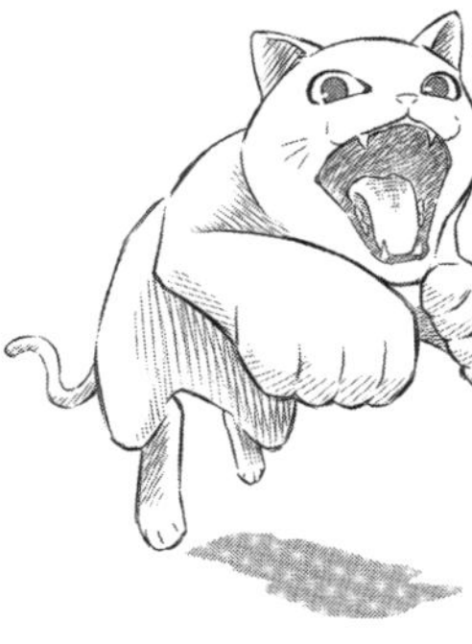

眠気のスロットマシンをそろえよう！

「眠い、そろそろ寝ようかな……」

人にこう感じさせる「眠気」が発生する仕組みはひとつではありません。

- **暗くなると増加するホルモン「メラトニン」がうながす眠気**
- **「深部体温」が一定の数値にまで下がったときの周期的な眠気**
- **起きているとたまる「睡眠物質」が一定量に達したときの眠気**

これらには、時間の経過による変化にパターンがあるので、把握、意識することで心地よい睡眠につなげることができます。

3つの「寝るのに適したタイミング」をおなじ時刻にそろえられればより眠りやすくなりますし、生活が不規則であっても、対応できそうなものを1つだけでも意識できれば、そのときに可能な最善の眠りに近づけることでしょう。

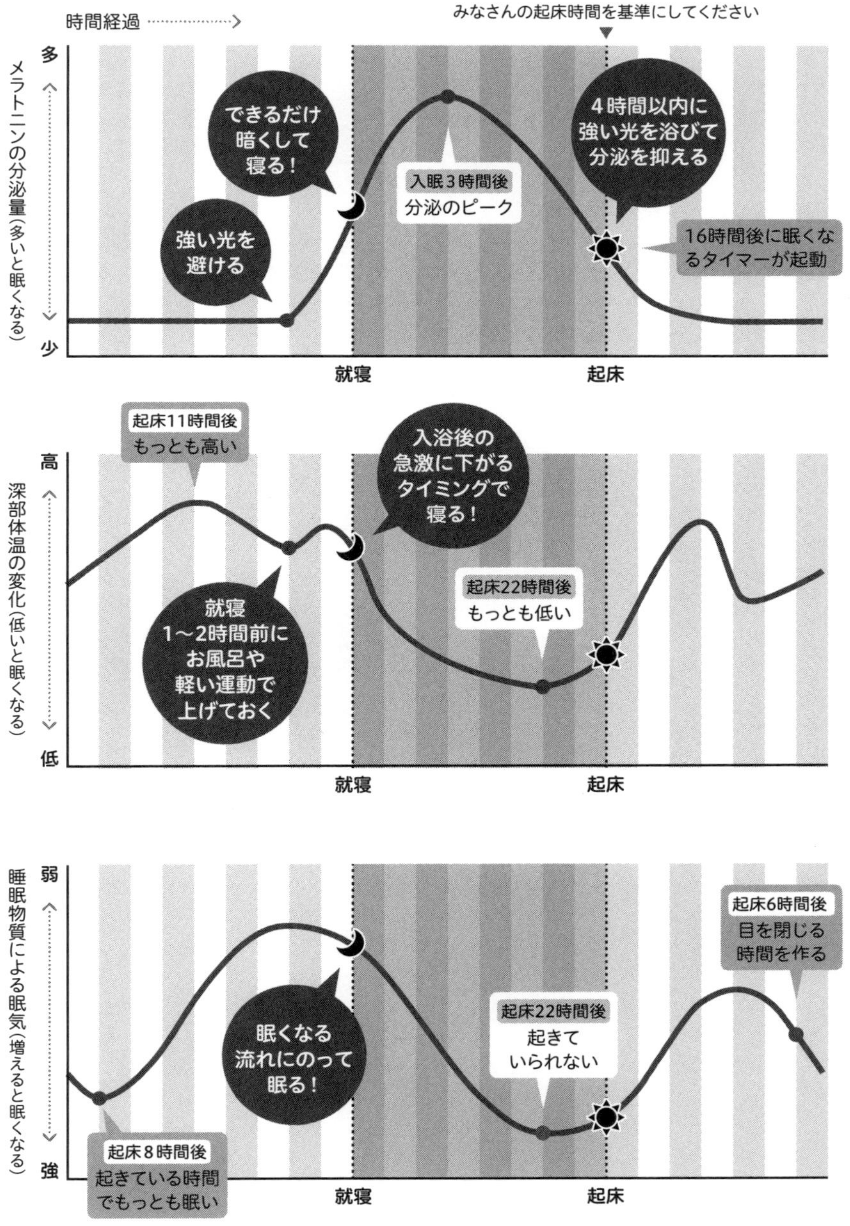
時間経過
みなさんの起床時間を基準にしてください
メラトニンの分泌量（多いと眠くなる）
多
少
できるだけ暗くして寝る！
強い光を避ける
入眠3時間後
分泌のピーク
4時間以内に強い光を浴びて分泌を抑える
16時間後に眠くなるタイマーが起動
就寝
起床
深部体温の変化（低いと眠くなる）
高
低
起床11時間後
もっとも高い
入浴後の急激に下がるタイミングで寝る！
就寝1～2時間前にお風呂や軽い運動で上げておく
起床22時間後
もっとも低い
就寝
起床
睡眠物質による眠気（増えると眠くなる）
弱
強
起床6時間後
目を閉じる時間を作る
眠くなる流れにのって眠る！
起床22時間後
起きていられない
起床8時間後
起きている時間でもっとも眠い
就寝
起床

やむをえず生活リズムが崩れるときは

起床時間と光を意識し、日々の生活リズムを崩さないようにしていれば、それぞれの眠気は寝るにふさわしい時間に自然とまとまってきます。ですが、生活のリズムを守ること自体が難しい場合もあります。そんなときほど、睡眠の質をなんとしても確保して体に及ぼす影響を最小限にとどめたいものです。

・徹夜が必要なときは――

原則として、**徹夜はできるだけしない、少しでも寝る、**というのが前提ですが、避けられない場合は、**90分ごとに目を閉じる時間を作ってこまめに眠気を逃がし、**脳の働きが低下するのを防いでください。**眠くなくても行う、眠くなる前に行う**ことが大切です。

・早起きが必要なときは――

睡眠時間が減らないよう**前日は早寝**をしますが、寝付けるか不安な方は、**その朝から少し早めに起きて**おきます。すぐに外に出るなどして強い光を浴びれば、脳にとっての朝が早まることで、16時間後の眠気も早く訪れます。お風呂やシャワーの時間も前倒しすれば、より寝付きやすくなるでしょう。

・夜勤のあるときは――

出勤の時点ですでに日が沈んでいる場合、**照明が強めの場所、たとえばコンビニなどを経由してから**

向かうと仕事のスイッチが入りやすくなります。勤務の終わりが日の昇る時間だった場合は、**意識的に日の光をあびて体内時計をリセット**すると、通常の生活サイクルに戻りやすくなります。

・夜型の生活を維持する必要があるときは――
昼過ぎであろうと夕方であろうと、**自分にとっての「朝」を設定したら、そこを起点とした生活サイクルで過ごします。**光が必要な時間帯は光を探し、避けるべき時間帯はサングラスをしてでも避けたほうがよく、〈オヤス眠術〉の5・6・7も、朝の時間のずれを反映させた形で試してみてください。

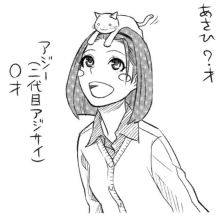

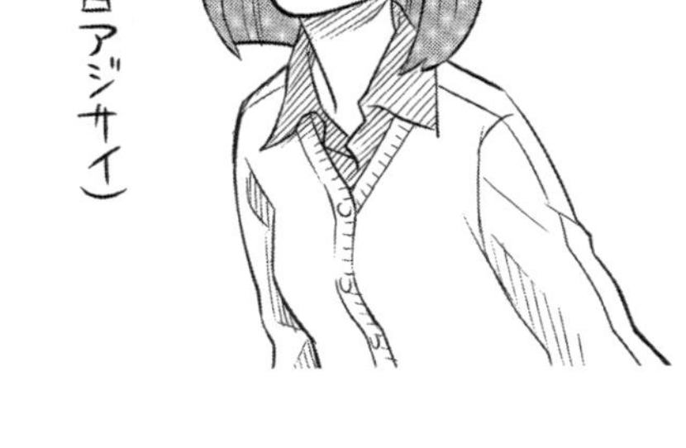

おわりに

――人は毎日、生まれ変わる。

芸術家ジャン・コクトーのこの言葉には、精神的な意味だけでなく、肉体的な意味も見出すことができます。

睡眠中に分泌される成長ホルモンは、細胞の新陳代謝を活発にし、人体を構成する細胞を日々新しいものに入れ替えています。

脳ですら、1年ですべての細胞が入れ替わっています。

部位によってその速さはことなりますが、人の体に60兆個もある細胞のうち、毎日1兆個が睡眠を経て新しくなります。

一晩寝たあなたは、物理的にもけっして昨日のあなたとおなじではないのです。

成長ホルモンの分泌量は、睡眠の質に大きく左右されます。

一般に、睡眠は「心身のメンテナンスの時間」という認識をされていますが、質の高い睡眠によってもたらされる効果は、メンテナンスを超えて「バージョンアップ」といっていいほどのものです。

あなたが充実した睡眠を得られるようになれば、毎朝が、バージョンアップした自分との出会いの瞬間になるのです。

これならできそう、と感じたアドバイスは、ぜひ試してみてください。

新しいことを始めると、脳は2週間ほどでそれを「習慣」として認識します。始めたことを、当たり前のように続けていることに気づくころには、あなたの睡眠にも変化が訪れているはず。

できそうなものを、できるときに。やれない日より、やれた日のほうが多ければ大丈夫。

この感覚を忘れずにいてください。

それではまた、つぎの機会に。

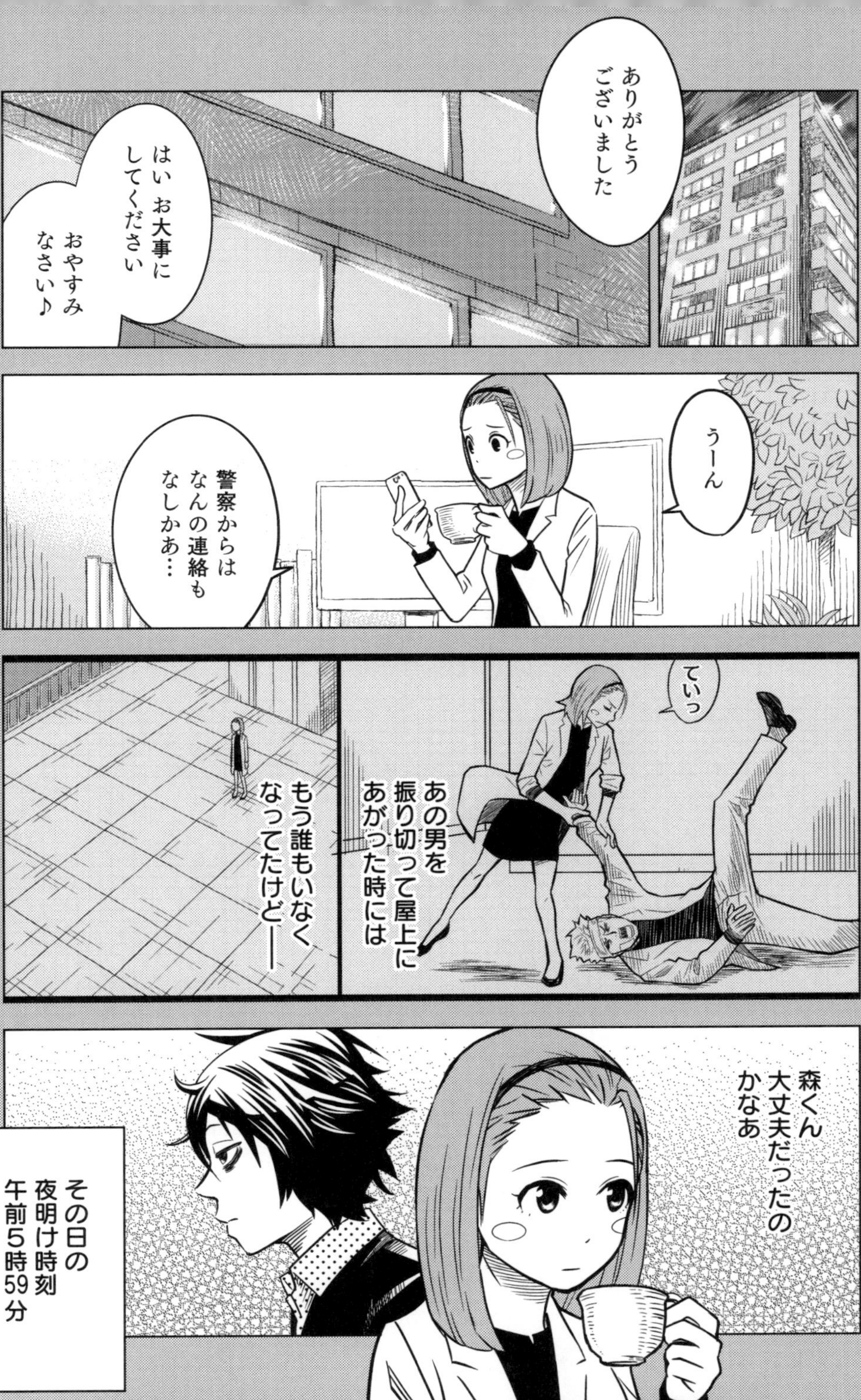

ありがとうございました
はい お大事にしてください
おやすみなさい♪
うーん
警察からはなんの連絡もなしかあ…
ていっ
あの男を振り切って屋上にあがった時には
もう誰もいなくなってたけど——
森くん大丈夫だったのかなあ
その日の夜明け時刻午前5時59分

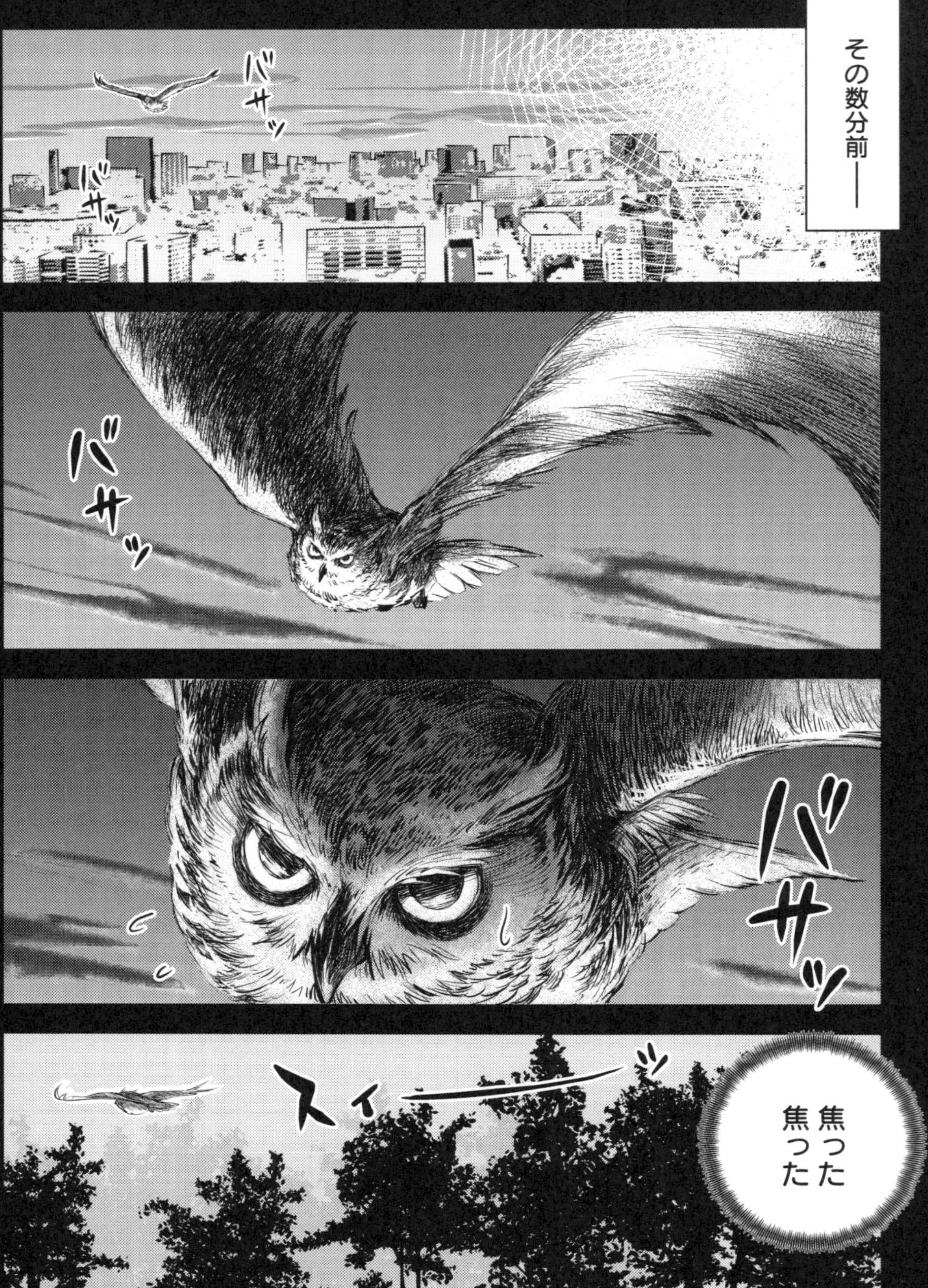
その数分前――
バサッ
バサッ
バサッ
バサッ
スイーーーッ
焦った焦った

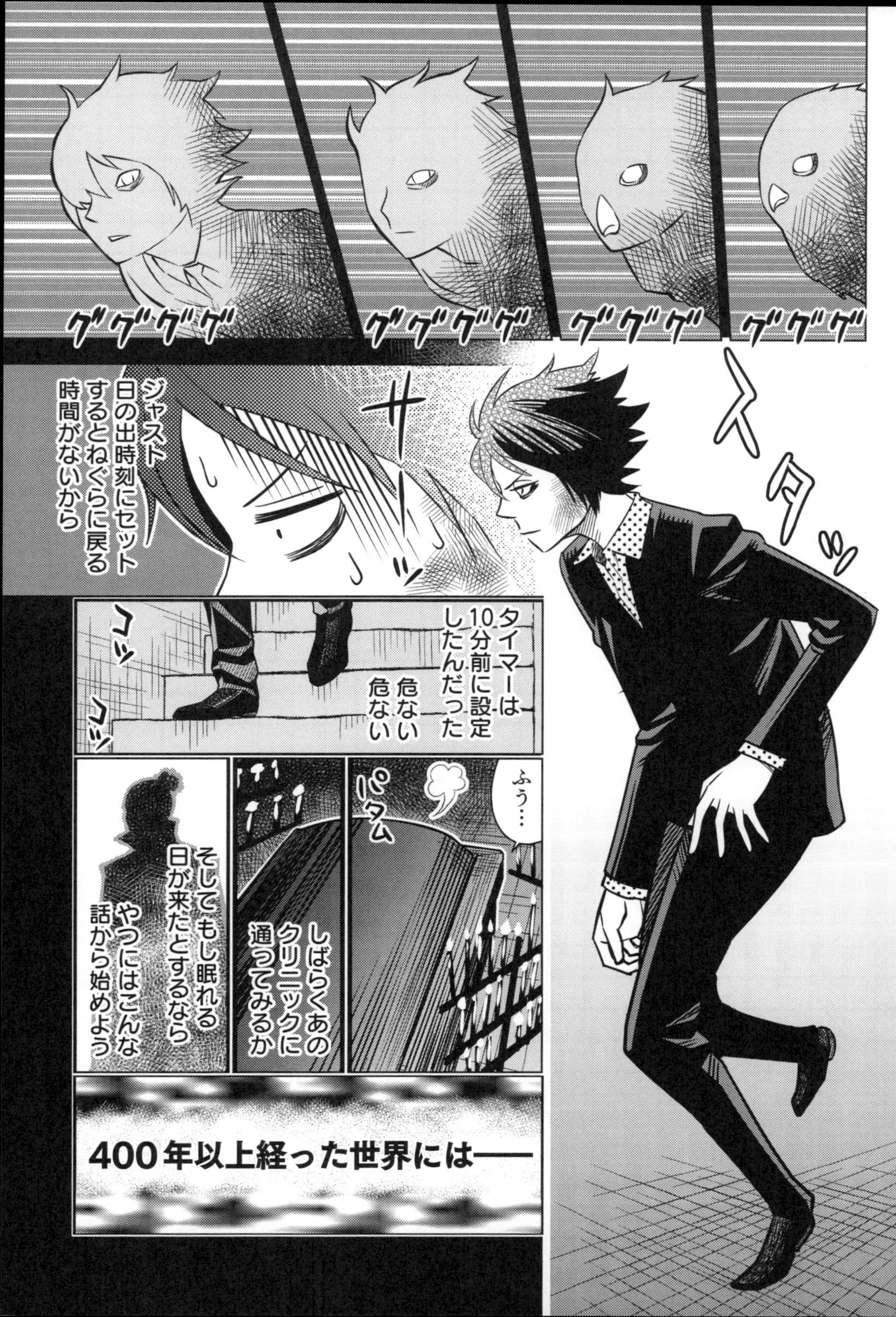
グ゛グ゛グ゛
グ゛グ゛グ゛グ゛
グ゛グ゛グ゛グ゛
グ゛グ゛グ゛グ゛
スタッ
サーッ
ジャスト
日の出時刻にセット
するとねぐらに戻る
時間がないから
タイマーは
10分前に設定
したんだった
危ない
危ない
コッ
コッ
ふう…
パタム
しばらくあの
クリニックに
通ってみるか
そしてもし眠れる
日が来たとするなら
やつにはこんな
話から始めよう
400年以上経った世界には——

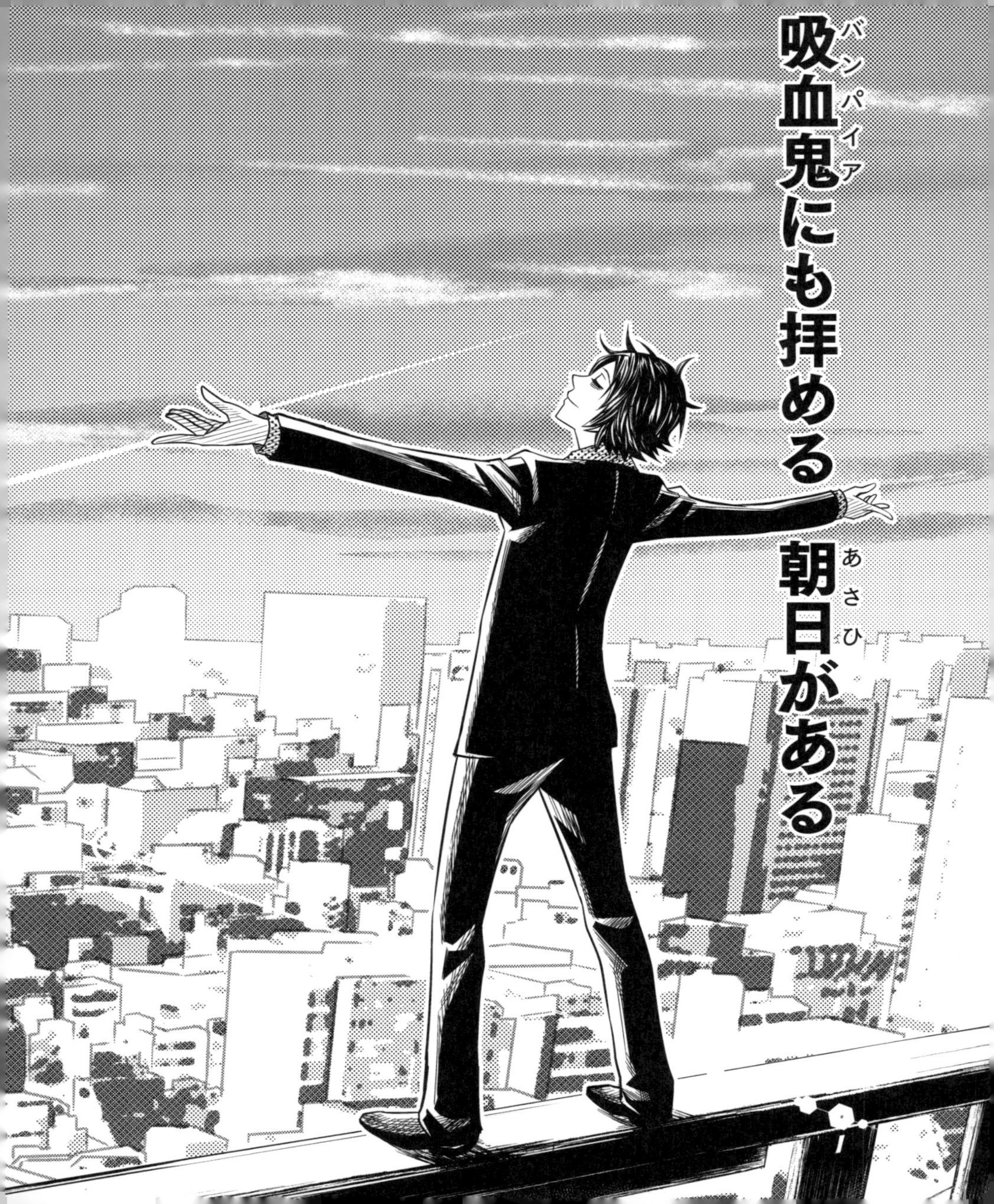
吸血鬼《バンパイア》にも拝める朝日《あさひ》がある

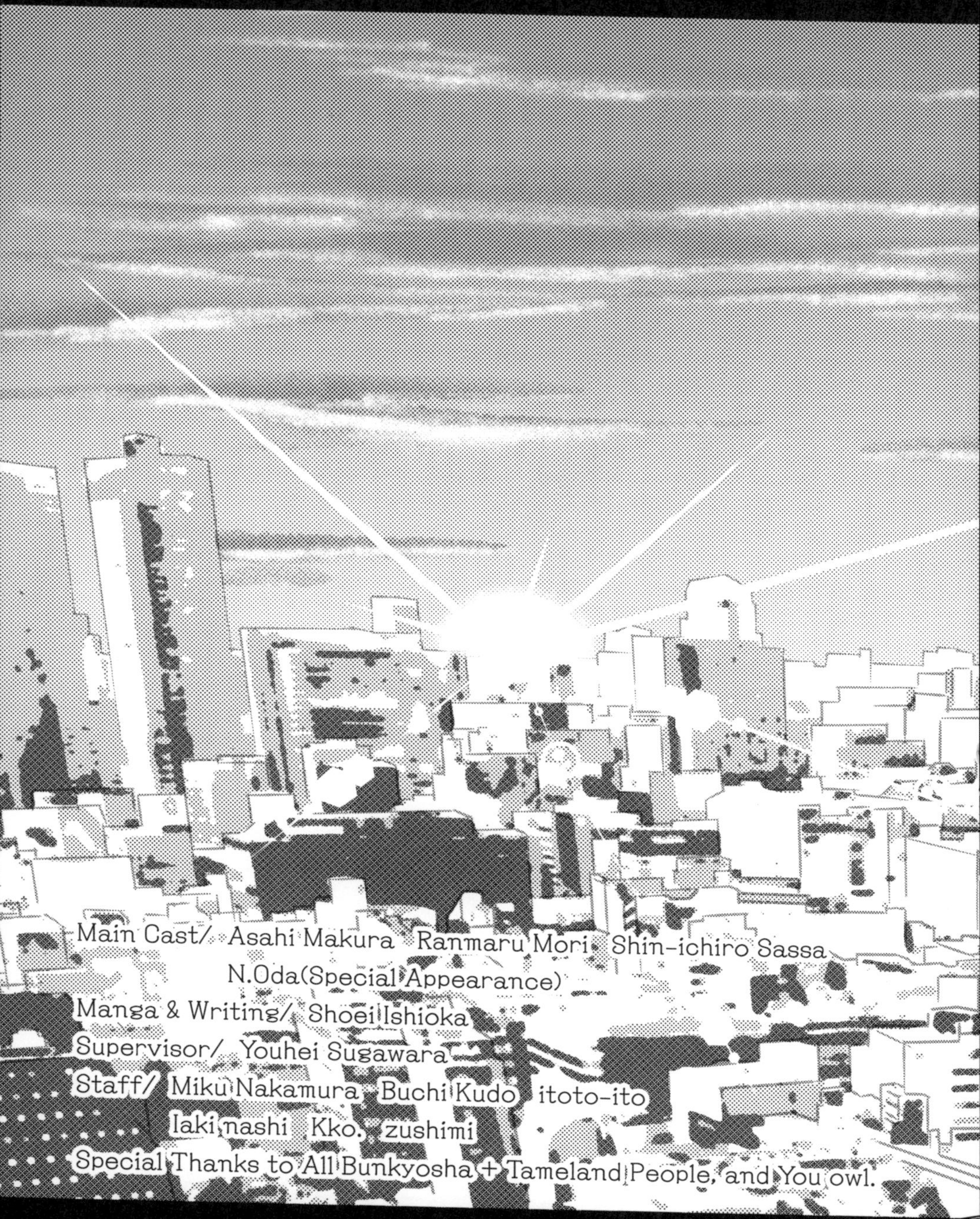
Main Cast/ Asahi Makura Ranmaru Mori Shin-ichiro Sassa
N.Oda(Special Appearance)
Manga & Writing/ Shoei Ishioka
Supervisor/ Youhei Sugawara
Staff/ Miku Nakamura Buchi Kudo itoto-ito
Iaki nashi Kko. zushimi
Special Thanks to All Bunkyosha + Tameland People, and You owl.

〈著者〉

石岡ショウエイ（いしおか・しょうえい）

1974年、富山県生まれ。名古屋大学卒業後、報道記者などを経て漫画家に。週刊少年ジャンプで『ベルモンド Le VisiteuR』を連載後、病気療養により休筆。その後、横になっていても書けるから、という理由で小説の執筆をはじめ、『白馬に乗られた王子様』（石岡琉衣名義）で第12回ボイルドエッグズ新人賞を受賞。休筆中は睡眠にも悩まされたことから、その経験をもとに本作を構想、本格的な漫画復帰第1作とする。

〈コラム監修〉

菅原洋平（すがわら・ようへい）

作業療法士。ユークロニア株式会社代表。
1978年、青森県生まれ。国際医療福祉大学卒業後、作業療法士免許取得。民間病院精神科勤務後、国立病院機構にて脳のリハビリテーションに従事。その後、脳の機能を活かした人材開発を行うビジネスプランをもとに、ユークロニア株式会社を設立。現在、ベスリクリニック（東京都千代田区）で外来を担当する傍ら、企業研修を全国で展開し、その活動はテレビや雑誌などでも注目を集める。

オヤスミストと眠れぬ吸血鬼《バンパイア》

最高の自分を引き出す　7つの睡眠術

2019年5月21日　第1刷発行

著者　石岡ショウエイ
協力　水野敬也
校閲　鷗来堂
デザイン　小木曽杏子　神戸順　森下陽介
編集協力　北岸芳広
編集　臼杵秀之
発行者　山本周嗣
発行所　株式会社文響社
〒105-0001 東京都港区 虎ノ門 2-2-5 共同通信会館 9F
ホームページ　http://bunkyosha.com
お問い合わせ　info@bunkyosha.com

印刷・製本　中央精版印刷株式会社

 ISBN コード：978-4-86651-090-3　Printed in Japan
この本に関するご意見・ご感想をお寄せいただく場合は、郵送またはメール（info@bunkyosha.com）にてお送りください。